解説
平成17年歯科疾患実態調査

Comprehensive Guide
to
the Survey of Dental Diseases (2005)

歯科疾患実態調査報告解析検討委員会　編

Edited by the Statistical Analysis Committee
on the Survey of Dental Diseases

財団法人　口腔保健協会

目　次

□　解　説　□
INTRODUCTION

Ⅰ．調査の概要 ……………………………………………………………………………………3

　　1．調査の目的／3　　2．調査の対象／3　　3．調査期日／3　　4．主な調査事項／3
　　5．調査方法／3　　6．調査票等／3　　7．調査の実施／6　　8．調査基準／6
　　9．調査名簿の記入方法／12　　10．調査票の記入方法／12　　11．結果の集計／14

Ⅱ．結果の概要 ……………………………………………………………………………………16

　　1．被調査者数／16　　2．う蝕／17　　3．歯の喪失／27　　4．補綴の状況／33
　　5．歯周疾患／34　　6．歯列・咬合の状況（12～20歳）／36
　　7．フッ化物の塗布状況（14歳以下）／37　　8．歯ブラシの使用状況／38
　　9．顎関節の異常（15歳以上）／40

□　平成17年調査　統計表　□
STATISTICAL TABLES of THE SURVEY OF DENTAL DISEASES（2005）

被調査者

表 0-1　　　　被調査者数，性・年齢階級別 ……………………………………………………47
Table 0-1　　　Number of subjects, by sex and age group

表 0-1 a　　　被調査者数，性・年齢別 …………………………………………………………48
Table 0-1 a　　Number of subjects, by sex and age

表 0-2　　　　被調査者数の推移（1957～2005年），年齢階級別 ……………………………49
Table 0-2　　　Trends in number of subjects, by age group, 1957-2005

表 0-3　　　　被調査者（人数・割合），地域・性・年齢階級別 ……………………………50
Table 0-3　　　Number and percentage of subjects, by municipal size, sex and age group

乳　歯

表Ⅰ-1-1　　　う歯の有無とその処置状況（人数・割合），性・年齢別（1～14歳・乳歯） …………51
Table Ⅰ-1-1　 Dental caries status in primary teeth among persons aged 1-14 years, by sex and age

表 Ⅰ-1-2　う蝕有病者率・未処置歯保有者率の推移（1957〜2005年），年齢別（1〜14歳・乳歯）……53
Table Ⅰ-1-2　Trends in prevalence of dental caries and untreated tooth decay in primary teeth among persons aged 1-14 years, by age, 1957-2005

CD-ROM 表Ⅰ-1-3　う歯の有無とその処置状況（人数・割合），地域・性・年齢別（1〜14歳・乳歯）
Table Ⅰ-1-3　Dental caries status in primary teeth among persons aged 1-14 years, by municipal size, sex and age

CD-ROM 表Ⅰ-1-4　現在歯のある者（人数・割合）（現在歯数の頻度分布），性・年齢別（1〜14歳・乳歯）
Table Ⅰ-1-4　Number and percentage of persons aged 1-14 years with present primary teeth, by number of present teeth, sex and age

CD-ROM 表Ⅰ-1-5　健全歯のある者（人数・割合）（健全歯数の頻度分布），性・年齢別（1〜14歳・乳歯）
Table Ⅰ-1-5　Number and percentage of persons aged 1-14 years with sound primary teeth, by number of sound teeth, sex and age

CD-ROM 表Ⅰ-1-6　未処置歯（d歯）のある者（人数・割合）（d歯数の頻度分布），性・年齢別（1〜14歳・乳歯）
Table Ⅰ-1-6　Number and percentage of persons aged 1-14 years with decayed primary teeth（dt）, by number of dt, sex and age

CD-ROM 表Ⅰ-1-7　処置歯（f歯）のある者（人数・割合）（f歯数の頻度分布），性・年齢別（1〜14歳・乳歯）
Table Ⅰ-1-7　Number and percentage of persons aged 1-14 years with filled primary teeth（ft）, by number of ft, sex and age

CD-ROM 表Ⅰ-1-8　未処置歯または処置歯（df歯）のある者（人数・割合）（df歯数の頻度分布），性・年齢別（1〜14歳・乳歯）
Table Ⅰ-1-8　Number and percentage of persons aged 1-14 years with decayed and filled primary teeth（dft）, by number of dft, sex and age

表Ⅰ-2-1　健全歯・未処置歯（d歯）・処置歯（f歯）・df歯数の一人平均値およびその割合，性・年齢別（1〜14歳・乳歯）……………………………………………………………54
Table Ⅰ-2-1　Mean number and percentage of sound, decayed, filled and decayed and filled primary teeth（dft）among persons aged 1-14 years, by sex and age

表Ⅰ-2-2　df歯数・d歯数・f歯数の一人平均値およびパーセンタイル値，年齢階級別（1〜14歳・乳歯）……………………………………………………………56
Table Ⅰ-2-2　Mean number and percentile of decayed and filled, decayed and filled primary teeth among persons aged 1-14 years, by age group

表Ⅰ-2-3　一人平均健全歯数（シーラント有無別）・処置歯数（処置の内容別）・未処置歯数（う蝕の程度別），年齢階級別（1〜14歳・乳歯）……………………57
Table Ⅰ-2-3　Mean number of sound（with or without dental sealants）, filled（filling or crown）and decayed（Ci or Ch）primary teeth among persons aged 1-14 years, by age group

CD-ROM 表Ⅰ-2-3a　一人平均健全歯数（シーラント有無別）・処置歯数（処置の内容別）・未処置歯数（う蝕の程度別），性・年齢別（1〜14歳・乳歯）
Table Ⅰ-2-3a　Mean number of sound（with or without dental sealants）, filled（filling or crown）and decayed（Ci or Ch）primary teeth among persons aged 1-14 years, by sex and age

表Ⅰ-2-4　dftの推移（1957〜2005年），年齢別（1〜14歳・乳歯）………………………………57
Table Ⅰ-2-4　Trends in mean number of decayed and filled primary teeth（dft）among persons aged 1-14 years, by age, 1957-2005

CD-ROM 表Ⅰ-2-5　　　dft, 地域・性・年齢別（1～14歳・乳歯）
　　　　　Table Ⅰ-2-5　　　Mean number of decayed and filled primary teeth (dft) among persons aged 1-14 years, by municipal size, sex and age

表Ⅰ-3-1　　　df歯率, 歯種・年齢別（1～14歳・乳歯）……………………………………………58
Table Ⅰ-3-1　　　Mean percentage of decayed and filled primary teeth (dft) among persons aged 1-14 years, by tooth type and age

表Ⅰ-4-1　　　シーラント保有者（人数・割合）, 性・年齢別（1～14歳・乳歯）…………………59
Table Ⅰ-4-1　　　Prevalence of dental sealants on primary teeth among persons aged 1-14 years, by sex and age

表Ⅰ-4-2　　　シーラント保有者（人数・割合）, 地域・性・年齢別（1～14歳・乳歯）…………60
Table Ⅰ-4-2　　　Prevalence of dental sealants on primary teeth among persons aged 1-14 years, by municipal size, sex and age

表Ⅰ-4-3　　　一人平均シーラント歯数の推移（1993～2005年）, 年齢別（1～14歳・乳歯）……61
Table Ⅰ-4-3　　　Trends in mean number of primary teeth with dental sealants among persons aged 1-14 years, by age, 1993-2005

表Ⅰ-5-1　　　O・A・B・C1・C2型分類・性・年齢別（1～4歳・乳歯）……………………………62
Table Ⅰ-5-1　　　O, A, B, C1 and C2 classification in primary teeth among persons aged 1-4 years, by sex and age

乳歯＋永久歯

表Ⅱ-1-1　　　う歯の有無とその処置状況（人数・割合）, 性・年齢別（5～14歳・乳歯＋永久歯）………63
Table Ⅱ-1-1　　　Dental caries status in primary and permanent teeth among persons aged 5-14 years, by sex and age

表Ⅱ-2-1　　　一人平均う蝕経験歯数（dft・DMFT）, 年齢別（5～14歳・乳歯＋永久歯）……………64
Table Ⅱ-2-1　　　Mean number of dft and DMFT among persons aged 5-14 years, by age

永久歯

表Ⅲ-1-1　　　う歯の有無（人数・割合）, 性・年齢階級別（5歳以上・永久歯）……………………65
Table Ⅲ-1-1　　　Prevalence of dental caries in permanent teeth among persons aged≥5 years, by sex and age group

表Ⅲ-1-2　　　処置状況（人数・割合）, 性・年齢階級別（5歳以上・永久歯）………………………66
Table Ⅲ-1-2　　　Prevalence of decayed teeth in permanent teeth among persons aged≥5 years, by sex and age group

表Ⅲ-1-3　　　処置歯・未処置歯のある者の割合および未処置歯保有者率の推移（1957～2005年）, 年齢階級別（5歳以上・永久歯）……………………………………………………………68
Table Ⅲ-1-3　　　Trends in prevalence of decayed and filled permanent teeth among persons aged≥5 years, by age group, 1957-2005

CD-ROM 表Ⅲ-1-4	う歯の有無（人数・割合），地域・性・年齢階級別（5歳以上・永久歯）
Table Ⅲ-1-4	Prevalence of dental caries in permanent teeth among persons aged≥5 years, by municipal size, sex and age group
CD-ROM 表Ⅲ-1-5	処置状況（人数・割合），地域・性・年齢階級別（5歳以上・永久歯）
Table Ⅲ-1-5	Prevalence of decayed teeth in permanent teeth among persons aged≥5 years, by municipal size, sex and age group
CD-ROM 表Ⅲ-1-6	現在歯のある者（人数・割合）（現在歯数の頻度分布），性・年齢階級別（5歳以上・永久歯）
Table Ⅲ-1-6	Number and percentage of persons aged≥5 years with present permanent teeth, by number of present teeth, sex and age group
CD-ROM 表Ⅲ-1-6 a	現在歯のある者（人数・割合）（現在歯数の頻度分布），性・年齢別（5歳以上・永久歯）
Table Ⅲ-1-6 a	Number and percentage of persons aged≥5 years with present permanent teeth, by number of present teeth, sex and age
CD-ROM 表Ⅲ-1-7	健全歯のある者（人数・割合）（健全歯数の頻度分布），性・年齢階級別（5歳以上・永久歯）
Table Ⅲ-1-7	Number and percentage of persons aged≥5 years with sound permanent teeth, by number of sound teeth, sex and age group
CD-ROM 表Ⅲ-1-7 a	健全歯のある者（人数・割合）（健全歯数の頻度分布），性・年齢別（5歳以上・永久歯）
Table Ⅲ-1-7 a	Number and percentage of persons aged≥5 years with sound permanent teeth, by number of sound teeth, sex and age
CD-ROM 表Ⅲ-1-8	未処置歯（D歯）のある者（人数・割合）（D歯数の頻度分布），性・年齢階級別（5歳以上・永久歯）
Table Ⅲ-1-8	Number and percentage of persons aged≥5 years with decayed permanent teeth（DT）, by number of DT, sex and age group
CD-ROM 表Ⅲ-1-8 a	未処置歯（D歯）のある者（人数・割合）（D歯数の頻度分布），性・年齢別（5歳以上・永久歯）
Table Ⅲ-1-8 a	Number and percentage of persons aged≥5 years with decayed permanent teeth（DT）, by number of DT, sex and age
CD-ROM 表Ⅲ-1-9	処置歯（F歯）のある者（人数・割合）（F歯数の頻度分布），性・年齢階級別（5歳以上・永久歯）
Table Ⅲ-1-9	Number and percentage of persons aged≥5 years with filled permanent teeth（FT）, by number of FT, sex and age group
CD-ROM 表Ⅲ-1-9 a	処置歯（F歯）のある者（人数・割合）（F歯数の頻度分布），性・年齢別（5歳以上・永久歯）
Table Ⅲ-1-9 a	Number and percentage of persons aged≥5 years with filled permanent teeth（FT）, by number of FT, sex and age
CD-ROM 表Ⅲ-1-10	処置歯または未処置歯（DF歯）のある者（人数・割合）（DF歯数の頻度分布），性・年齢階級別（5歳以上・永久歯）
Table Ⅲ-1-10	Number and percentage of persons aged≥5 years with decayed and filled permanent teeth（DFT）, by number of DFT, sex and age group
CD-ROM 表Ⅲ-1-10a	処置歯または未処置歯（DF歯）のある者（人数・割合）（DF歯数の頻度分布），性・年齢別（5歳以上・永久歯）
Table Ⅲ-1-10a	Number and percentage of persons aged≥5 years with decayed and filled permanent teeth（DFT）, by number of DFT, sex and age
CD-ROM 表Ⅲ-1-11	処置歯・未処置歯または喪失歯（DMF歯）のある者（人数・割合），性・年齢階級別（5歳以上・永久歯）
Table Ⅲ-1-11	Number and percentage of persons aged≥5 years with decayed, missing and filled permanent teeth

(DMFT), by number of DMFT, sex and age group

CD-ROM 表Ⅲ-1-11a　処置歯・未処置歯または喪失歯（DMF歯）のある者（人数・割合），性・年齢別（5歳以上・永久歯）
　　Table Ⅲ-1-11a　Number and percentage of persons aged≧5 years with decayed, missing and filled permanent teeth (DMFT), by number of DMFT, sex and age

表Ⅲ-2-1　健全歯・未処置歯（D歯）・処置歯（F歯）・喪失歯（M歯）・DMF歯数の一人平均値およびその割合，性・年齢階級別（5歳以上・永久歯） ……69
　　Table Ⅲ-2-1　Mean number and percentage of sound, decayed, missing and filled permanent teeth and DMFT among persons aged≧5 years, by sex and age group

CD-ROM 表Ⅲ-2-1a　現在歯・健全歯・DMF歯数および一人平均値，年齢別（5歳以上・永久歯）
　　Table Ⅲ-2-1a　Number and percentage of present, sound, decayed, missing, filled permanent teeth and DMFT among persons aged≧5 years, by age

表Ⅲ-2-2　DMF歯数の一人平均値およびパーセンタイル値，年齢階級別（5歳以上・永久歯） ………71
　　Table Ⅲ-2-2　Mean number and percentile of decayed, missing and filled permanent teeth (DMFT) among persons aged≧5 years, by age group

表Ⅲ-2-3　一人平均健全歯数・処置歯数（処置の内容別）・未処置歯数（う蝕の程度別），性・年齢階級別（5歳以上・永久歯） ……………73
　　Table Ⅲ-2-3　Mean number of sound, filled (filling or crown) and decayed (Ci or Ch) permanent teeth among persons aged≧5 years, by sex and age group

表Ⅲ-2-4　DMFT の推移（1957～2005年），年齢階級別（5歳以上・永久歯） …………74
　　Table Ⅲ-2-4　Trends in mean number of DMFT among persons aged≧5 years, by age group, 1957-2005

CD-ROM 表Ⅲ-2-5　DMFT，地域・性・年齢階級別（5歳以上・永久歯）
　　Table Ⅲ-2-5　Mean number of DMFT among persons aged≧5 years, by municipal size, sex and age group

表Ⅲ-3-1　DMF歯率，歯種・年齢階級別（5～44歳・永久歯） …………74
　　Table Ⅲ-3-1　Mean percentage of decayed, missing and filled permanent teeth (DMFT) among persons aged 5-44 years, by tooth type and age group

CD-ROM 表Ⅲ-3-2　現在歯数および一人平均値，歯種・年齢別（5歳以上・永久歯）
　　Table Ⅲ-3-2　Number of present permanent teeth among persons aged≧5 years, by tooth type and age

CD-ROM 表Ⅲ-3-3　健全歯数および一人平均値，歯種・年齢別（5歳以上・永久歯）
　　Table Ⅲ-3-3　Number of sound permanent teeth among persons aged≧5 years, by tooth type and age

CD-ROM 表Ⅲ-3-4　未処置歯数および一人平均値，歯種・年齢別（5歳以上・永久歯）
　　Table Ⅲ-3-4　Number of decayed permanent teeth among persons aged≧5 years, by tooth type and age

CD-ROM 表Ⅲ-3-5　処置歯数および一人平均値，歯種・年齢別（5歳以上・永久歯）
　　Table Ⅲ-3-5　Number of filled permanent teeth among persons aged≧5 years, by tooth type and age

CD-ROM 表Ⅲ-3-6　喪失歯数および一人平均値，歯種・年齢別（5歳以上・永久歯）
　　Table Ⅲ-3-6　Number of missing permanent teeth among persons aged≧5 years, by tooth type and age

表Ⅲ-4-1　シーラント保有者（人数・割合），性・年齢階級別（5歳以上・永久歯） …………75
　　Table Ⅲ-4-1　Prevalence of dental sealants on permanent teeth among persons aged≧5 years, by sex and age group

表Ⅲ-4-2　シーラント保有者（人数・割合），地域・性・年齢階級別（5歳以上・永久歯） ………76
　　Table Ⅲ-4-2　Prevalence of dental sealants on permanent teeth among persons aged≧5 years, by municipal

表Ⅲ-4-3	一人平均シーラント歯数の推移（1993～2005年），年齢階級別（5歳以上・永久歯）	77
Table Ⅲ-4-3	Trends in mean number of permanent teeth with dental sealants among persons aged≥5 years, by age group, 1993-2005	
表Ⅲ-5-1	一人平均現在歯数，無歯顎者・現在歯20歯以上の者・現在歯24歯以上の者・喪失歯のある者（人数・割合），性・年齢階級別（5歳以上・永久歯）	78
Table Ⅲ-5-1	Mean number of present permanent teeth, prevalence of edentulism, number and percentage of persons with 20 and more teeth, with 24 and more teeth, and with missing teeth among persons aged≥5 years, by sex and age group	
表Ⅲ-5-2	一人平均現在歯数・喪失歯数，年齢階級別（15歳以上・永久歯）	80
Table Ⅲ-5-2	Mean number of present and missing permanent teeth among persons aged≥15 years, by age group	
表Ⅲ-5-3	現在歯のある者（人数・割合）（現在歯数の頻度分布），歯数区分・年齢階級別（5歳以上・永久歯）	80
Table Ⅲ-5-3	Number and percentage of persons aged≥5 years with present permanent teeth, by number of teeth and age group	
表Ⅲ-5-4	現在歯数の分布（パーセンタイル値），年齢階級別（5歳以上・永久歯）	81
Table Ⅲ-5-4	Mean number and percentile of present permanent teeth among persons aged≥5 years, by age group	
表Ⅲ-5-5	一人平均現在歯数の推移（1957～2005年），年齢階級別（15歳以上・永久歯）	82
Table Ⅲ-5-5	Trends in mean number of present permanent teeth among persons aged≥15 years, by age group, 1957-2005	
表Ⅲ-5-6	無歯顎者率の推移（1975～2005年），年齢階級別（15歳以上・永久歯）	83
Table Ⅲ-5-6	Trends in prevalence of edentulism among persons aged≥15 years, by age group, 1957-2005	
表Ⅲ-5-7	現在歯20歯以上の者の割合の推移，年齢階級別（1975～2005年）（45歳以上・永久歯）	84
Table Ⅲ-5-7	Trends in percentage of persons aged≥45 years with 20 and more permanent teeth, by age group, 1957-2005	
表Ⅲ-5-8	一人平均現在歯数，地域・性・10歳区分年齢階級別（5歳以上・永久歯）	85
Table Ⅲ-5-8	Mean number of present permanent teeth among persons aged≥5 years, by municipal size, sex and age group with 10-year class interval	
CD-ROM 表Ⅲ-5-8a	一人平均現在歯数，地域・性・5歳区分年齢階級別（5歳以上・永久歯）	
Table Ⅲ-5-8a	Mean number of present permanent teeth among persons aged≥5 years, by municipal size, sex and age group with 5-year class interval	
表Ⅲ-5-9	無歯顎者・現在歯20歯以上の者，現在歯24歯以上の者・喪失歯のある者（人数・割合），地域・性・10歳区分年齢階級別（15歳以上・永久歯）	86
Table Ⅲ-5-9	Prevalence of edentulism, number and percentage of persons with 20 and more teeth, with 24 and more teeth, and with missing teeth, among persons aged≥15 years, by municipal size, sex and age group with 10-year class interval	

CD-ROM 表Ⅲ-5-9 a	無歯顎者・現在歯 20 歯以上の者，現在歯 24 歯以上の者・喪失歯のある者（人数・割合），地域・性・5 歳区分年齢階級別（15 歳以上・永久歯）
Table Ⅲ-5-9 a	Prevalence of edentulism, number and percentage of persons with 20 and more teeth, with 24 and more teeth, and with missing teeth, among persons aged ≥ 15 years, by municipal size, sex and age group with 5-year class interval

表Ⅲ-5-10　一人平均喪失歯数，地域・10 歳区分年齢階級別（5 歳以上・永久歯） ……………………88
Table Ⅲ-5-10　Mean number of missing permanent teeth among persons aged ≥ 5 years, by municipal size and age group with 10-year class interval

CD-ROM 表Ⅲ-5-10 a	一人平均喪失歯数，地域・5 歳区分年齢階級別（5 歳以上・永久歯）
Table Ⅲ-5-10 a	Mean number of missing permanent teeth among persons aged ≥ 5 years, by municipal size and age group with 5-year class interval

表Ⅲ-6　現在歯のある者の割合，歯・性・年齢階級別（5 歳以上・永久歯） ……………………89
Table Ⅲ-6　Proportion of persons aged ≥ 5 years with present permanent teeth, by tooth type, sex, and age group

補綴の状況

表Ⅳ-1-1　補綴物を装着している者（人数・割合），性・年齢階級別（15 歳以上・永久歯） …………92
Table Ⅳ-1-1　Prevalence of prostheses in permanent teeth among persons aged ≥ 15 years, by type of prostheses, sex and age group

表Ⅳ-2-1　補綴完了・一部完了・未処置等の者（人数・割合），性・年齢階級別（15 歳以上・永久歯）
………………………94
Table Ⅳ-2-1　Prosthetic status in permanent teeth among persons aged ≥ 15 years, by sex and age group

表Ⅳ-2-2　補綴完了者の割合の推移（1963〜2005 年），年齢階級別（15 歳以上・永久歯） ……………95
Table Ⅳ-2-2　Trends in prosthetic status in permanent teeth among persons aged ≥ 15 years, by age group, 1963-2005

CD-ROM 表Ⅳ-2-3	補綴完了・一部完了・未処置等の者の推移，年齢階級別（1963〜2005 年）（15 歳以上・永久歯）
Table Ⅳ-2-3	Trends in prosthetic status in permanent teeth among persons aged ≥ 15 years, by age group, 1963-2005
CD-ROM 表Ⅳ-2-4	補綴完了・一部完了・未処置等の者（人数・割合），地域・性・年齢階級別（15 歳以上・永久歯）
Table Ⅳ-2-4	Prosthetic status in permanent teeth among persons aged ≥ 15 years, by municipal size, sex and age group

表Ⅳ-3-1　補綴物数，補綴歯数，要補綴物数，要補綴歯数，性・年齢階級別（15 歳以上・永久歯）…96
Table Ⅳ-3-1　Prevalence of prostheses and treatment need in permanent teeth among persons aged ≥ 15 years (frequency and mean number of prostheses and teeth), by sex and age group

表Ⅳ-3-2　喪失歯の補綴状況（一人平均値），年齢階級別（5 歳以上・永久歯） ……………………98
Table Ⅳ-3-2　Mean number of missing teeth among persons aged ≥ 15 years, by prosthetic status and age group

歯周疾患

表Ⅴ-1-1　歯肉の所見の有無（CPI個人最大コード），性・年齢階級別（5歳以上・永久歯）…………99
Table Ⅴ-1-1　Number and percentage of highest CPI codes in permanent teeth among persons aged≧5 years, by sex and age group

表Ⅴ-1-2　CPI最大コード3以上の者（人数・割合）（コードX除外），地域・年齢階級別（5歳以上・永久歯）………………………………………………………………………………………………102
Table Ⅴ-1-2　Number and percentage of persons aged≧5 years with CPI codes 3 and 4 in permanent teeth, by municipal size and age group（code X excluded）

CD-ROM 表Ⅴ-1-2 a　CPI個人最大コード3以上の者（人数・割合）（コードX含む），地域・性・年齢階級別（5歳以上・永久歯）
Table Ⅴ-1-2 a　Number and percentage of persons aged≧5 years with CPI code 3 and 4 in permanent teeth, by municipal size, sex and age group（code X included）

表Ⅴ-2-1　CPI各コードの一人平均分画数および割合（コードX含む），性・年齢階級別（5歳以上・永久歯）………………………………………………………………………………………104
Table Ⅴ-2-1　Mean number and percentage of CPI sextants in permanent teeth among persons aged≧5 years, by CPI code, sex, and age group（code X included）

CD-ROM 表Ⅴ-2-2　CPI個人最大コード3以上の分画数の一人平均値，地域・性・年齢階級別（15歳以上・永久歯）
Table Ⅴ-2-2　Mean number of CPI sextants with CPI code 3 and 4 in permanent teeth among persons aged≧15 years, by municipal size, sex and age group

CD-ROM 表Ⅴ-3-1　CPI個人最大コードによる分類（右側上顎臼歯部），性・年齢階級別（5歳以上・永久歯）
Table Ⅴ-3-1　Number and percentage of persons aged≧5 years for each highest CPI code in permanent teeth（right upper molar area）, by sex and age group

CD-ROM 表Ⅴ-3-2　CPI個人最大コードによる分類（上顎前歯部），性・年齢階級別（5歳以上・永久歯）
Table Ⅴ-3-2　Number and percentage of persons aged≧5 years for each highest CPI code in permanent teeth（upper anterior teeth area）, by sex and age group

CD-ROM 表Ⅴ-3-3　CPI個人最大コードによる分類（左側上顎臼歯部），性・年齢階級別（5歳以上・永久歯）
Table Ⅴ-3-3　Number and percentage of persons aged≧5 years for each highest CPI code in permanent teeth（left upper molar area）, by sex and age group

CD-ROM 表Ⅴ-3-4　CPI個人最大コードによる分類（右側下顎臼歯部），性・年齢階級別（5歳以上・永久歯）
Table Ⅴ-3-4　Number and percentage of persons aged≧5 years for each highest CPI code in permanent teeth（right lower molar area）, by sex and age group

CD-ROM 表Ⅴ-3-5　CPI個人最大コードによる分類（下顎前歯部），性・年齢階級別（5歳以上・永久歯）
Table Ⅴ-3-5　Number and percentage of persons aged≧5 years for each highest CPI code in permanent teeth（lower anterior teeth area）, by sex and age group

CD-ROM 表Ⅴ-3-6　CPI個人最大コードによる分類（左側下顎臼歯部），性・年齢階級別（5歳以上・永久歯）
Table Ⅴ-3-6　Number and percentage of persons aged≧5 years for each highest CPI code in permanent teeth（left lower molar area）, by sex and age group

歯列・咬合の状況

表Ⅵ-1-1　歯列の状況（叢生），性・年齢階級別（12～20歳） ……………107
Table Ⅵ-1-1　Number and percentage of crowding in the permanent dentition among persons aged 12-20 years, by sex and age group

表Ⅵ-1-2　歯列の状況（叢生）の年次比較（1999，2005年），年齢階級別（12～20歳） ……………108
Table Ⅵ-1-2　Comparison of crowding in the permanent dentition among persons aged 12-20 years between 1995 and 2005, by age group

CD-ROM 表Ⅵ-1-3　歯列の状況（叢生），地域別（12～20歳）
Table Ⅵ-1-3　Number and percentage of crowding in the permanent dentition among persons aged 12-20 years, by municipal size

表Ⅵ-2-1　歯列の状況（空隙），性・年齢階級別（12～20歳） ……………109
Table Ⅵ-2-1　Number and percentage of spacing in the permanent dentition among persons aged 12-20 years, by sex and age group

表Ⅵ-2-2　歯列の状況（空隙）の年次比較（1999，2005年），年齢階級別（12～20歳） ……………110
Table Ⅵ-2-2　Comparison of spacing in the permanent dentition among persons aged 12-20 years between 1995 and 2005, by age group

CD-ROM 表Ⅵ-2-3　歯列の状況（空隙），地域別（12～20歳）
Table Ⅵ-2-3　Number and percentage of spacing in the permanent dentition among persons aged 12-20 years, by municipal size

表Ⅵ-3-1　咬合の状況（オーバージェット），性・年齢階級別（12～20歳） ……………111
Table Ⅵ-3-1　Distribution of occlusal status (over-jet) in the permanent dentition among persons aged 12-20 years, by sex and age group

CD-ROM 表Ⅵ-3-1 a　オーバージェットの分布，測定値・性・年齢階級別（12～20歳）
Table Ⅵ-3-1 a　Distribution of occlusal status (over-jet) in the permanent dentition among persons aged 12-20 years, by sex and age group

表Ⅵ-3-2　咬合の状況（オーバージェット）の年次比較（1999，2005年），性・年齢階級別（12～20歳） ……………112
Table Ⅵ-3-2　Comparison of over-jet in the permanent dentition among persons aged 12-20 years between 1995 and 2005, by sex and age group

CD-ROM 表Ⅵ-3-3　咬合の状況（オーバージェット），地域別（12～20歳）
Table Ⅵ-3-3　Distribution of occlusal status (over-jet) in the permanent dentition among persons aged 12-20 years, by municipal size

表Ⅵ-4-1　咬合の状況（オーバーバイト），性・年齢階級別（12～20歳） ……………113
Table Ⅵ-4-1　Distribution of occlusal status (over-bite) in the permanent dentition among persons aged 12-20 years, by sex and age group

CD-ROM 表Ⅵ-4-1 a　オーバーバイトの分布，測定値・性・年齢階級別（12～20歳）
Table Ⅵ-4-1 a　Distribution of occlusal status (over-bite) in the permanent dentition among persons aged 12-20 years, by sex and age group

表VI-4-2　咬合の状況（オーバーバイト）の年次比較（1999，2005年），性・年齢階級別（12～20歳） ·················· 114

Table VI-4-2　Comparison of over-bite in the permanent dentition among persons aged 12-20 years between 1995 and 2005, by sex and age group

CD-ROM 表VI-4-3　咬合の状況（オーバーバイト），地域別（12～20歳）

Table VI-4-3　Distribution of occlusal status (over-bite) in the permanent dentition among persons aged 12-20 years, by municipal size

フッ化物の塗布状況

表VII-1　フッ化物塗布経験の有無，性・年齢別（1～14歳） ·················· 115

Table VII-1　Number and percentage of persons aged 1-14 years with experience of topical fluoride application, by sex and age

表VII-2　フッ化物塗布経験者の割合の推移（1969～2005年），総数（1～14歳） ·················· 116

Table VII-2　Trends in percentage of persons aged 1-14 years with experience of topical fluoride application, 1969-2005

CD-ROM 表VII-2a　フッ化物塗布経験者の割合の推移（1969～2005年），年齢別（1～14歳）

Table VII-2a　Trends in percentage of persons aged 1-14 years with experience of topical fluoride application, by age, 1969-2005

表VII-3　フッ化物塗布経験の有無，地域別（1～14歳） ·················· 116

Table VII-3　Number and percentage of persons aged 1-14 years with experience of topical fluoride application, by municipal size

歯ブラシの使用状況

表VIII-1　歯ブラシの使用状況，性・年齢階級別（1歳以上） ·················· 117

Table VIII-1　Status of toothbrushing habit among persons aged≧1 year, by sex and age group

表VIII-2　歯ブラシの使用状況の推移（1975～2005年），総数（1歳以上） ·················· 119

Table VIII-2　Trends in number and percentage of toothbrushing among persons aged≧1 year, 1975-2005

CD-ROM 表VIII-2a　歯ブラシの使用状況の推移（1975～2005年），年齢階級別（1歳以上）

Table VIII-2a　Trends in status of toothbrushing habit among persons aged≧1 year, by age group, 1975-2005

表VIII-3　歯ブラシの使用状況（毎日2回以上歯をみがく者の人数・割合），地域・性・年齢階級別（1歳以上） ·················· 120

Table VIII-3　Number of persons aged≧1 year who brush their teeth twice a day and more, by municipal size, sex and age group

CD-ROM 表VIII-3a　歯ブラシの使用状況および対象者の平均年齢，地域別（1歳以上）

Table VIII-3a　Status of toothbrushing habit among persons aged≧1 year and mean age of subjects, by municipal size

顎関節の自覚症状

表IX-1　顎関節の自覚症状（大開閉口時に雑音を自覚している者，関節痛を自覚している者）（人数・割合），性・年齢階級別（15歳以上） ………………………………………………124

Table IX-1　Number of persons aged≥15 years with subjective symptom of temporomandibular joint (sound or pain), by sex and age group

CD-ROM 表IX-2　顎関節の自覚症状（大開閉口時に雑音を自覚している者）（人数・割合），地域・年齢階級別（15歳以上）

Table IX-2　Number of persons aged≥15 years with subjective symptom of temporomandibular joint (sound), by municipal size and age group

CD-ROM 表IX-3　顎関節の自覚症状（大開閉口時に関節痛を自覚している者）（人数・割合），地域・年齢階級別（15歳以上）

Table IX-3　Number of persons aged≥15 years with subjective symptom of temporomandibular joint (pain), by municipal size and age group

一人平均現在歯・喪失歯数（永久歯）

表X-1　現在歯数および喪失歯数（一人平均値），処置の内容・う蝕の程度・補綴状況・性・年齢階級別（5歳以上・永久歯） ………………………………………………………………126

Table X-1　Mean number of sound, filled, decayed and missing permanent teeth among persons aged≥5 years, by restorative and prosthetic status, sex and age group

CD-ROM 表X-2　現在歯数および喪失歯数（合計値），処置の内容・う蝕の程度・補綴状況・性・年齢階級別（5歳以上・永久歯）

Table X-2　Total number of sound, filled, decayed and missing permanent teeth among persons aged≥5 years, by restorative and prosthetic status, sex and age group

CD-ROM 表X-3　現在歯数および喪失歯数（標準偏差），処置の内容・う蝕の程度・補綴状況・性・年齢階級別（5歳以上・永久歯）

Table X-3　Standard deviation of sound, filled, decayed and missing permanent teeth among persons aged≥5 years, by restorative and prosthetic status, sex and age group

一人平均現在歯数（乳歯）

表XI-1　現在歯数（一人平均値），処置の内容・う蝕の程度・性・年齢別（1～14歳・乳歯） ……128

Table XI-1　Mean number of sound, filled and decayed primary teeth among persons aged 1-14 years, by restorative status, sex and age

CD-ROM 表XI-2　現在歯数（合計値），処置の内容・う蝕の程度・性・年齢別（1～14歳・乳歯）

Table XI-2　Total number of sound, filled and decayed primary teeth among persons aged 1-14 years, by restorative status, sex and age

CD-ROM 表XI-3　現在歯数（標準偏差），処置の内容・う蝕の程度・性・年齢別（1～14歳・乳歯）

Table XI-3　Standard deviation of sound, filled and decayed primary teeth among persons aged 1-14 years, by restorative status, sex and age

現在歯数・喪失歯数（永久歯）

CD-ROM 表XII-11 　現在歯数および喪失歯数，処置の内容・う蝕の程度・補綴状況・性・年齢階級別
（5歳以上・上顎右側中切歯）

Table XII-11 　Number of sound, filled, decayed and missing permanent maxillary right central incisors among persons aged≥5 years, by restorative and prosthetic status, sex and age group

CD-ROM 表XII-12 　現在歯数および喪失歯数，処置の内容・う蝕の程度・補綴状況・性・年齢階級別
（5歳以上・上顎右側側切歯）

Table XII-12 　Number of sound, filled, decayed and missing permanent maxillary right lateral incisors among persons aged≥5 years, by restorative and prosthetic status, sex and age group

CD-ROM 表XII-13 　現在歯数および喪失歯数，処置の内容・う蝕の程度・補綴状況・性・年齢階級別
（5歳以上・上顎右側犬歯）

Table XII-13 　Number of sound, filled, decayed and missing permanent maxillary right canines among persons aged≥5 years, by restorative and prosthetic status, sex and age group

CD-ROM 表XII-14 　現在歯数および喪失歯数，処置の内容・う蝕の程度・補綴状況・性・年齢階級別
（5歳以上・上顎右側第一小臼歯）

Table XII-14 　Number of sound, filled, decayed and missing permanent maxillary right first premolars among persons aged≥5 years, by restorative and prosthetic status, sex and age group

CD-ROM 表XII-15 　現在歯数および喪失歯数，処置の内容・う蝕の程度・補綴状況・性・年齢階級別
（5歳以上・上顎右側第二小臼歯）

Table XII-15 　Number of sound, filled, decayed and missing permanent maxillary right second premolars among persons aged≥5 years, by restorative and prosthetic status, sex and age group

CD-ROM 表XII-16 　現在歯数および喪失歯数，処置の内容・う蝕の程度・補綴状況・性・年齢階級別
（5歳以上・上顎右側第一大臼歯）

Table XII-16 　Number of sound, filled, decayed and missing permanent maxillary right first molars among persons aged≥5 years, by restorative and prosthetic status, sex and age group

CD-ROM 表XII-17 　現在歯数および喪失歯数，処置の内容・う蝕の程度・補綴状況・性・年齢階級別
（5歳以上・上顎右側第二大臼歯）

Table XII-17 　Number of sound, filled, decayed and missing permanent maxillary right second molars among persons aged≥5 years, by restorative and prosthetic status, sex and age group

CD-ROM 表XII-18 　現在歯数および喪失歯数，処置の内容・う蝕の程度・補綴状況・性・年齢階級別
（5歳以上・上顎右側第三大臼歯）

Table XII-18 　Number of sound, filled, decayed and missing permanent maxillary right third molars among persons aged≥5 years, by restorative and prosthetic status, sex and age group

CD-ROM 表XII-21 　現在歯数および喪失歯数，処置の内容・う蝕の程度・補綴状況・性・年齢階級別
（5歳以上・上顎左側中切歯）

Table XII-21 　Number of sound, filled, decayed and missing permanent maxillary left central incisors among persons aged≥5 years, by restorative and prosthetic status, sex and age group

CD-ROM 表XII-22 　現在歯数および喪失歯数，処置の内容・う蝕の程度・補綴状況・性・年齢階級別

(5歳以上・上顎左側側切歯)

Table XII-22　Number of sound, filled, decayed and missing permanent maxillary left lateral incisors among persons aged≥5 years, by restorative and prosthetic status, sex and age group

CD-ROM 表XII-23　現在歯数および喪失歯数，処置の内容・う蝕の程度・補綴状況・性・年齢階級別
(5歳以上・上顎左側犬歯)

Table XII-23　Number of sound, filled, decayed and missing permanent maxillary left canines among persons aged≥5 years, by restorative and prosthetic status, sex and age group

CD-ROM 表XII-24　現在歯数および喪失歯数，処置の内容・う蝕の程度・補綴状況・性・年齢階級別
(5歳以上・上顎左側第一小臼歯)

Table XII-24　Number of sound, filled, decayed and missing permanent maxillary left first premolars among persons aged≥5 years, by restorative and prosthetic status, sex and age group

CD-ROM 表XII-25　現在歯数および喪失歯数，処置の内容・う蝕の程度・補綴状況・性・年齢階級別
(5歳以上・上顎左側第二小臼歯)

Table XII-25　Number of sound, filled, decayed and missing permanent maxillary left second premolars among persons aged≥5 years, by restorative and prosthetic status, sex and age group

CD-ROM 表XII-26　現在歯数および喪失歯数，処置の内容・う蝕の程度・補綴状況・性・年齢階級別
(5歳以上・上顎左側第一大臼歯)

Table XII-26　Number of sound, filled, decayed and missing permanent maxillary left first molars among persons aged≥5 years, by restorative and prosthetic status, sex and age group

CD-ROM 表XII-27　現在歯数および喪失歯数，処置の内容・う蝕の程度・補綴状況・性・年齢階級別
(5歳以上・上顎左側第二大臼歯)

Table XII-27　Number of sound, filled, decayed and missing permanent maxillary left second molars among persons aged≥5 years, by restorative and prosthetic status, sex and age group

CD-ROM 表XII-28　現在歯数および喪失歯数，処置の内容・う蝕の程度・補綴状況・性・年齢階級別
(5歳以上・上顎左側第三大臼歯)

Table XII-28　Number of sound, filled, decayed and missing permanent maxillary left third molars among persons aged≥5 years, by restorative and prosthetic status, sex and age group

CD-ROM 表XII-31　現在歯数および喪失歯数，処置の内容・う蝕の程度・補綴状況・性・年齢階級別
(5歳以上・下顎左側中切歯)

Table XII-31　Number of sound, filled, decayed and missing permanent mandibular left central incisors among persons aged≥5 years, by restorative and prosthetic status, sex and age group

CD-ROM 表XII-32　現在歯数および喪失歯数，処置の内容・う蝕の程度・補綴状況・性・年齢階級別
(5歳以上・下顎左側側切歯)

Table XII-32　Number of sound, filled, decayed and missing permanent mandibular left lateral incisors among persons aged≥5 years, by restorative and prosthetic status, sex and age group

CD-ROM 表XII-33　現在歯数および喪失歯数，処置の内容・う蝕の程度・補綴状況・性・年齢階級別
(5歳以上・下顎左側犬歯)

Table XII-33　Number of sound, filled, decayed and missing permanent mandibular left canines among persons aged≥5 years, by restorative and prosthetic status, sex and age group

CD-ROM 表XII-34　現在歯数および喪失歯数，処置の内容・う蝕の程度・補綴状況・性・年齢階級別
(5歳以上・下顎左側第一小臼歯)

Table XII-34　Number of sound, filled, decayed and missing permanent mandibular left first premolars among persons aged≥5 years, by restorative and prosthetic status, sex and age group

CD-ROM 表XII-35　現在歯数および喪失歯数，処置の内容・う蝕の程度・補綴状況・性・年齢階級別
（5歳以上・下顎左側第二小臼歯）

Table XII-35　Number of sound, filled, decayed and missing permanent mandibular left second premolars among persons aged≥5 years, by restorative and prosthetic status, sex and age group

CD-ROM 表XII-36　現在歯数および喪失歯数，処置の内容・う蝕の程度・補綴状況・性・年齢階級別
（5歳以上・下顎左側第一大臼歯）

Table XII-36　Number of sound, filled, decayed and missing permanent mandibular left first molars among persons aged≥5 years, by restorative and prosthetic status, sex and age group

CD-ROM 表XII-37　現在歯数および喪失歯数，処置の内容・う蝕の程度・補綴状況・性・年齢階級別
（5歳以上・下顎左側第二大臼歯）

Table XII-37　Number of sound, filled, decayed and missing permanent mandibular left second molars among persons aged≥5 years, by restorative and prosthetic status, sex and age group

CD-ROM 表XII-38　現在歯数および喪失歯数，処置の内容・う蝕の程度・補綴状況・性・年齢階級別
（5歳以上・下顎左側第三大臼歯）

Table XII-38　Number of sound, filled, decayed and missing permanent mandibular left third molars among persons aged≥5 years, by restorative and prosthetic status, sex and age group

CD-ROM 表XII-41　現在歯数および喪失歯数，処置の内容・う蝕の程度・補綴状況・性・年齢階級別
（5歳以上・下顎右側中切歯）

Table XII-41　Number of sound, filled, decayed and missing permanent mandibular right central incisors among persons aged≥5 years, by restorative and prosthetic status, sex and age group

CD-ROM 表XII-42　現在歯数および喪失歯数，処置の内容・う蝕の程度・補綴状況・性・年齢階級別
（5歳以上・下顎右側側切歯）

Table XII-42　Number of sound, filled, decayed and missing permanent mandibular right lateral incisors among persons aged≥5 years, by restorative and prosthetic status, sex and age group

CD-ROM 表XII-43　現在歯数および喪失歯数，処置の内容・う蝕の程度・補綴状況・性・年齢階級別
（5歳以上・下顎右側犬歯）

Table XII-43　Number of sound, filled, decayed and missing permanent mandibular right canines among persons aged≥5 years, by restorative and prosthetic status, sex and age group

CD-ROM 表XII-44　現在歯数および喪失歯数，処置の内容・う蝕の程度・補綴状況・性・年齢階級別
（5歳以上・下顎右側第一小臼歯）

Table XII-44　Number of sound, filled, decayed and missing permanent mandibular right first premolars among persons aged≥5 years, by restorative and prosthetic status, sex and age group

CD-ROM 表XII-45　現在歯数および喪失歯数，処置の内容・う蝕の程度・補綴状況・性・年齢階級別
（5歳以上・下顎右側第二小臼歯）

Table XII-45　Number of sound, filled, decayed and missing permanent mandibular right second premolars among persons aged≥5 years, by restorative and prosthetic status, sex and age group

CD-ROM 表XII-46　現在歯数および喪失歯数，処置の内容・う蝕の程度・補綴状況・性・年齢階級別
（5歳以上・下顎右側第一大臼歯）

Table XII-46　Number of sound, filled, decayed and missing permanent mandibular right first molars among persons aged≧5 years, by restorative and prosthetic status, sex and age group

CD-ROM 表XII-47 　現在歯数および喪失歯数，処置の内容・う蝕の程度・補綴状況・性・年齢階級別
（5歳以上・下顎右側第二大臼歯）

Table XII-47　　Number of sound, filled, decayed and missing permanent mandibular right second molars among persons aged≧5 years, by restorative and prosthetic status, sex and age group

CD-ROM 表XII-48 　現在歯数および喪失歯数，処置の内容・う蝕の程度・補綴状況・性・年齢階級別
（5歳以上・下顎右側第三大臼歯）

Table XII-48　　Number of sound, filled, decayed and missing permanent mandibular right third molars among persons aged≧5 years, by restorative and prosthetic status, sex and age group

現在歯数（乳歯）

CD-ROM 表XIII-51　現在歯数，処置の内容・う蝕の程度状況・性・年齢別（1～14歳・上顎右側乳中切歯）

Table XIII-51　　Number of sound, filled and decayed primary maxillary right central incisors among persons aged 1-14 years, by restorative status, sex and age

CD-ROM 表XIII-52　現在歯数，処置の内容・う蝕の程度状況・性・年齢別（1～14歳・上顎右側乳側切歯）

Table XIII-52　　Number of sound, filled and decayed primary maxillary right lateral incisors among persons aged 1-14 years, by restorative status, sex and age

CD-ROM 表XIII-53　現在歯数，処置の内容・う蝕の程度状況・性・年齢別（1～14歳・上顎右側乳犬歯）

Table XIII-53　　Number of sound, filled and decayed primary maxillary right canines among persons aged 1-14 years, by restorative status, sex and age

CD-ROM 表XIII-54　現在歯数，処置の内容・う蝕の程度状況・性・年齢別（1～14歳・上顎右側第一乳臼歯）

Table XIII-54　　Number of sound, filled and decayed primary maxillary right first molars among persons aged 1-14 years, by restorative status, sex and age

CD-ROM 表XIII-55　現在歯数，処置の内容・う蝕の程度状況・性・年齢別（1～14歳・上顎右側第二乳臼歯）

Table XIII-55　　Number of sound, filled and decayed primary maxillary right second molars among persons aged 1-14 years, by restorative status, sex and age

CD-ROM 表XIII-61　現在歯数，処置の内容・う蝕の程度状況・性・年齢別（1～14歳・上顎左側乳中切歯）

Table XIII-61　　Number of sound, filled and decayed primary maxillary left central incisors among persons aged 1-14 years, by restorative status, sex and age

CD-ROM 表XIII-62　現在歯数，処置の内容・う蝕の程度状況・性・年齢別（1～14歳・上顎左側乳側切歯）

Table XIII-62　　Number of sound, filled and decayed primary maxillary left lateral incisors among persons aged 1-14 years, by restorative status, sex and age

CD-ROM 表XIII-63　現在歯数，処置の内容・う蝕の程度状況・性・年齢別（1～14歳・上顎左側乳犬歯）

Table XIII-63　　Number of sound, filled and decayed primary maxillary left canines among persons aged 1-14 years, by restorative status, sex and age

CD-ROM 表XIII-64　現在歯数，処置の内容・う蝕の程度状況・性・年齢別（1～14歳・上顎左側第一乳臼歯）

Table XIII-64　　Number of sound, filled and decayed primary maxillary left first molars among persons aged 1-14 years, by restorative status, sex and age

CD-ROM 表XIII-65　現在歯数，処置の内容・う蝕の程度状況・性・年齢別（1～14歳・上顎左側第二乳臼歯）

Table XIII-65　　Number of sound, filled and decayed primary maxillary left second molars among persons aged 1-14

CD-ROM 表XIII-71	現在歯数，処置の内容・う蝕の程度状況・性・年齢別（1～14歳・下顎左側乳中切歯）
Table XIII-71	Number of sound, filled and decayed primary mandibular left central incisors among persons aged 1-14 years, by restorative status, sex and age
CD-ROM 表XIII-72	現在歯数，処置の内容・う蝕の程度状況・性・年齢別（1～14歳・下顎左側乳側切歯）
Table XIII-72	Number of sound, filled and decayed primary mandibular left lateral incisors among persons aged 1-14 years, by restorative status, sex and age
CD-ROM 表XIII-73	現在歯数，処置の内容・う蝕の程度状況・性・年齢別（1～14歳・下顎左側乳犬歯）
Table XIII-73	Number of sound, filled and decayed primary mandibular left canines among persons aged 1-14 years, by restorative status, sex and age
CD-ROM 表XIII-74	現在歯数，処置の内容・う蝕の程度状況・性・年齢別（1～14歳・下顎左側第一乳臼歯）
Table XIII-74	Number of sound, filled and decayed primary mandibular left first molars among persons aged 1-14 years, by restorative status, sex and age
CD-ROM 表XIII-75	現在歯数，処置の内容・う蝕の程度状況・性・年齢別（1～14歳・下顎左側第二乳臼歯）
Table XIII-75	Number of sound, filled and decayed primary mandibular left second molars among persons aged 1-14 years, by restorative status, sex and age
CD-ROM 表XIII-81	現在歯数，処置の内容・う蝕の程度状況・性・年齢別（1～14歳・下顎右側乳中切歯）
Table XIII-81	Number of sound, filled and decayed primary mandibular right central incisors among persons aged 1-14 years, by restorative status, sex and age
CD-ROM 表XIII-82	現在歯数，処置の内容・う蝕の程度状況・性・年齢別（1～14歳・下顎右側乳側切歯）
Table XIII-82	Number of sound, filled and decayed primary mandibular right lateral incisors among persons aged 1-14 years, by restorative status, sex and age
CD-ROM 表XIII-83	現在歯数，処置の内容・う蝕の程度状況・性・年齢別（1～14歳・下顎右側乳犬歯）
Table XIII-83	Number of sound, filled and decayed primary mandibular right canines among persons aged 1-14 years, by restorative status, sex and age
CD-ROM 表XIII-84	現在歯数，処置の内容・う蝕の程度状況・性・年齢別（1～14歳・下顎右側第一乳臼歯）
Table XIII-84	Number of sound, filled and decayed primary mandibular right first molars among persons aged 1-14 years, by restorative status, sex and age
CD-ROM 表XIII-85	現在歯数，処置の内容・う蝕の程度状況・性・年齢別（1～14歳・下顎右側第二乳臼歯）
Table XIII-85	Number of sound, filled and decayed primary mandibular right second molars among persons aged 1-14 years, by restorative status, sex and age

＜巻末資料＞

Ⅰ．歯科疾患実態調査の構造 ……………………………………………………………………130

Ⅱ．受診率に関する分析 ……………………………………………………………………………131

Ⅲ．永久歯の「う蝕有病者率」に関する注意点 ………………………………………………134

Ⅳ．CPIデータに関する注意点（1999年調査結果との比較）………………………………135

Ⅴ．人口データの活用例 ……………………………………………………………………………136

  1．「8020」の達成／非達成者の数／136 2．無歯顎者数と総義歯数／137

Ⅵ．既存統計（国内外）との比較 …………………………………………………………………138

1．乳幼児歯科健診データ：3歳児う蝕有病者率・dft（一人平均う蝕経験歯数）／*138*
　　2．学校歯科健診データ／*138*　　3．国民健康・栄養調査（H16）／*140*
　　4．世界の状況（WHO・GODB）との比較／*142*
Ⅶ．現在歯と内訳の推移 …………………………………………………………………………*144*
Ⅷ．調査担当者用チャート ………………………………………………………………………*145*

解説

INTRODUCTION

Ⅰ．調査の概要

1．調査の目的
本調査は，わが国の歯科保健状況を把握し，今後の歯科保健医療対策の推進に必要な基礎資料を得ることを目的とした．

2．調査の対象
全国を対象とし，平成17年国民生活基礎調査により設定された単位区から層化無作為抽出した299単位区内の世帯および当該世帯の満1歳以上の世帯員を調査客体とした．

3．調査の期日
平成17年11月に国民健康・栄養調査の身体状況調査と併せて実施した．

4．主な調査事項
(1) 現在歯の状況（う蝕の有無，処置の有無）
(2) 喪失歯およびその補綴状況
(3) 歯肉の状況
(4) 歯列・咬合の状況
(5) 歯ブラシの使用状況
(6) フッ化物の塗布状況
(7) 顎関節の異常

5．調査の方法
調査は厚生労働省が作成した歯科疾患実態調査必携に従い，必要な事前準備，診査基準などに基づき全国同一の手順によって行った．
(1) この調査は，厚生労働大臣が都道府県知事，政令市長ならびに特別区長に委託して実施した．都道府県知事，政令市長ならびに特別区長が，調査対象地区の保健所長の協力を得て，口腔診査に経験の深い歯科医師および診査補助員を調査員に委嘱または任命した．
(2) 調査の具体的な実施方法について事前に調査地区ごとに保健所長および調査員等の間で十分に打合せを行い，調査地区の歯科関係者の協力のもと実施した．
(3) 調査対象地区の世帯に対し，事前に本調査の趣旨，方法等の周知を図り，調査に対する協力の得られた者を調査した．また，被調査者に係る情報を適切に取り扱い，その個人情報を保護するものとした．

6．調査票等
歯科疾患実態調査被調査者名簿（第1号様式：以下「調査名簿」）（図1），歯科疾患実態調査票（第2号様式：以下「調査票」）（図2）を用いた．調査票等は，厚生労働省医政局歯科保健課より各都道府県，政令市，

第1号様式

歯科疾患実態調査被調査者名簿

(平成17年11月調査)

調　査　日　＿＿＿＿＿＿＿＿
記　入　者　＿＿＿＿＿＿＿＿
都道府県名　＿＿＿＿＿＿＿＿
郡　市　区　名　＿＿＿＿＿＿＿＿
保　健　所　名　＿＿＿＿＿＿＿＿

地区番号				単位区番号		

調査参加者	世帯番号	世帯員番号	氏　　　名	性	調査参加者	世帯番号	世帯員番号	氏　　　名	性

分類番号　―　合　計　該当者　　　名　　受診者　　　名　　不参加者　　　名

(平成17年歯科疾患実態調査必携より)

図1　歯科疾患実態調査被調査者名簿

歯科疾患実態調査票

（平成17年11月調査）

秘　総務省承認　No.26181
　　平成18年1月31日まで

都道府県 ＿＿＿＿　郡市区名 ＿＿＿＿
　　　　　　　　　　　＿＿＿＿　保健所

調査日　平成17年11月＿＿日

| 地区番号 | 単位区番号 | 世帯番号 | 世帯員番号 | 市都 | 1. 13大都市　2. 人口15万以上の市
3. 人口5〜15万未満の市　3. 人口5万未満の市　5. 町村 |

(1) 調査参加の有無　　1. 有　　2. 無　　(2) 性　別　　1. 男　　2. 女
(3) 生年月日　　1. 平　2. 昭　3. 大　4. 明　　年　月　日
(4) 歯ブラシの使用状況　毎日みがく.(1. 1回　2. 2回　3. 3回以上)　4. ときどきみがく　5. みがかない
(5) フッ化物の塗布状況（14歳まで）受けたことがある（1. 市町村保健センター等　2. その他の医療機関
　　3. 受けたことがない　4. わからない
(6) 顎関節の異常（15歳以上の者）
　・口を大きく開け閉めした時、あごの音がしますか　　　　（1. はい　　2. いいえ）
　・口を大きく開け閉めした時、あごの痛みがありますか　　（1. はい　　2. いいえ）

（太枠内は調査時に記入すること）

(7) 歯の状況

永久歯　上顎　8 7 6 5 4 3 2 1 | 1 2 3 4 5 6 7 8

（右）　乳歯　E D C B A | A B C D E　（左）
　　　　　　　E D C B A | A B C D E

永久歯　下顎　8 7 6 5 4 3 2 1 | 1 2 3 4 5 6 7 8

(8) 補綴の状況

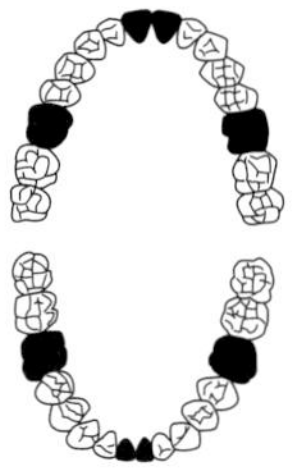

(9) 歯肉の状況（永久歯列）
　7又は6　　1　　6又は7
上顎
下顎
　7又は6　　1　　6又は7

(10) 歯列・咬合の状況（12〜20歳の者）
① 歯列の叢生・空隙
② オーバージェット
③ オーバーバイト
④ 正中のずれ

（以下は厚生労働省記入欄）

I　　8 7 6 5 4 3 2 1 | 1 2 3 4 5 6 7 8
　　　E D C B A | A B C D E
　　　E D C B A | A B C D E
　　　8 7 6 5 4 3 2 1 | 1 2 3 4 5 6 7 8

補綴物数
　II 架工義歯　上/下
　III 部分床義歯
　IV 全部床義歯
V 補綴歯数
VI 要補綴物数
VII 要補綴歯数
VIII 喪失歯およびその補綴
　状況（15歳以上）
　1. 補綴完了のもの
　2. 一部補綴をしているもの
　3. 補綴をしていないもの
　4. 喪失歯なし

IX 乳歯むし歯の分類（1〜4歳以下）
　1. むし歯のない者
　2. A（上顎前歯のみまたは臼歯のみのむし歯）
　3. B型（上顎前歯および臼歯のむし歯）
　4. C1型（下顎前歯のみのむし歯）
　5. C2型（下顎前歯を含むむし歯）

X 歯肉の状態
　上
　下

XI 歯列・咬合の状況
① 叢生・空隙
② オーバージェット
③ オーバーバイト
④ 正中のずれ

記入にあたり用いる符号：　1.（1）健全歯 O：/　（2）健全歯 t：/t　2. 処置歯（1）充てん歯：F
（2）金属冠：K　3. 未処置歯：Ci, Ch　4. 喪失歯 ×　5. 補綴の状況,（8）の図に記入し, 全部床義歯は
Fu, 部分床義歯はP, 架工義歯はB, インプラントは1m, クラスプはC1の記号をつける

図 2　歯科疾患実態調査票

特別区の保健福祉主管部（局）長に送付し，調査地区を管轄する保健所長に送付された．

7．調査の実施
調査票記入要領の定めるところにより次の事項を調査票に記入した．
(1) 受診者に質問して記入する事項

　低年齢児については保護者等に質問し記入した．
(2) 口腔診査を実施して，その結果を記入する事項

　調査の実施にあたっては次の点に留意した．

　ア．診査に用いる器具材料等は清潔に取り扱い，特に繰り返し使用する器具は滅菌を完全に行った．

　イ．診査にあたっては，一時的な混雑で性急に診査が行われることのないよう注意した．

　ウ．混合歯列においては，永久歯と乳歯を同時に診査することになるので，注意深く診査し，間違いなく記録を行うよう留意した．

　エ．歯に付着物が存在し診査が困難と考えられる時は，歯の清掃をするなどした上で診査した．また，義歯装着者については義歯を外してから口腔内診査を行った．

　オ．可撤性補綴物の鉤歯や隣接歯に発生したう蝕は，見落とさないよう注意した．また，可撤性補綴物の場合は，補綴物を離脱させて残根の有無などを診査した．

なお，調査年次による調査項目の差異については表1に示した．

8．診査基準
診査は，次に掲げる基準に従った．
1）現在歯
(1) 現在歯とは，歯の全部または一部が口腔に現れているものであり，（ⅰ）健全歯（ⅱ）未処置歯（ⅲ）処置歯の3種に分類した．
(2) 過剰歯は含めないこととした．
(3) 癒合歯は1歯として取り扱い，その場合の歯種名は上位歯種名をもってこれにあてた．

　　（例：乳中切歯と乳側切歯の癒合歯は，乳中切歯とした．）

(注) 現在歯の診査は，視診を原則としたが，十分な照明が得られない等の診査環境の場合には，レジン充填等の確認などに際し，適宜歯科用探針を用いた．

（ⅰ）健全歯

・健全歯とは，う蝕あるいは歯科的処置の認められないもの（以下に記す未処置歯および処置歯の項に該当しないもの）とした．

・咬耗，摩耗，着色，外傷，酸蝕症，発育不全，歯周炎，形態異常，エナメル質形成不全等の歯であっても，それについてう蝕のないものは健全歯とした．すなわち，歯質の変化がなく，単に小窩裂溝が黒褐色に着色しているもの，平滑面で表面的に淡褐色の着色を認めるが歯質は透明で滑沢なもの，エナメル質形成不全と考えられるものなどは，すべて健全歯とした．

・健全歯のうち，脱灰，再石灰化等に関連し白濁，白斑，着色部が認められる歯は，白濁・白斑・着色歯とした．白濁・白斑・着色歯にはテトラサイクリン，ニコチン，金属，外来性色素等による着色等

表 1 調査項目の推移

	昭和32年 (第1回)	昭和38年 (第2回)	昭和44年 (第3回)	昭和50年 (第4回)	昭和56年 (第5回)	昭和62年 (第6回)	平成5年 (第7回)	平成11年 (第8回)	平成17年 (第9回)
生年月日	○	○	○	○	○	○	○	○	○
年齢	○	○	○	○	○	○	○	○	○
性	○	○	○	○	○	○	○	○	○
世帯業態	○	○	○	○					
地域(自治体規模)				○	○	○	○	○	○
歯ブラシの使用	○	○		○	○	○	○	○	○
フッ化物塗布			○	○	○	○	○	○	○
現在歯(健全歯)	○	○	○	○	○	○	○	○	○
現在歯(未処置歯)		○	○	○	○	○	○	○	○
現在歯(処置歯)	○	○	○	○	○	○	○	○	○
歯肉の状況			○	○	○	○	○	○	○
歯石沈着の状況							○	○	○
喪失歯	○	○	○	○	○	○	○	○	○
補綴の状況	○	○	○	○	○	○	○	○	○
歯並びの状況			○		○			○	○
その他	医療保険加入	医療保険加入 出産回数 歯槽膿漏 固定装置 矯正装置 保定装置 保隙装置 骨折装置 顎口蓋補綴装置の装着状況		歯科受療	サホライド塗布				顎関節の自覚症状

は含まないものとした.

・健全歯を予防塡塞の有無により，次のように分類した.

ア．健全歯0：予防塡塞（フィッシャー・シーラント）がされていない歯

イ．健全歯t：予防塡塞（フィッシャー・シーラント）がされている歯

(注) 予防塡塞と処置歯との鑑別を行う場合，一般的に予防塡塞はレジン充塡に比べ，①色調が異なること，②塡塞物の辺縁の形態が裂溝状で細く，不揃いなこと，③塡塞物表面の粗糙感が少ないことが多いことを考慮し鑑別した.

(ⅱ) 未処置歯
- 未処置歯は乳歯，永久歯とも次のとおり分類した．なお，調査年次によるう蝕の診断基準の差異については**表2**に示した．
    ア．軽度う蝕（Ci：Caries incipient）
    イ．重度う蝕（Ch：Caries high grade）
(注) 1．同一歯の歯冠部に2カ所以上にう蝕のある場合には，病状の進んでいる方に分類した．
    2．フッ化ジアンミン銀（サホライド）のみを塗布したと考えられる歯は未処置歯とした．
    ア．軽度う蝕（Ci）
        歯冠部については，明らかなう窩，脱灰・浸食されたエナメル質，軟化底，軟化壁が探知できる小窩裂溝，平滑面の病変を軽度う蝕とした．また，根面部については，病変部をCPIプローブで触診し，ソフト感あるいはざらついた感じがあれば軽度う蝕とした．
    イ．重度う蝕（Ch）
        歯髄まで病変が波及しているものまたは，それ以上に病変が進行しているものを重度う蝕とした．
(ⅲ) 処置歯
    歯の一部または全部に充塡，クラウン等を施しているものを処置歯とした．
- 歯周炎の固定装置，矯正装置，矯正後の保定装置，保隙装置および骨折副木装置は処置歯に含めなかった．
- 治療が完了していない歯，ならびに処置歯でも二次う蝕または他の歯面等で未処置う蝕が認められる場合は未処置歯とした．
- 予防塡塞（フィッシャー・シーラント）の施してある歯については可能な限り問診し，う蝕のない歯に予防塡塞を施したものは健全歯tとしたが，明らかにう蝕のあった歯に塡塞したものは処置歯とした．
- 根面板は処置歯とした．
    ア．充塡歯
        セメント充塡，レジン充塡，アマルガム充塡，ポーセレンインレー，合金（インレー，アンレーおよび3/4冠を含む）等により，充塡または一部歯冠修復しているものを充塡歯とした．架工義歯（ブリッジ）の支台歯であっても，一部修復しているものはこれに含めた．
    イ．クラウン等
        全部鋳造冠，陶材焼付鋳造冠，レジン前装鋳造冠，ジャケットクラウン等，歯冠のすべてを修復しているものをクラウン等とし，架工義歯（ブリッジ）の支台歯であっても歯冠のすべてを被覆しているものはこれに含めた．

2）喪失歯
抜去または脱落により喪失した永久歯を喪失歯とした．ただし，智歯は含めなかった．喪失歯の判定には，受診者の年齢を考慮し，乳歯は診査対象としなかった．なお，インプラントは喪失歯とした．

3）補綴の状況
永久歯の欠損部における補綴物装着の有無を診査した．補綴物は，架工義歯（ブリッジ），部分床義歯および全部床義歯に分類した．補綴物にクラスプ等による鉤歯がある場合はその部位を記録し，架工義歯（ブリッ

表 2　う蝕の診断基準の比較

	調査年次		
	平成 5 年	平成 11 年	平成 17 年
未処置歯の分類	う蝕1度（C_1） う蝕2度（C_2） う蝕3度（C_3） う蝕4度（C_4）	う蝕1度（C_1） う蝕2度（C_2） う蝕3度（C_3）以上	軽度う蝕（Ci） 重度う蝕（Ch）
診断基準	**う蝕1度** 表面的な小う窩があり，成形充填により容易に治療処置の完了する程度のう歯をいう． ①平滑面では歯科用探針がひっかかるもの ②小窩裂溝では歯科用探針の先端が，歯質の中に1mm程度圧入されるもの ③根面う蝕では表面的な軟化象牙質の存在が触診されるもの	**う蝕1度** エナメル質に限局したう窩の形成が認められるもの．	**軽度う蝕（Ci）** 歯冠部：明らかなう窩，脱灰・浸食されたエナメル質，軟化底，軟化壁が探知できる小窩裂溝または平滑面 根面部：CPI プローブで触診し，ソフト感あるいはざらついた感じがある場合
	う蝕2度 う蝕1度よりも進行したう歯であるが，歯髄処置は不要と思われるもの． ①歯冠部では，罹患象牙歯質が認められるもの，または触診によりう窩が象牙質に達していることが認められるもの ②歯根部では深さ2mm程度のう窩が存在するもの （注）（①）隣接面では罹患象牙質の存在がエナメル質を介して透視されたものは，う窩を触診しエナメル質に限局したう窩の形成が認められなくてもう蝕2度とする． （②）小窩裂溝に歯科用探針の先端が2mm程度入るものは，象牙質に達するう窩であるのでう蝕2度とする．	**う蝕2度** う蝕1度よりも進行し，病変が象牙質まで達しているが，歯髄には到達していないもの． ①歯冠部では，罹患象牙質が認められるもの，またはう蝕が象牙質に達していることが認められるもの ②隣接面ではう窩を確認しなくても罹患象牙質の存在がエナメル質を介して透視されるもの ③軟化象牙質の存在が触診される根面う蝕	
	う蝕3度 う蝕2度よりもさらに進行した状態で，断髄，抜髄または根管処置を必要とするう歯およびう蝕のため歯冠の1/5以上が崩壊しているもの． **う蝕4度** う蝕の進行が著しく，抜去を要するもの．	**う蝕3度以上** う蝕3度以上とは，う蝕2度よりさらに進行した状態で，歯髄まで病変が波及しているものまたは，それ以上に病変が進行しているもの．	**重度う蝕（Ch）** 歯髄まで病変が波及しているものまたは，それ以上に病変が進行しているもの．

注1：平成11年は永久歯に限り「別に示す基準に該当する未処置歯」を調査している．
注2：「別に示す基準に該当する未処置歯」とは，「明らかなう窩，エナメル質下の脱灰，軟化底，軟化壁が確認できる小窩裂溝，平滑面のう蝕病変」のことである．

ジ）については支台歯を記録した．部分床義歯および全部床義歯は日常使用しているものであれば，診査時に装着していなくても補綴が完了したものと考えた．また，一部が破損しているものあるいは欠損部の状況と一致していないものは装着していないものとした．

なお，乳歯の義歯・保隙装置は補綴物に含めなかった．

4）歯肉の状況

永久歯列について（下記の6分画）

（右側） $\frac{7\,6\ |\ 1\ |\ 6\,7}{7\,6\ |\ 1\ |\ 6\,7}$ （左側）

の各歯の歯肉の状況（20歳未満の場合，第二大臼歯を除外）をWHOのCPI（Community Periodontal Index，地域歯周疾患指数）によりCPIプローブを用いて上顎，下顎とも頰側面（近・遠心）および舌側面（近・遠心）の4点について以下の基準で診査し，最高コード値を記録した．ただし，同顎，同側の第一，第二大臼歯については，両歯の最高点を記入した．なお，コード3またはコード4で歯石の沈着が認められる場合は，コード数の数字を○で囲んで調査票に記録した．

 0：歯肉に炎症の所見が認められない．
 1：プロービング後に出血が認められる．
 2：歯石の沈着（歯肉縁下4mmまでのプロービングによる検出を含む）．
 3：ポケットの深さが4mm以上6mm未満（CPIプローブの黒い部分が歯肉縁にかかっている）．
 4：ポケットの深さが6mm以上（CPIプローブの黒い部分がみえない）．

(1) 5～14歳未満の者の場合，プロービングは行うが，ポケットの深さの記録は行わなかった．
(2) 対象中切歯の欠損により診査が不能な際は，反対側同名歯を診査した．
(3) プロービングは，CPIプローブ先端の球を歯の表面に沿って滑らせる程度の軽い力で操作し，遠心の接触点直下から，やさしく上下に動かしながら近心接触点直下まで移動させた．

なお，平成11年調査と平成17年調査の診査内容については**表3**に示した．

5）歯列・咬合の状況（12歳から20歳の者を対象とする）

12歳から20歳の者に対して，次の（1）から（4）の内容について診査をした．

(1) 前歯部の叢生および空隙

上下顎の前歯12歯について，捻転歯や正常な位置からの転移歯の有無を診査し，前歯部の叢生の有無および空隙の有無を上下顎それぞれについて以下により記録した．叢生には，側切歯の舌側転移，犬歯の低位および唇側転移を含めた．

	叢　生	空　隙
0	なし	なし
1	上顎のみ	上顎のみ
2	下顎のみ	下顎のみ
3	上下顎	上下顎

表 3 歯肉の状況に関する診査基準

調査年	平成 11 年	平成 17 年
対象歯	（右側） 76 | 1 | 67 （左側） 　　　　 76 | 1 | 67	
診査および記録方法	・WHO の CPI（Community Periodontal Index；地域歯周疾患指数）により CPI プローブを用いて診査し，最高コード値を記録した． ・同顎，同側の第一，第二大臼歯については，両歯の最高点を記入した． ・コード 3 またはコード 4 で歯石の沈着が認められる場合は，コード数の数字を○で囲んで調査票に記録した．	
コード	0：歯肉に炎症の所見が認められない． 1：プロービング後に出血が認められる． 2：歯石の沈着（歯肉縁下 4 mm までのプロービングによる検出を含む） 3：ポケットの深さが 4 mm 以上 6 mm 未満 4：ポケットの深さが 6 mm 以上	
プロービングの特記事項	①5～14 歳未満の者の場合，プロービングは行うが，ポケットの深さの記録は行わなかった．	
	②対象中切歯の欠損により診査が不能な際は，反対側同名歯を診査した．	
	③プロービングは，CPI プローブ先端の球を歯の表面に沿って滑らせる程度の軽い力で操作した．	
	④上顎は頰側面，下顎は舌側面について遠心接触点直下から，上下に動かしながら近心接触点直下まで移動させた．	④上顎，下顎とも頰側面（近・遠心）および舌側面（近・遠心）の 4 点を遠心の接触点直下から，上下に動かしながら近心接触点直下まで移動させた．

(2) オーバージェット

　中心咬合位における上下顎中切歯の切端間の水平的な距離を診査するため，CPI プローブを用いて切歯の最大突出部から対応する切歯唇側面との距離を咬合平面に対して平行に保ちながら計測し，mm（ミリメートル）単位の整数値で記録した．反対咬合の場合は，マイナスの測定値とした．なお，±0.5 mm（プローブの小球の直径を参照）以内は，0 mm とした．

　（例：3 mm→3，−2 mm→−2）

(3) オーバーバイト

　中心咬合位における上下顎中切歯の切端間の垂直的な距離を診査するため，CPI プローブを用いて上下顎中切歯の切端間の距離を計測し，mm（ミリメートル）単位の整数値で記録した．開咬の場合は，マイナスの測定値とした．なお，±0.5 mm（プローブの小球の直径を参照）以内は，0 mm とした．

　（例：3 mm→3，−2 mm→−2）

(4) 正中のずれ

　中心咬合位における上下顎中切歯正中のずれを診査するため，上下顎中切歯の正中の距離を計測し，mm（ミリメートル）単位の整数値で記録する．なお，±0.5 mm（プローブの小球の直径を参照）以内は，0 mm とした．（例：3 mm→3）

9．調査名簿の記入方法

調査名簿は，表中「調査参加者」の欄を除き，あらかじめ平成17年度の国民健康・栄養調査被調査者名簿から必要事項を転記した．

(1)	名簿右上欄（調査日，記入者，都道府県名，郡市区名，保健所名）	調査の実施日，記入者の氏名，調査地区の都道府県名，郡市区名，保健所の名称を記入した．
(2)	地区番号，単位区番号	歯科疾患実態調査地区名簿に示す該当番号をそれぞれ一つの枠に一つずつ記入した．
(3)	調査参加者	調査時に記入することとし，歯科疾患実態調査票を交付した者に○をつけた．
(4)	世帯番号・世帯員番号，氏名，性	国民健康・栄養調査から転記した．
(5)	分類番号	調査名簿が2枚以上にわたる場合は，次の例のように記入した． （例　総枚数4枚で，この名簿が2枚目の場合：4-2）
(6)	合計該当者，受診者，不参加者の数	調査名簿1枚ごとに人数を記入した．

10．調査票の記入方法

調査票の一部は調査日以前にあらかじめ記入した．それ以外の部分については，記入者が質問または診査の結果をもとに即時記入した．なお，I～XIは集計の際に使用し，診査の際には使用しなかった．

① あらかじめ記入しておいた事項

・	都道府県名，郡市区名，保健所名	調査地区の都道府県名，郡市区名，保健所の名称を記入した．
・	地区番号，単位区番号，世帯番号，世帯員番号	歯科疾患実態調査地区名簿に示す該当番号をそれぞれ一つの枠に一つずつ記入した．

② 質問のうえ記入した事項

(1)	調査参加の有無	質問の際に記入し，受診しなかった者は2を○で囲んだ．
(2)	性別	男女の別を記入した．
(3)	生年月日	平成，昭和，大正，明治の別について，該当する元号を○で明示し，生年月日の数字を記入した．
(4)	歯ブラシの使用状況	最近の歯ブラシの使用状況について質問し，該当するものの数字を○で明示した．
(5)	フッ化物の塗布状況	14歳以下の者を対象に，フッ化物の塗布を受けたことがあるかどうかを質問し，該当するものの数字を○で囲んだ（この場合1と2の双方が○で囲まれる場合も

(6) 顎関節の異常	ある）．不明の場合は4を○で囲んだ． 15歳以上の者を対象に，顎関節に異常があるかどうかを質問し，開口時のあごの音と痛みについて，該当する数字を○で囲んだ．

③ 口腔診査のうえ記入した事項

・調査票右上欄	診査の際，調査票右上欄にある調査日を記入した．
(7) 歯の状況	それぞれの歯について，該当する事項を次の記号を用いて記入した． 　・健 全 歯：健全歯 0 − ／ 　　　　　　　健全歯 t − ／t 　　　　　　　白濁・白斑・着色歯は記号を○で囲んだ． 　・未処置歯：軽度う蝕 − Ci 　　　　　　　重度う蝕 − Ch 　・処 置 歯：充填歯 − F 　　　　　　　クラウン − K 　・喪 失 歯：×（智歯を除いた永久歯のみ）
(8) 補綴の状況	架工義歯（ブリッジ）と部分床義歯，全部床義歯について，それぞれの補綴物単位に一括して囲み，架工義歯（ブリッジ）はB，部分床義歯はP，全部床義歯はFuの記号をつけた．この場合，義歯1個につき必ず一つの記号をつけるものとした． 　また，残根の上に装着された義歯がある場合は，(7)欄にはう蝕の状況を，(8)欄には補綴の状況をそれぞれ記入した．なお，インプラントが装着されている場合にはImの記号を，鉤歯にはClの記号を記載した．
(9) 歯肉の状況	永久歯列について（下記の6分画） 　　（右側） $\frac{7\ 6\ \vdots\ 1\ \vert\ \ \ \vdots\ 6\ 7}{7\ 6\ \vdots\ \ \ \vert\ 1\ \vdots\ 6\ 7}$ （左側） の各歯の歯肉の状況（20歳未満の場合，第二大臼歯を除外）を診査し，最高コード値に該当する事項を次のコードを用いて記入した． 　0：歯肉に炎症の所見が認められない． 　1：プロービング後に出血が認められる． 　2：歯石の沈着（歯肉縁下4mmまでのプロービングによる検出を含む）． 　3：ポケットの深さが4mm以上6mm未満（CPIプローブの黒い部分が歯肉縁にかかっている） 　4：ポケットの深さが6mm以上（CPIプローブの黒い部分がみえない）． 　・コード3またはコード4に歯石の沈着が認められる場合は，上記の数字を○で囲み，対象歯がない場合は×を記入した． 　・5〜14歳未満の者の場合，永久歯（第二大臼歯を除外）について，コード3またはコード4は診査せず，0〜2のコード値の有無のみ記入する．

(10) 歯列・咬合の状況	該当する事項を以下に示す2けたの数字で示し，左の数字は叢生，右の数字は空隙の状況を記入した．矯正装置を装着している等矯正治療中の場合は，数字を○で囲んだ．
① 前歯部の叢生ならびに空隙の状況	

	叢　生	空　隙
00：	な　し	な　し
01：	な　し	あり（上）
02：	な　し	あり（下）
03：	な　し	あり（上下）
10：	あり（上）	な　し
11：	あり（上）	あり（上）
12：	あり（上）	あり（下）
13：	あり（上）	あり（上下）
20：	あり（下）	な　し
21：	あり（下）	あり（上）
22：	あり（下）	あり（下）
23：	あり（下）	あり（上下）
30：	あり（上下）	な　し
31：	あり（上下）	あり（上）
32：	あり（上下）	あり（下）
33：	あり（上下）	あり（上下）

② オーバージェット	計測したmm数を記入した．矯正装置を装着している等矯正治療中の場合は，数字を○で囲んだ．
③ オーバーバイト	計測したmm数を記入した．矯正装置を装着している等矯正治療中の場合は，数字を○で囲んだ．
④ 正中のずれ	計測したmm数を記入した．矯正装置を装着している等矯正治療中の場合は，数字を○で囲んだ．

11．結果の集計

結果の集計は，厚生労働省医政局歯科保健課と国立保健医療科学院・口腔保健部において行った．

※なお，現在歯，喪失歯の状況は，表4に示したコードに置き換えて集計を行った．

表4 調査票に記入した記号と集計時に使用したコード番号一覧

			鉤（クラスプ）歯でない場合			鉤（クラスプ）歯の場合		
			調査票に記入した記号	コード番号		調査票に記入した記号	コード番号	
				永久歯	乳歯		永久歯	乳歯
現在歯	支台歯でない	健全歯0	/	11	11	/	111	—
		健全歯0＋白濁・白斑・着色歯	Ⓙ	12	12	Ⓙ	112	—
		健全歯t	/t	13	13	/t	113	—
		健全歯t＋白濁・白斑・着色歯	Ⓙt	14	14	Ⓙt	114	—
		充填歯	F	21	21	F	121	—
		クラウン	K	22	22	K	122	—
		未処置歯　軽度う蝕（Ci）	Ci	23	23	Ci	123	—
		未処置歯　重度う蝕（Ch）	Ch	24	24	Ch	124	—
	支台歯	充填歯	F	31	31	F	131	—
		クラウン	K	32	32	K	132	—
		未処置歯　軽度う蝕（Ci）	Ci	33	33	Ci	133	—
		未処置歯　重度う蝕（Ch）	Ch	34	34	Ch	134	—
喪失歯		架工義歯装着	×	41	—	—	—	—
		部分床義歯装着	×	42	—	—	—	—
		全部床義歯	×	43	—	—	—	—
		義歯未装着	×	44	—	—	—	—
		架工義歯＋インプラント	×	45	—	—	—	—
		部分床義歯＋インプラント	×	46	—	—	—	—
		全部床義歯＋インプラント	×	47	—	—	—	—
		インプラントのみ	×	48	—	—	—	—

注：—は該当なしを示した．

Ⅱ. 結果の概要

1. 被調査者数

被調査者数は 4,606 名であった．性別にみると女性のほうが多く（男性 1,926 名，女性 2,680 名），年齢階級別にみると 50～70 歳代が多かった（**表 5**, 表 0-1, 表 0-1a）．

被調査者数の過去の推移をみると（**図 3**, 表 0-2），減少傾向が続いており，特に若年層で顕著であった．

表 5 被調査者数（性・年齢階級別）

年齢階級	男性	女性	計	分析の区分[1]		
1～4	82	83	165			
5～9	117	130	247	乳歯	乳歯+永久歯	
10～14	116	92	208			
15～19	54	65	119			
20～24	47	58	105			
25～29	71	103	174			
30～34	97	142	239			
35～39	58	139	197			
40～44	74	173	247			永久歯
45～49	95	164	259			
50～54	105	192	297			
55～59	158	249	407			
60～64	192	242	434			
65～69	208	288	496			
70～74	221	227	448			
75～79	138	183	321			
80～84	67	104	171			
85～	26	46	72			
計	1,926	2,680	4,606			
（再掲）						
乳歯（1～14 歳）	315	305	620			
乳歯+永久歯（5～14 歳）	233	222	455			
永久歯（5 歳～）	1,844	2,597	4,441			

[1] 性または年齢不詳の対象者 39 名は分析対象から除外
性が不詳：22 名　　年齢が不詳：17 名

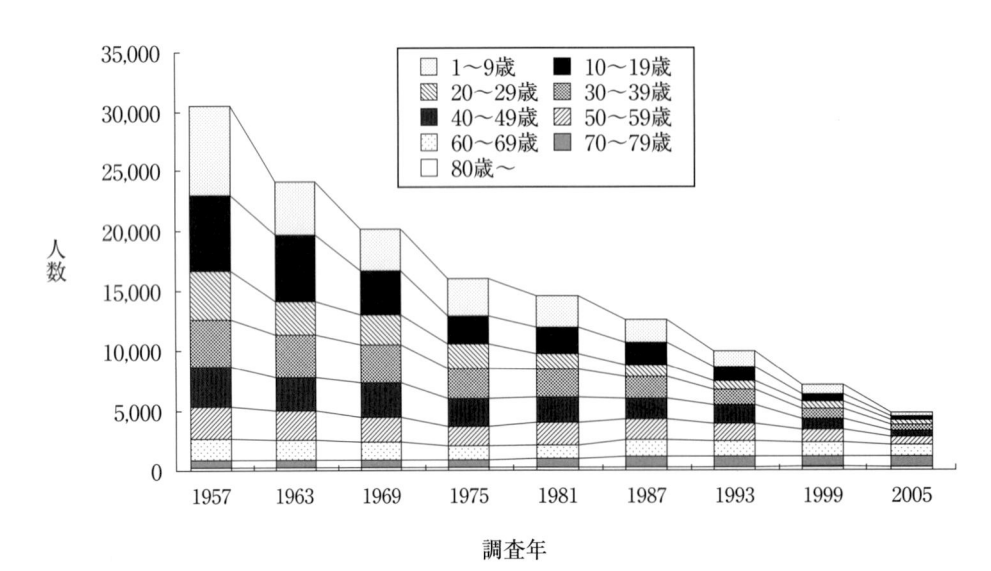

図 3 被調査者数の推移（年齢階級別）

— 16 —

2．う蝕
1）乳歯（1～14歳）
（1）有病状況

乳歯のう蝕有病者率は全体（1～14歳）の41.6%であり，年齢による違いが大きく（図4），3歳児で24.4%，5～6歳児で60.5～63.4%であった（表Ⅰ-1-1）．

1～5歳児の年次推移をみると，1980年代から生じている減少傾向は続いていることが認められた（図5，表Ⅰ-1-2）．しかしながら，前述した5～6歳の値は，かつてWHOとFDIが定めた西暦2000年までの世界的歯科保健目標（5～6歳児のう蝕有病者率50%以下）に未だ達していない．

dft（dft-index：dft指数，一人平均う蝕経験歯数）もう蝕有病者率（図4）と同様，年齢による違いが大きいこと（図6，表Ⅰ-2-1），1～5歳児では減少傾向が続いていること（図7，表Ⅰ-2-4）が確認された．

df歯率は年齢が上がるとともに高くなる傾向が認められた（図6，表Ⅰ-2-1）．

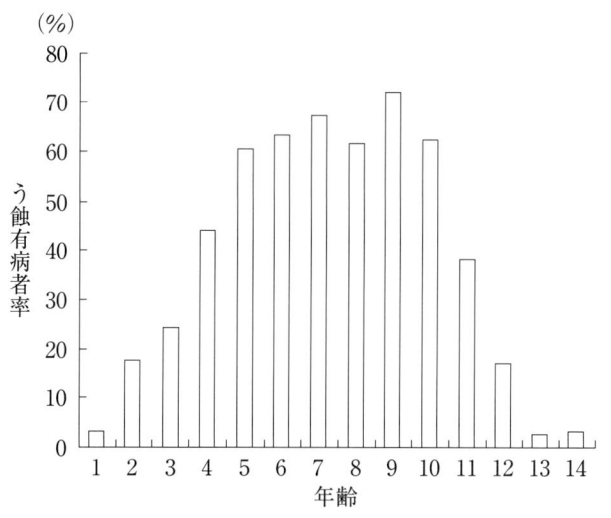

図4　乳歯：う蝕の有病者率

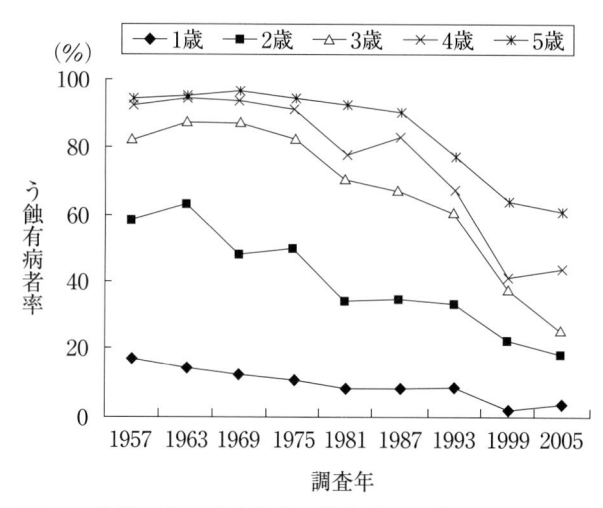

図5　乳歯：う蝕有病者率の推移（1～5歳，1957～2005年）

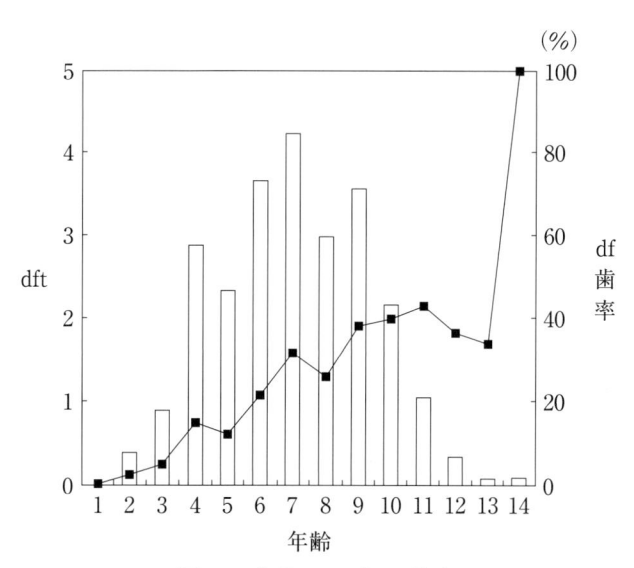

図6　乳歯：dftとdf歯率

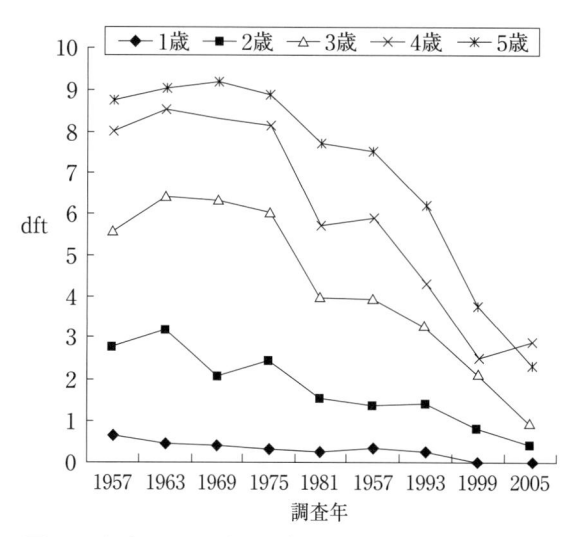

図7　乳歯：dftの推移（1～5歳，1957～2005年）

図8にう蝕経験歯数のパーセンタイル曲線を示す．中央値（50パーセンタイル）を平均値（図6）と比較すると，どの年齢階級においても中央値が低い値を示した（表Ⅰ-2-2）．

　図9は未処置（d）歯数のパーセンタイル値を示したもので，最小値（0パーセンタイル）～中央値の値が，どの年齢階級でも0であり，偏った分布であることが示された（表Ⅰ-2-2）．処置（f）歯数では，最小値～25パーセンタイルの値が，どの年齢階級でも0であり，未処置歯数と同様，分布の偏りが示された（図10，表Ⅰ-2-2）．

　性差と地域差（自治体規模による差）は，う蝕有病者率，dftともに認められなかった（表Ⅰ-1-1，表Ⅰ-1-3，表Ⅰ-2-1，表Ⅰ-2-5）．

　乳歯の現在歯数と，その構成要素をみると，う蝕経験（df）歯数の占める割合は年齢とともに高くなり，とくに充填歯と未処置歯（軽度）の占める割合が高かった（図11，表Ⅰ-2-3）．

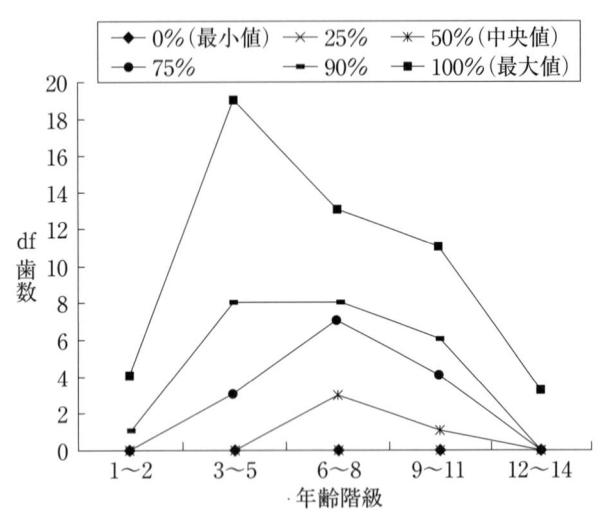

図8　乳歯：う蝕経験歯数のパーセンタイル曲線

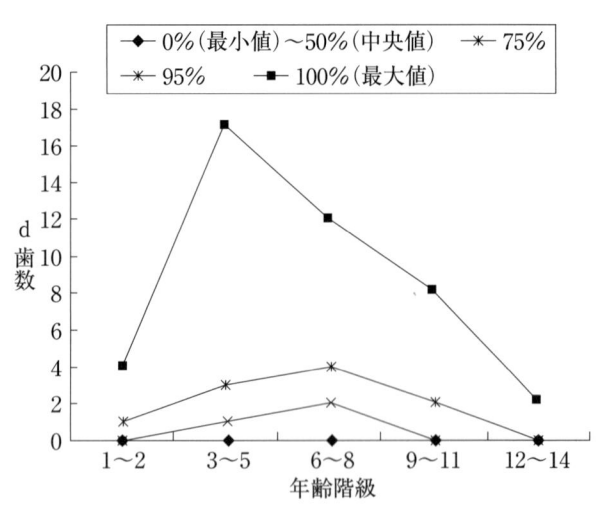

図9　乳歯：未処置（d）歯数のパーセンタイル曲線

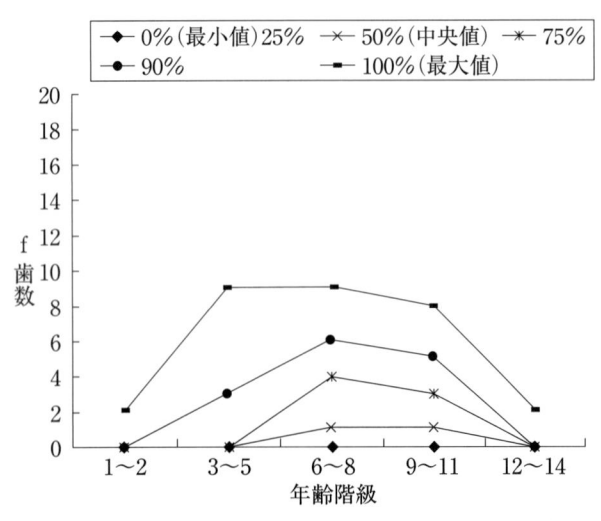

図10　乳歯：処置（f）歯数のパーセンタイル曲線

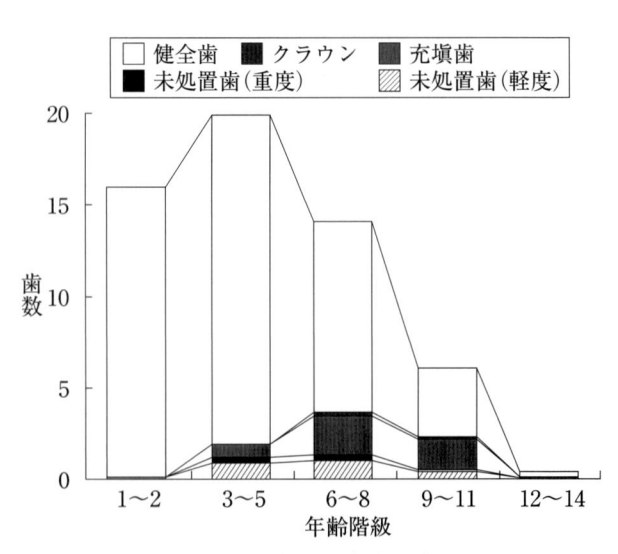

図11　乳歯：現在歯の内訳

乳歯各歯の df 歯率は，低年齢時には上顎前歯にう蝕が多く，4歳以上では臼歯部う蝕が多いことが認められた（**図12**，表Ⅰ-3-1）．

1～4歳の OABC 分類をみたところ，年齢が上がるにつれて比較的重症タイプ（B型，C型）が多くなる傾向が認められた（**図13**，表Ⅰ-5-1）．

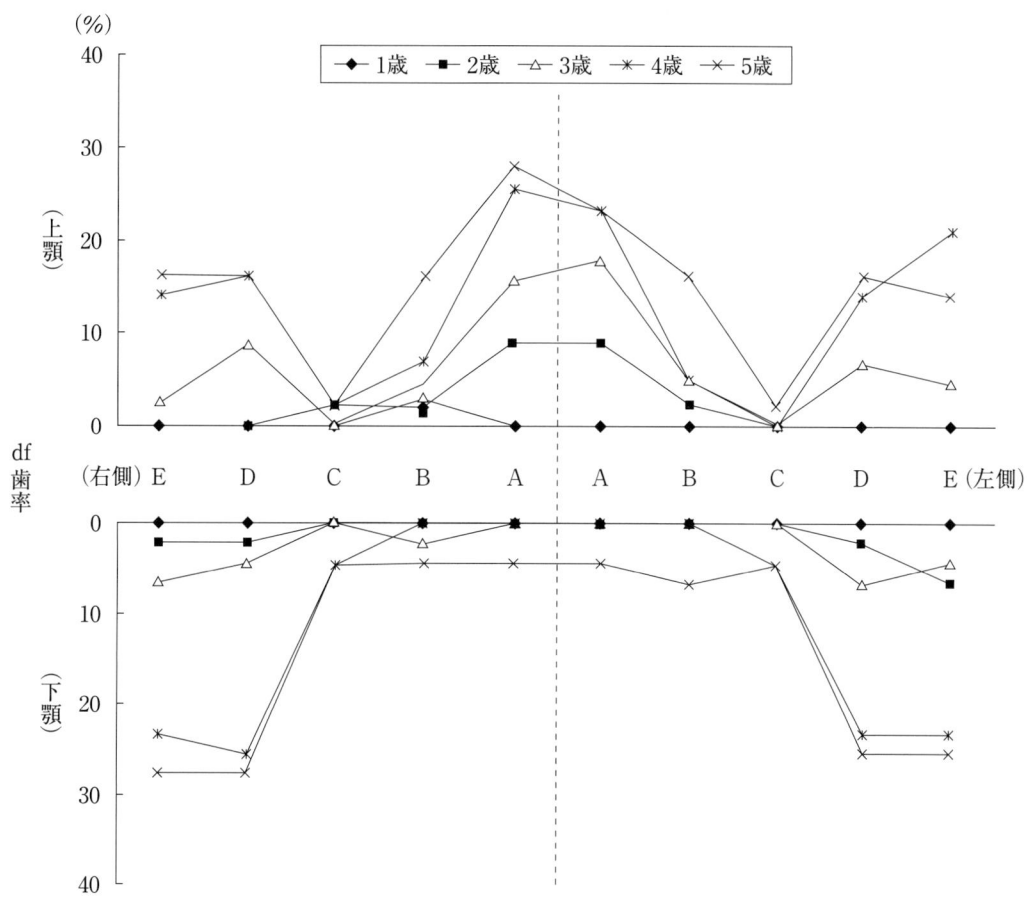

図 12　乳歯：各歯の df 歯率（1～5歳）

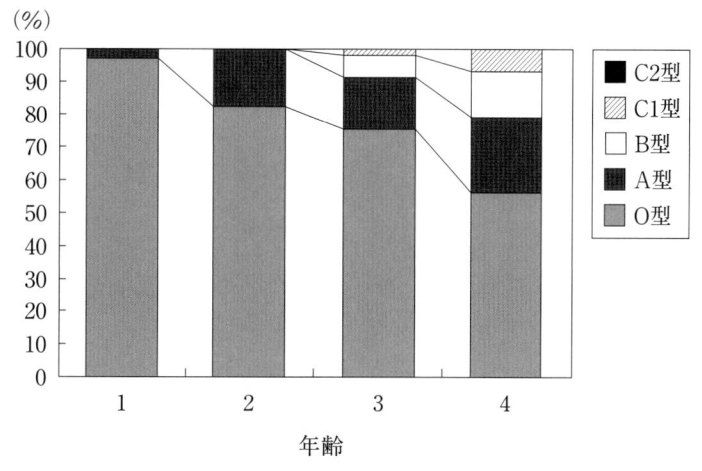

図 13　乳歯：OABC 分類（1～4歳）

（2）処置状況

乳歯の未処置歯保有者率（未処置う蝕を保有する者の割合）は全体（1〜14歳）の23.9％で，このうち「未処置歯のみ」が9.4％，「処置歯と未処置歯の併有」が14.5％であった（表Ⅰ-1-1）．

未処置歯保有者率を年齢階級別にみると，ピークは5〜7歳付近で，う蝕有病者率（図4）やdft（図6）に比べると年齢のピークがやや高い年齢側に位置していた（図14，表Ⅰ-1-1））．

未処置歯保有者率の経年的な推移をみると，初回調査から一貫して減少傾向にあるが，前回調査（1999年）に比べて減少傾向の鈍化が認められた（図15，表Ⅰ-1-2）．

性差と地域差は認められなかった（表Ⅰ-1-1，表Ⅰ-1-3）．

シーラント保有者率（シーラント処置が行われていた小児の割合）は全体（1〜14歳）の4.0％で，最も高かった3〜8歳で約7％であった（図16，表Ⅰ-4-1）．性差（表Ⅰ-4-1）および地域差（表Ⅰ-4-2）は認められなかった．

一人あたりのシーラント歯数は，1993年から増加傾向にあり，2005年では3〜8歳で0.2前後であった（図17，表Ⅰ-4-3）．

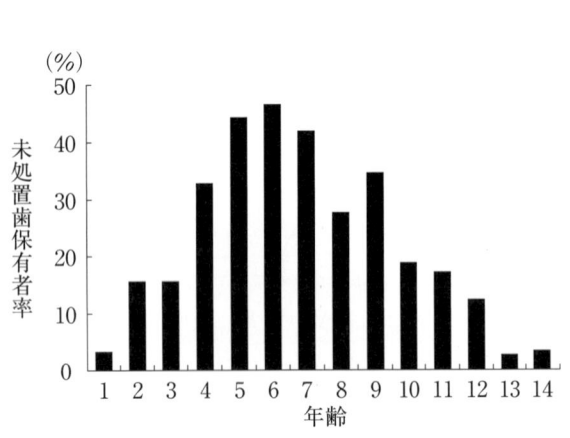

図14　乳歯：未処置歯保有者率

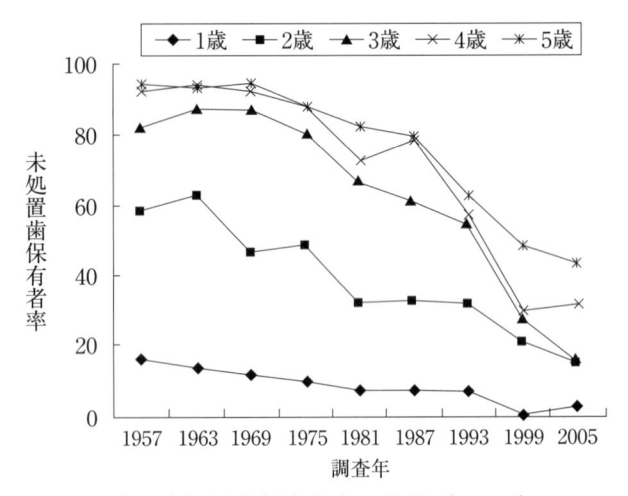

図15　乳歯：未処置歯保有者率の推移（1〜5歳，1957〜2005年）

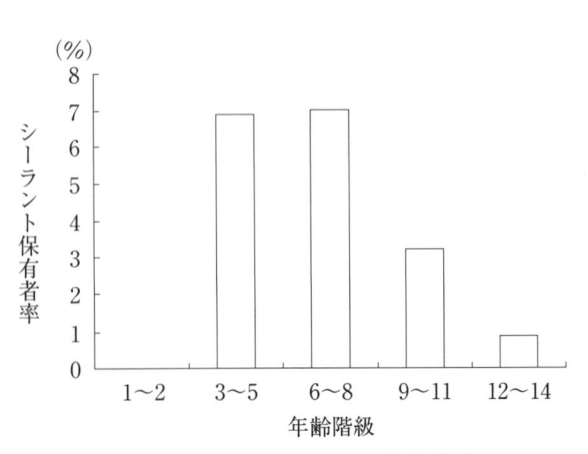

図16　乳歯：シーラント保有者率

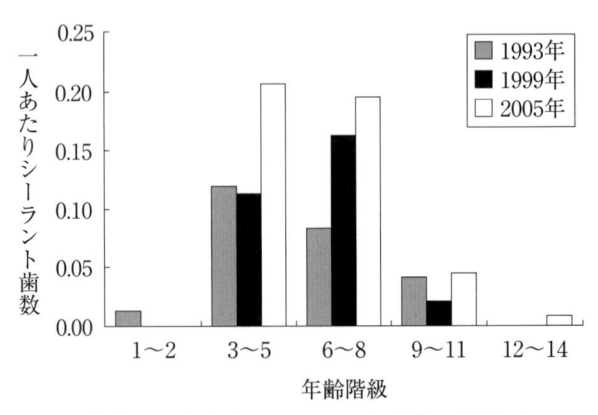

図17　乳歯：一人あたりシーラント歯数の推移（1993〜2005年）

2）乳歯＋永久歯（5～14歳）

5～14歳児における乳歯と永久歯を合わせたう蝕有病者率は68.1%，未処置歯保有者率は36.9%で，とくに顕著な年齢差は認められなかった（図18，19，表Ⅱ-1-1）．

乳歯う蝕と永久歯う蝕の内訳をみると，年齢が高くなると乳歯う蝕（dft）が少なく，永久歯う蝕（DMFT）が多くなる傾向が認められた（図20，表Ⅱ-2-1，表Ⅰ-2-1，表Ⅲ-2-1a）．

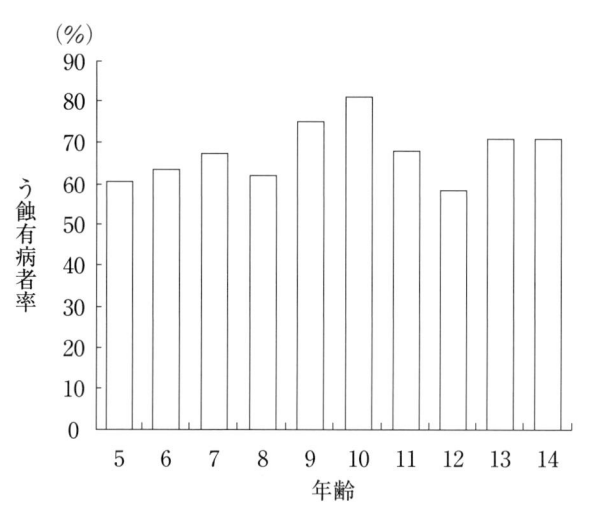

図18 乳歯＋永久歯：う蝕有病者率

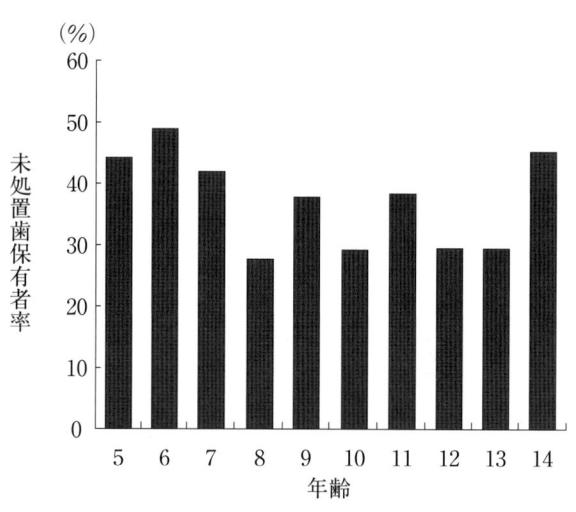

図19 乳歯＋永久歯：未処置歯保有者率

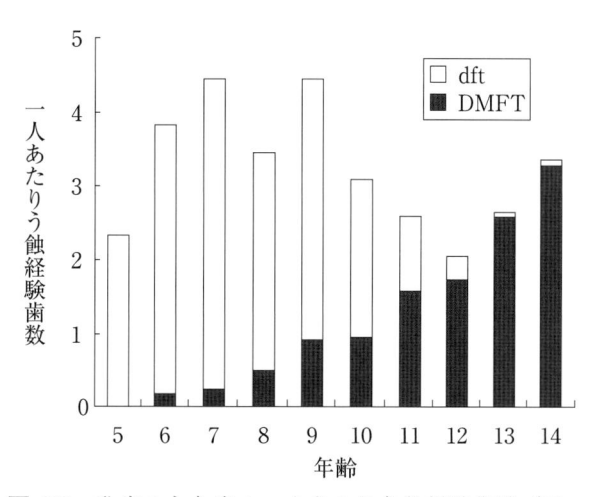

図20 乳歯＋永久歯：一人あたりう蝕経験歯数（dft＋DMFT）

3）永久歯（5歳以上）

(1) 有病状況

全体（5歳以上）のう蝕有病者率は92.1％で，若い年齢層では年齢とともに高率になり，成人ではほぼ100％であった（図21，表Ⅲ-1-1，表Ⅲ-1-1a）．この図に示されている「DF歯保有者の割合」は，従来の歯科疾患実態調査報告書でう蝕有病者率とされてきたものであり（巻末資料136頁参照），無歯顎者が「う蝕なし」と扱われるため，無歯顎者の割合（後出：図44，表Ⅲ-5-1）が高くなる高齢層では値が低くなる（表Ⅲ-1-2）．このように，従来の報告書においてう蝕有病者率と扱われてきた「DF歯保有者の割合」は，高齢層では歯の喪失に影響される指標である．この影響を除くために，5～44歳に絞って「DF歯保有者の割合」の推移をみると，比較的若い年齢層から減少傾向が生じているが，25歳以上では横ばいが続いている（図22，表Ⅲ-1-2）．

DMFT（DMFT-index：DMFT歯数，一人平均う蝕経験歯数）と年齢の関係をみると，年齢とともにほぼ直線的に多くなる傾向が認められた（図23, 24，表Ⅲ-2-1，表Ⅲ-2-1a）．主な年齢・年齢階級におけるDMFTの値は12歳1.7，15歳3.1，20歳6.7，35～44歳14.9であった．

DMF歯率は，DMFTと同様，年齢とともにほぼ直線的に多くなる傾向が認められた（図23, 24，表Ⅲ-2-1，表Ⅲ-2-1a）

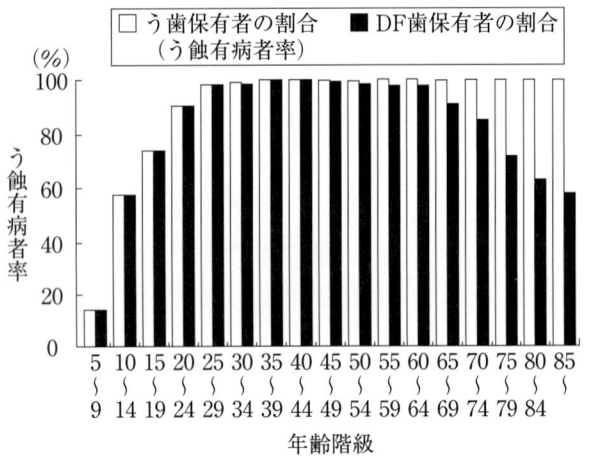

図21 永久歯：う蝕有病者率

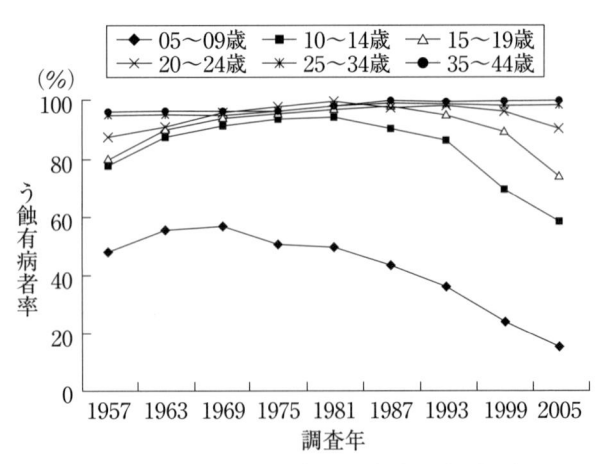

図22 永久歯：DF歯保有者の割合の推移（1957～2005年）

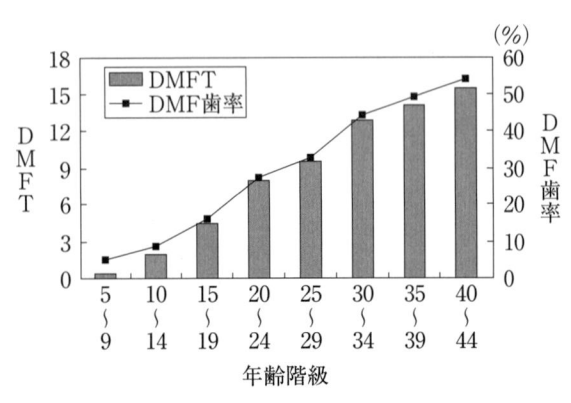

図23 永久歯：DMFTとDMF歯率（5～44歳）

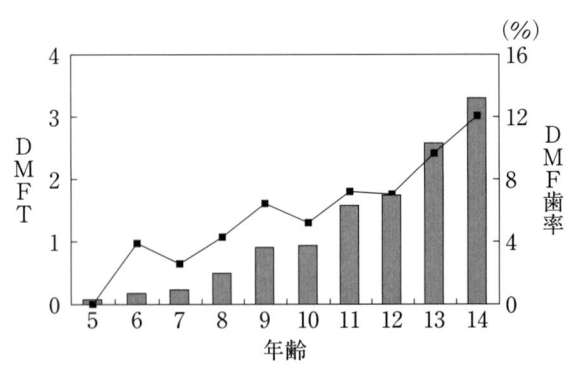

図24 永久歯：DMFTとDMF歯率（5～14歳）

DMFTの推移をう蝕有病者率と同様の理由により，5～44歳に絞ってみると，年齢が高いほど各曲線がピークを示す時期が遅くなっており，ある出生世代を境にう蝕が減少する傾向に変化したことが示されている（図25，表Ⅲ-2-4）．

　図26に年齢階級別にみたDMF歯数のパーセンタイル曲線を示す．中央値は，19歳以下では平均値（図23，表Ⅲ-2-1）よりも小さな値を示したが，20歳以上では平均値と近似した値を示した（表Ⅲ-2-2）．図27に未処置（D）歯数のパーセンタイル曲線を示す．DMF歯とは異なり，最小値～中央値までは値ゼロであり，偏った分布を示した（表Ⅲ-2-2）．処置（F）歯数のパーセンタイル曲線の形状はDMF歯とほとんど同じであった（表Ⅲ-2-2）．

　性差は，う蝕有病者率では認められなかったが（表Ⅲ-1-1），DMFTでは認められ，全般的に女性のDMFTが高値を示した（図28，表Ⅲ-2-1）．

　地域差は，う蝕有病者率（表Ⅲ-1-4），DMFT（表Ⅲ-2-5）ともに認められなかった．

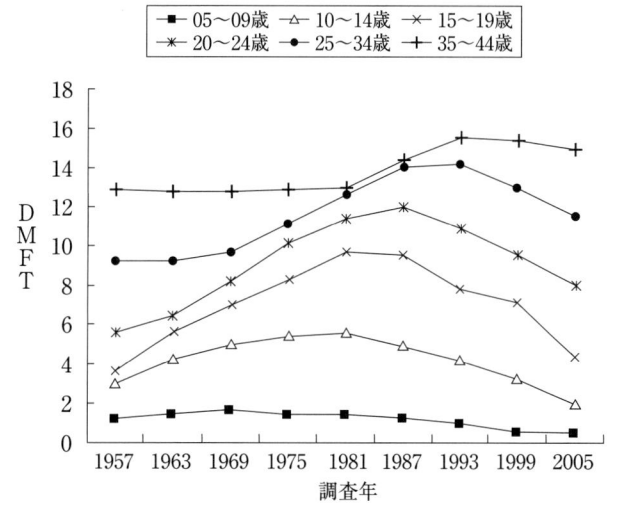

図25　永久歯：DMFTの推移（1957～2005年）

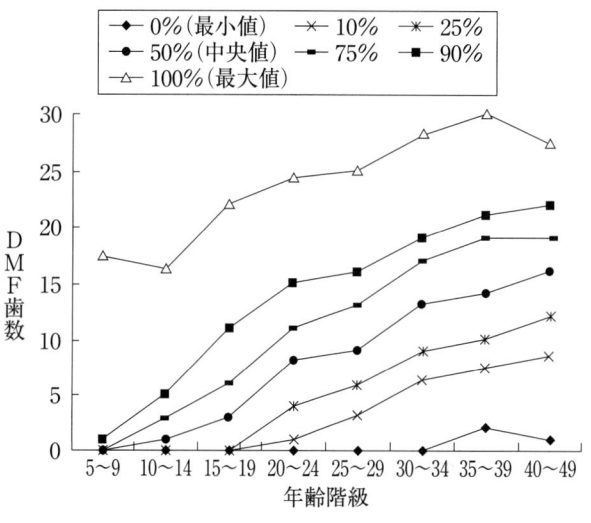

図26　永久歯：う蝕経験（DMF）歯数のパーセンタイル曲線（5～44歳）

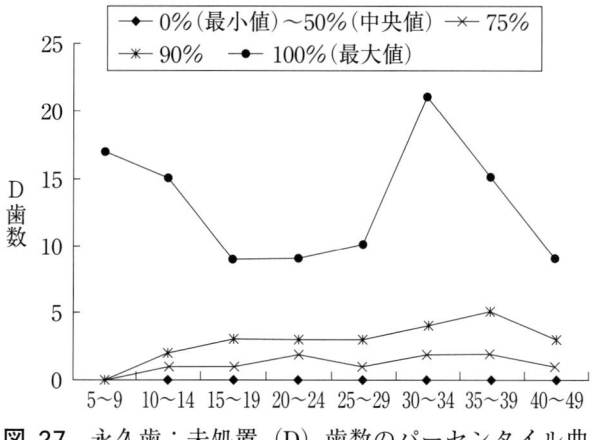

図27　永久歯：未処置（D）歯数のパーセンタイル曲線（5～44歳）

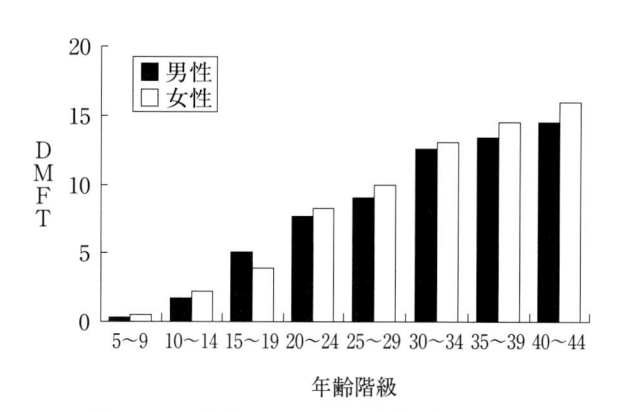

図28　永久歯：DMFTの性差（5～44歳）

DMFTの内訳を年齢階級別にみると，30歳代から喪失歯（MT）が少しずつ多くなり，高齢層ではDMFTの過半数を占めていた（図29，表Ⅲ-2-1）．

現在歯の内訳を年齢階級別にみると，年齢が高いほど健全歯の割合が少なく，60歳代以上では現在歯の過半数が処置歯（充填歯，クラウン）であった．未処置歯数は，どの年齢階級ともほぼ一定の値を示したが，未処置歯（重度）の占める割合は高齢者層で多かった．一方，処置歯については年齢が高いほどクラウンの割合が高かった（図30，表Ⅲ-2-3）．

図31は各歯のDMF歯率を年齢階級別（5～44歳）に示したものである．各歯のDMF歯率は上下顎とも大臼歯部で極めて高く，上顎小臼歯部・前歯部，下顎小臼歯部がこれに次ぎ，下顎前歯部は非常に低かった（表Ⅲ-3-1）．

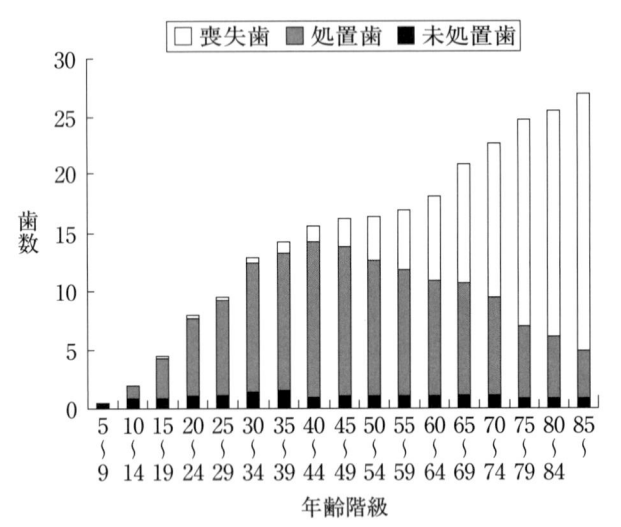

図29 永久歯：DMFTの内訳

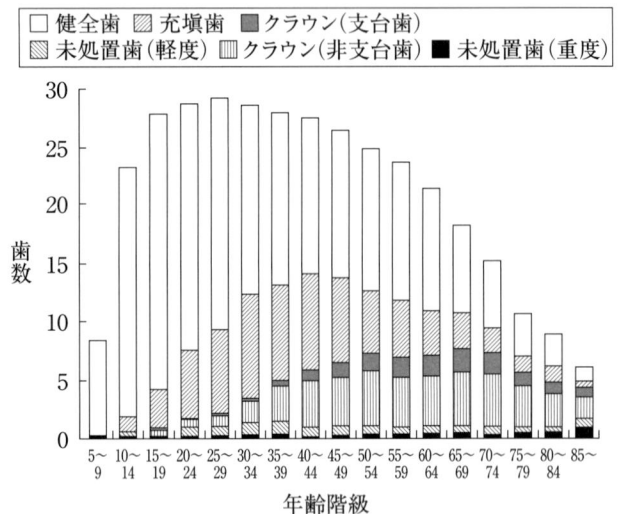

図30 永久歯：現在歯の内訳

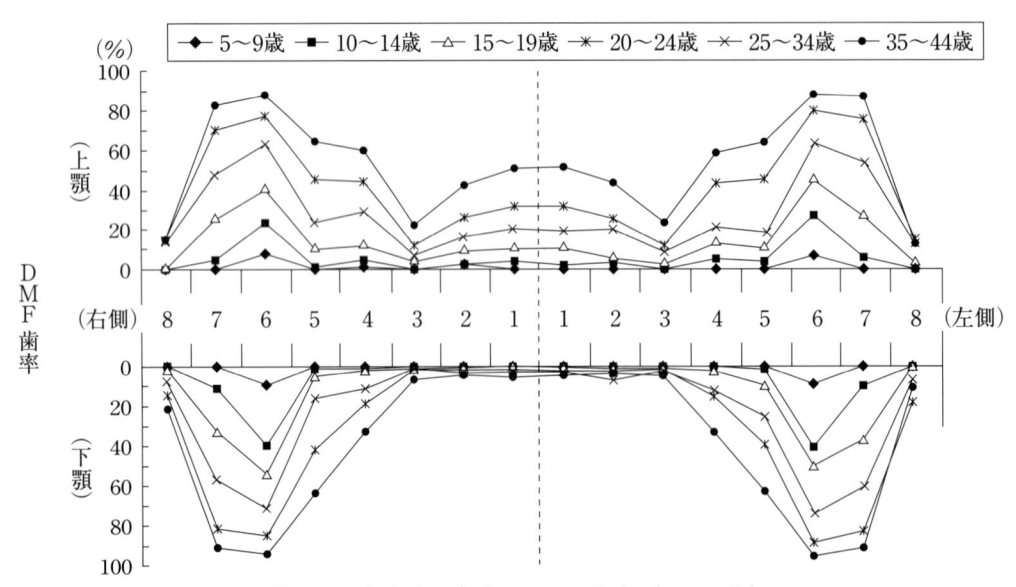

図31 永久歯：各歯のDMF歯率（5～44歳）

（2）処置状況

全体（5歳以上）の未処置歯保有者率は35.8％で，このうち，「未処置のみ保有」は2.9％，「処置歯と未処置歯を併有」が32.9％であった（表Ⅲ-1-2）．

未処置歯保有者率の年齢差をみると，若年齢層では年齢とともに高くなり，中高齢層では年齢が上がるにつれて少しずつ低くなる傾向を示した（図32，表Ⅲ-1-2）．

経年推移をみると，前回調査（1999年）に比べて若い年齢層では減少，比較的高い年齢層では横ばいとなっており，減少傾向は初回調査（1957年）から概ね続いていた（図33，表Ⅲ-1-3）．

性差を年齢階級別にみたところ，全般的に男性のほうが高かった（図34，表Ⅲ-1-1）．

地域差は認められなかった（表Ⅲ-1-5）．

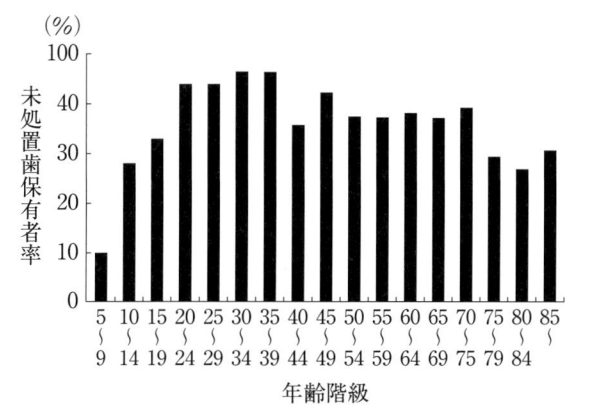

図32　永久歯：未処置歯保有者率

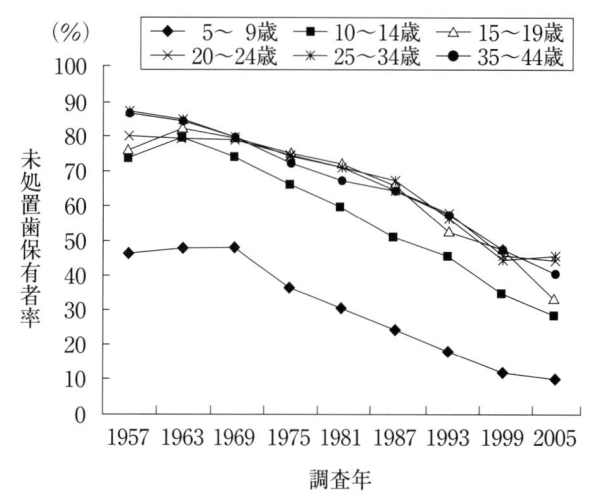

図33　永久歯：未処置歯保有者率の推移（1957～2005年）

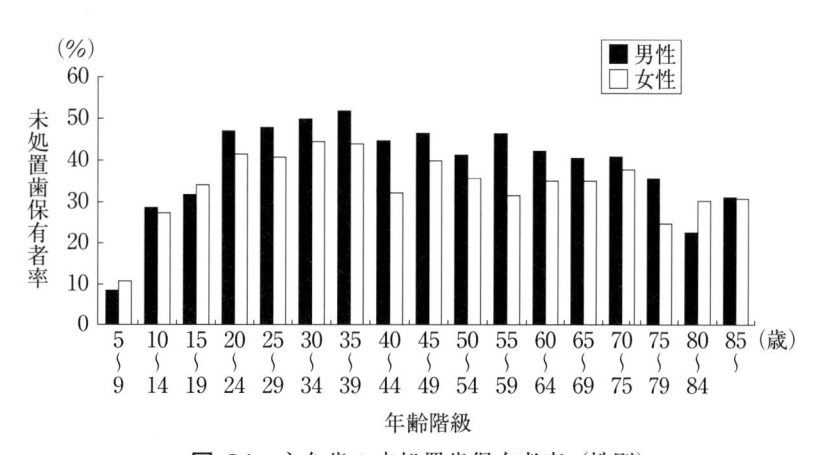

図34　永久歯：未処置歯保有者率（性別）

シーラント保有者率（シーラント歯を有する者の割合）をみると，5～19歳では20％前後と高い割合を示し，20歳代以上の年齢層では年齢が高いほど少ない傾向が認められた（図35，表Ⅲ-4-1）．性差（表Ⅲ-4-1）および地域差（表Ⅲ-4-2）は認められなかった．

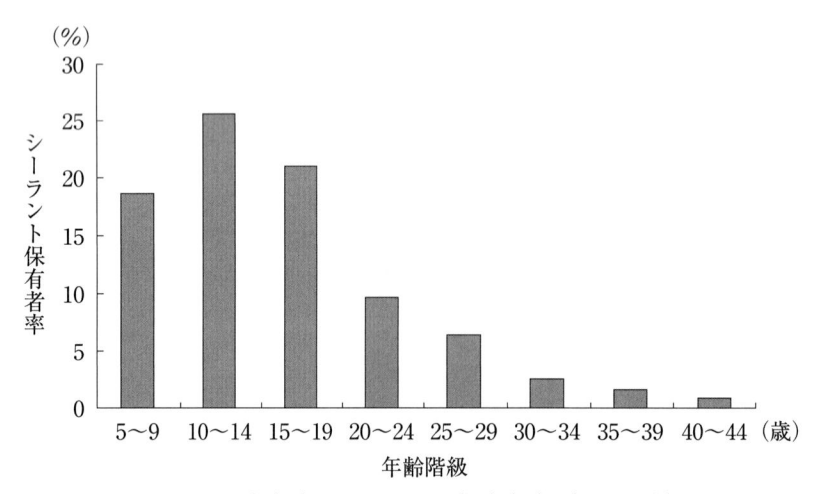

一人あたりシーラント歯数の推移（1993～2005年）をみると，ほとんどの年齢階級で増加傾向にあることが確認された．2005年で最も多かった年齢階級は10～14歳で，一人あたり0.8歯と同年齢階級のDMFT（1.9歯）の半分近い値を示した（図36，表Ⅲ-4-3）．

図 35 永久歯：シーラント保有者率（5～44歳）

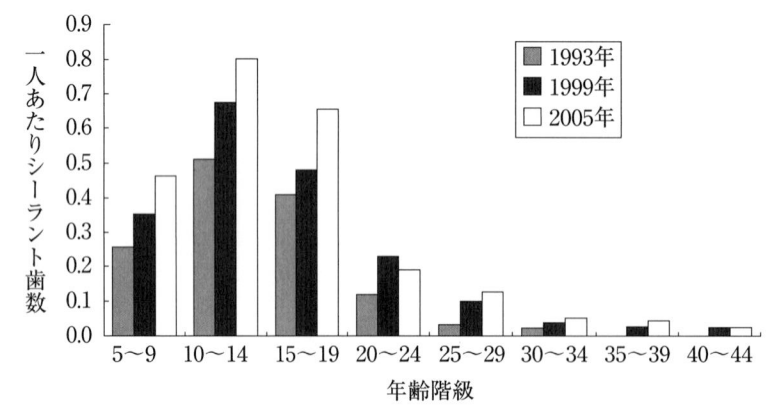

図 36 永久歯：一人あたりのシーラント歯数の推移（5～44歳，1993～2005年）

3．歯の喪失

歯の喪失状況を示す指標はさまざまあり，年齢との関連が強いことから，**表6**に一般的に用いられている歯の喪失を示す指標を年齢階級別に示した（表Ⅲ-5-1, 表Ⅲ-5-2）．

一人平均現在歯数は，40歳代以上の年齢層では年齢が高くなるほど少なかった（**図37**，表Ⅲ-5-2）．1957年からの推移をみると，1980年代から増加し始め，その傾向が続いていることが認められた（**図38**，表Ⅲ-5-5）．

性差は，75歳以上の高齢者で認められ，男性の現在歯数が多かった（**図37**，表Ⅲ-5-1）．

表6 歯の喪失に関する各種指標

年齢階級	対象者数	無歯顎者率(%)	20歯以上保有者率(%)	24歯以上保有者率(%)	喪失歯保有者率(%)	現在歯数(分母=対象者全員)	喪失歯数(分母=対象者全員)	現在歯数(分母=有歯顎者)	喪失歯数(分母=有歯顎者)
15-19	119	―	100.0	100.0	3.4	27.9	0.0	27.9	0.0
20-24	105	―	100.0	99.0	12.4	28.8	0.3	28.8	0.3
25-29	174	―	100.0	99.4	13.2	29.1	0.2	29.1	0.2
30-34	239	―	99.6	99.2	25.9	28.6	0.4	28.6	0.4
35-39	197	―	99.5	97.0	42.1	27.9	1.0	27.9	1.0
40-44	247	―	98.0	94.3	49.0	27.5	1.4	27.5	1.4
45-49	259	―	95.0	86.9	63.7	26.4	2.3	26.4	2.3
50-54	297	1.0	88.9	74.7	67.7	24.8	3.7	25.1	3.5
55-59	407	1.2	82.3	68.1	82.6	23.6	5.0	23.9	4.7
60-64	434	2.8	70.3	52.8	85.9	21.3	7.1	21.9	6.5
65-69	496	7.1	57.1	37.1	91.5	18.3	10.1	19.7	8.7
70-74	449	14.0	42.3	29.0	94.4	15.2	13.1	17.7	10.7
75-79	321	27.4	27.1	16.8	98.1	10.7	17.6	14.7	13.6
80-84	171	35.7	21.1	13.5	97.7	8.9	19.3	13.8	14.4
85-	72	40.3	8.3	1.4	100.0	6.0	22.0	10.1	18.0
総数	3,987	7.4	70.9	60.2	70.6	21.3	7.2	23.0	5.6

*本報告書中に本表以外で掲載されている「一人平均現在歯数」および「一人あたり喪失歯数」は，すべて分母に無歯顎者を含めた値である．

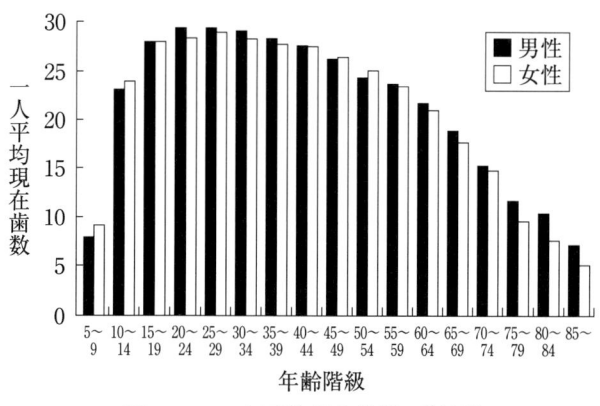

図37 一人平均現在歯数（性別）

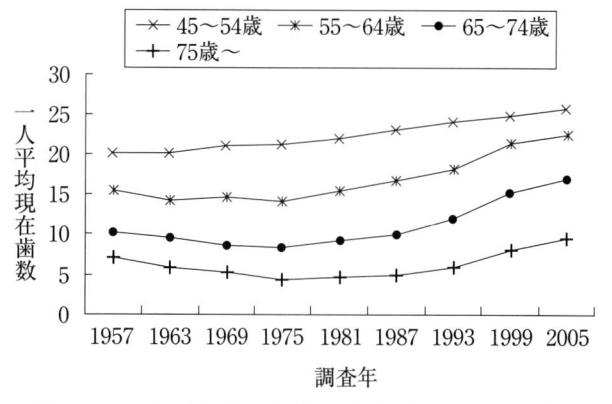

図38 一人平均現在歯数の推移（1957～2005年，45歳以上）

一人平均現在歯数の地域差をみると，都市部の現在歯数が多い傾向が認められた（図39，表Ⅲ-5-8）.
　図40は，5区分した現在歯数（0歯/1-9歯/10-19歯/20-27歯/28歯-）別の分布を年齢階級別に示したものであり，高齢層ほど現在歯数が少ない群の割合が高かった（表Ⅲ-5-3）.図41は現在歯数のパーセンタイル曲線を年齢階級別に示したものであり，図40と同様の傾向が読み取れるが，中央値と平均値（図37）を比較すると70～74歳までは中央値のほうが平均値よりも高いが，それ以上の年齢層ではこれが逆転し，平均値が高くることが示された（表Ⅲ-5-4）.

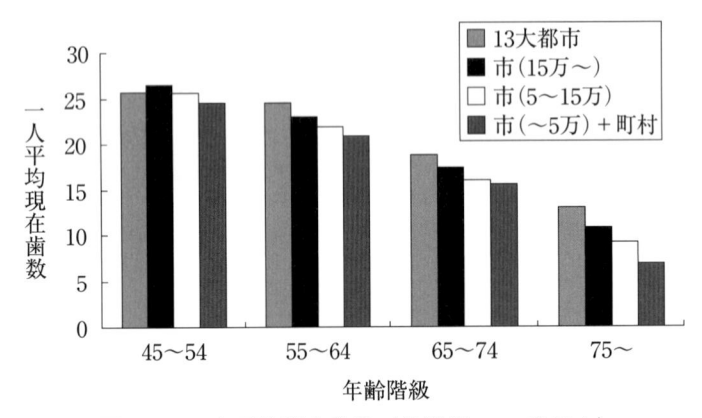

図39　一人平均現在歯数（地域別，45歳以上）

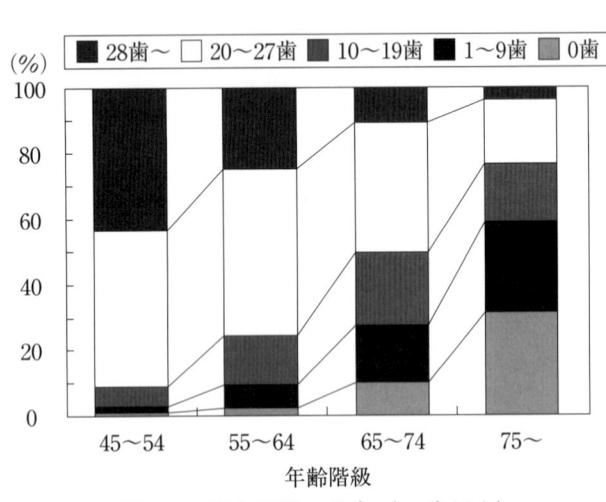

図40　現在歯数の分布（45歳以上）

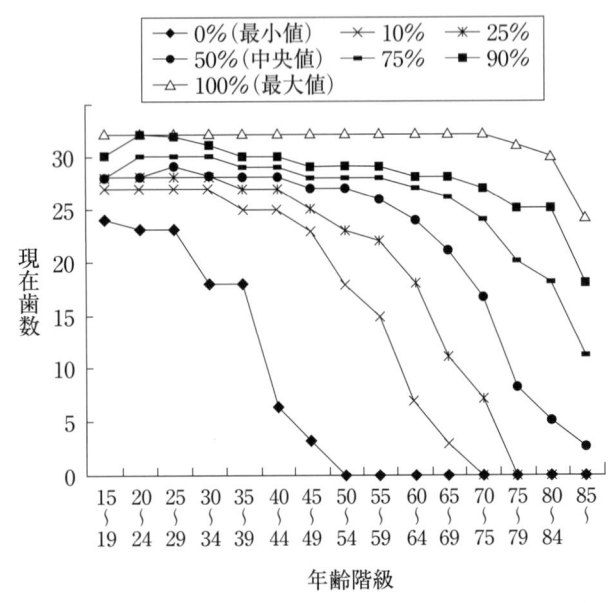

図41　現在歯数のパーセンタイル曲線（15歳以上）

一人平均喪失歯数は，中高齢層で年齢が上がるにつれて多くなる傾向にあり，高齢層では性差が認められ，男性のほうが少なかった（図42，表Ⅲ-2-1）．
　地域差をみると，都市部の喪失歯数が少ない傾向が認められた（図43,表Ⅲ-5-10）．

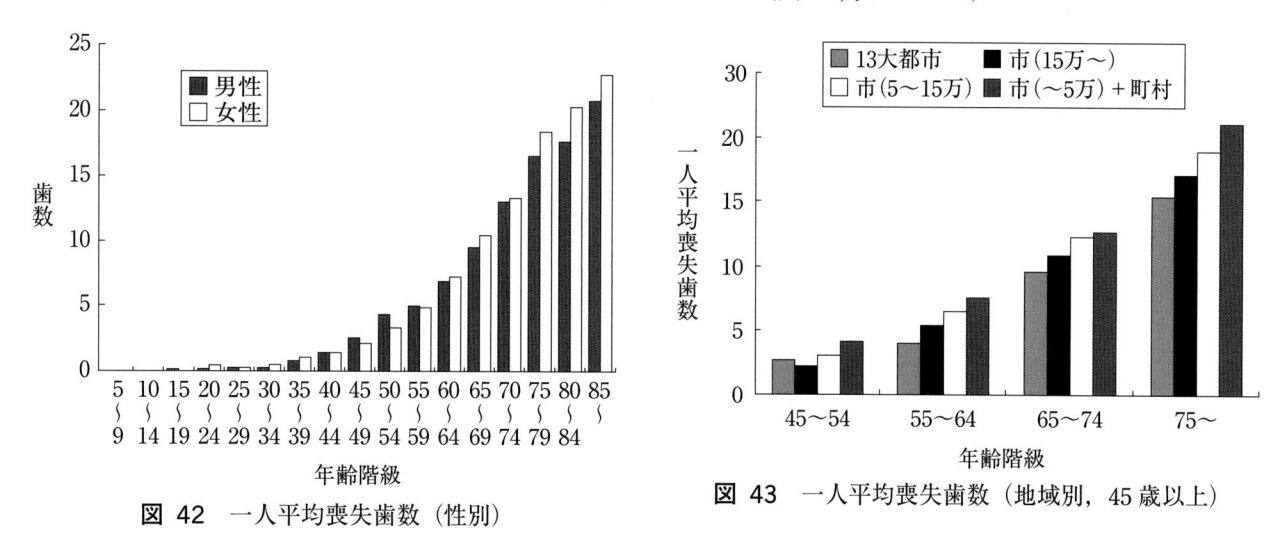

図42　一人平均喪失歯数（性別）

図43　一人平均喪失歯数（地域別，45歳以上）

　無歯顎者は50歳代以上の年齢層にみられ，高年齢ほど高い割合を示した（図44，表Ⅲ-5-1）．無歯顎者率の推移（1975〜2005年）をみると，減少傾向が明瞭であった（図45，表Ⅲ-5-6）．性差は認められなかった（表Ⅲ-5-1）．地域差をみると，都市部で無歯顎者の割合が低い傾向が認められた（図46，表Ⅲ-5-9）．

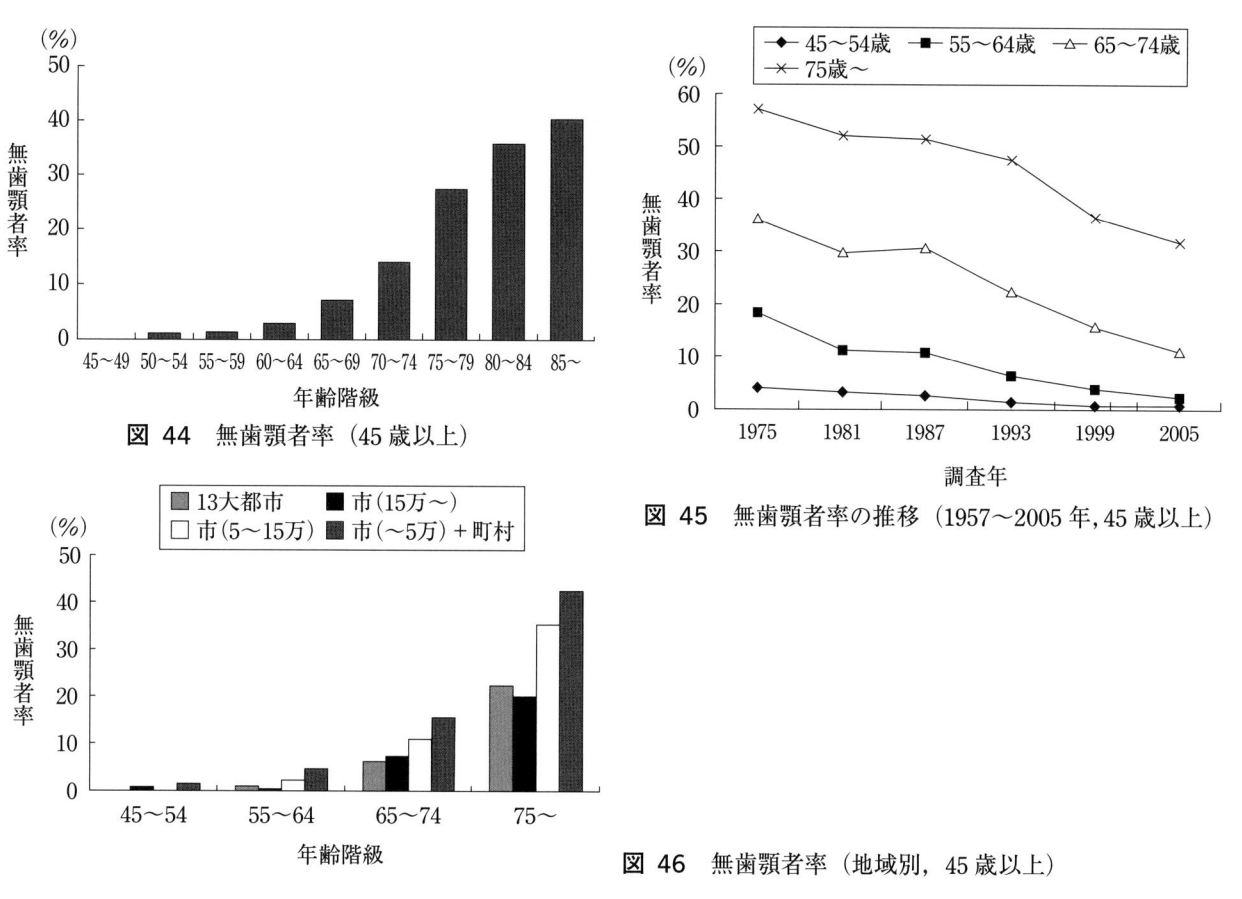

図44　無歯顎者率（45歳以上）

図45　無歯顎者率の推移（1957〜2005年，45歳以上）

図46　無歯顎者率（地域別，45歳以上）

20歯以上保有者率（20歯以上の現在歯を有する者の割合）は，年齢が高いほど低く，75～84歳では25%であった（図47，表Ⅲ-5-1）．1975年からの推移をみると，1980年前後には1割未満であった「8020者」（75歳以上で20歯以上の現在歯を有している割合）の割合は増加傾向にあるものの，20歯に満たない高齢者が依然として圧倒的多数を占めている（図48，表Ⅲ-5-7）．

　性差は高齢層で認められ，男性の割合が高かった（図47，表Ⅲ-5-1）．

　地域差も認められ，とくに高齢層では都市部での割合が高かった（図49，表Ⅲ-5-9）．

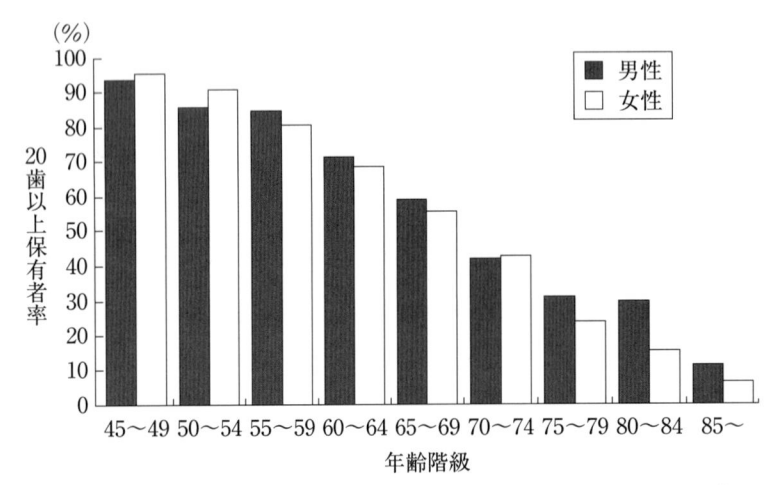

図47　20歯以上の現在歯を有する者の割合（性別，45歳以上）

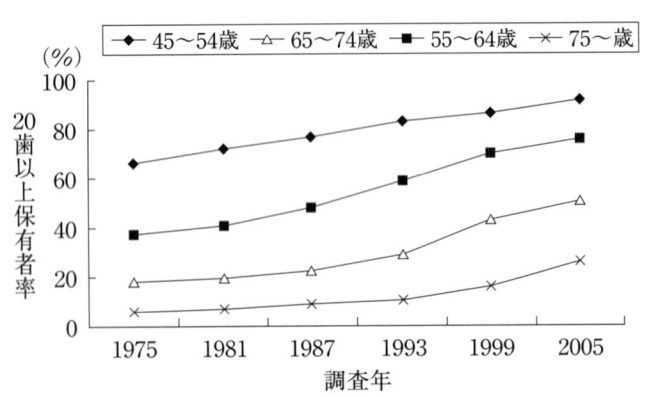

図48　20歯以上の現在歯を有する者の割合の推移（1957～2005年，45歳以上）

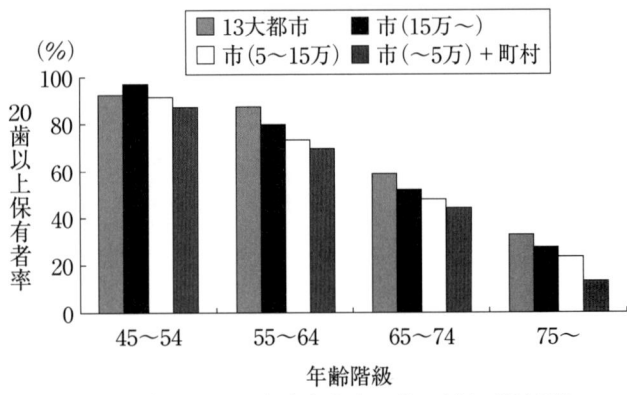

図49　20歯以上の現在歯を有する者の割合（地域別，45歳以上）

24歯以上保有者率（24歯以上の現在歯を有している者の割合）は，55～64歳で60.2％であり，75歳以上の高齢層では性差が認められ，男性の割合が高かった（図50，表Ⅲ-5-1）．地域差も認められ，都市部での割合が高かった（図51，表Ⅲ-5-9）．

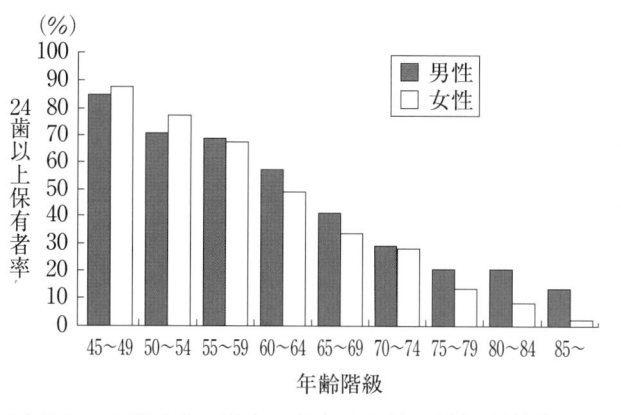

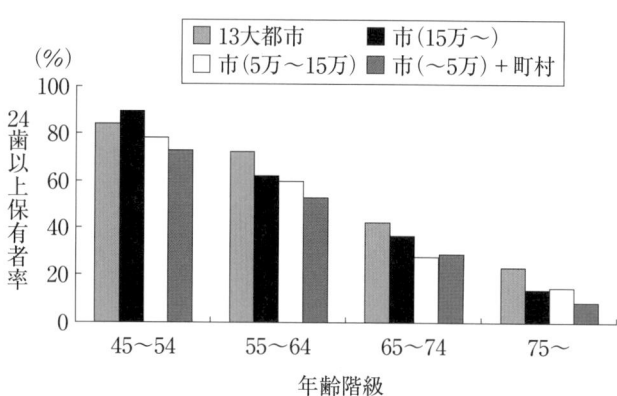

図50 24歯以上の現在歯を有する者の割合（性別，45歳以上）

図51 24歯以上の現在歯を有する者の割合（地域別，45歳以上）

喪失歯保有者率（喪失歯を有している者の割合）は，年齢が上がるにつれて高くなり，高齢者層では100％近くが喪失歯を有していた（図52，表Ⅲ-5-1）．

性差は認められなかった．

地域差については，比較的若い年齢層で人口の少ない地域における喪失歯保有者率の割合が高い傾向が認められた（図53，表Ⅲ-5-1）．

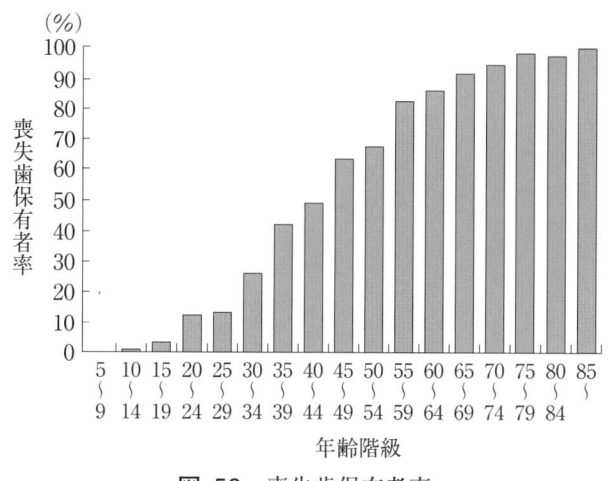

図52 喪失歯保有者率

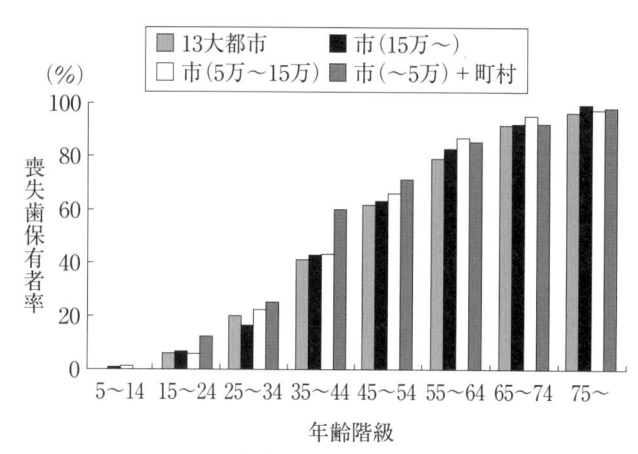

図53 喪失歯保有者率（地域別）

各歯別に現在歯を有する者の割合を年齢階級別にみたところ，全体的に臼歯部の値が低かった．これを上下顎別にみると，上顎よりも下顎において歯種による違いが明瞭に示され，下顎大臼歯部は比較的若い年齢層の値が他歯に比べて低かった（図54，表Ⅲ-6）.

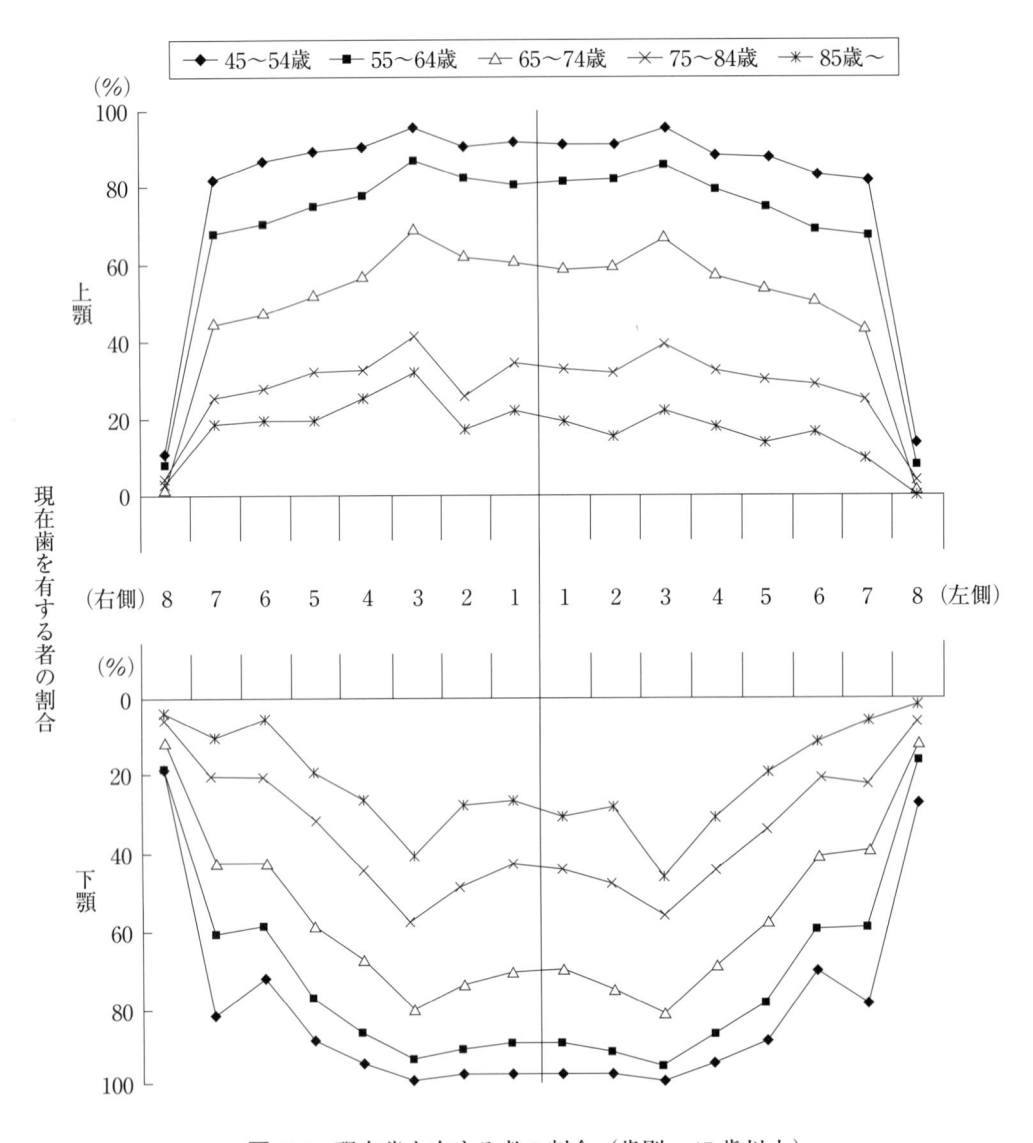

図54　現在歯を有する者の割合（歯別，45歳以上）

4．補綴の状況

　各種補綴物（ブリッジ架工義歯，PD＝部分床義歯，FD＝総義歯）使用者の割合を上下顎別にみると，高年齢で歯の喪失が進むにつれて，ブリッジ（下顎→上顎）→PD→FD（上顎→下顎）と大きな補綴物の使用者が多くなる傾向が認められた（図55，表Ⅳ-1-1，表Ⅲ-5-2）．

　補綴の実施状況をみると，高齢者では歯の喪失が多く，補綴完了者の割合が高かった（図56）．また，補綴が完全に実施されていない割合（未処置，一部完了）も比較的高かった（表Ⅳ-2-1，表Ⅲ-5-2）．

　補綴状況の性差（表Ⅳ-2-1）と地域差（表Ⅳ-2-4）は認められなかった．

　補綴完了者の割合の推移をみると，横ばい傾向が続いていたが，前回調査（1999年）に比べると若干低くなっていた（図57，表Ⅳ-2-2，表Ⅳ-2-3）．

　歯単位で記録されている喪失歯の補綴状況について一人あたりの平均値を算出すると，大半の歯には何らかの補綴が行われており，補綴が行われていない歯の割合は少なかった（図58，表Ⅳ-3-2）．図56では補綴が完全に行われていない人の割合が比較的高いことが示されたが，図58より，その多くが一部の歯に補綴が行われていない場合であることがわかる．

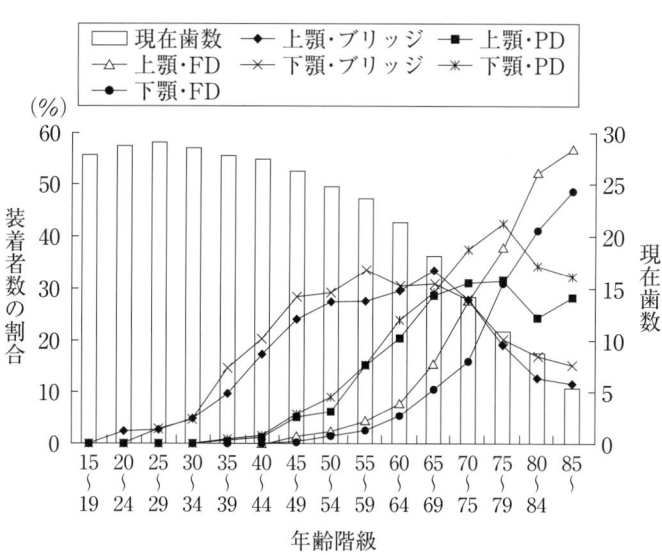

図55　義歯の使用状況と一人平均現在歯数（15歳以上）

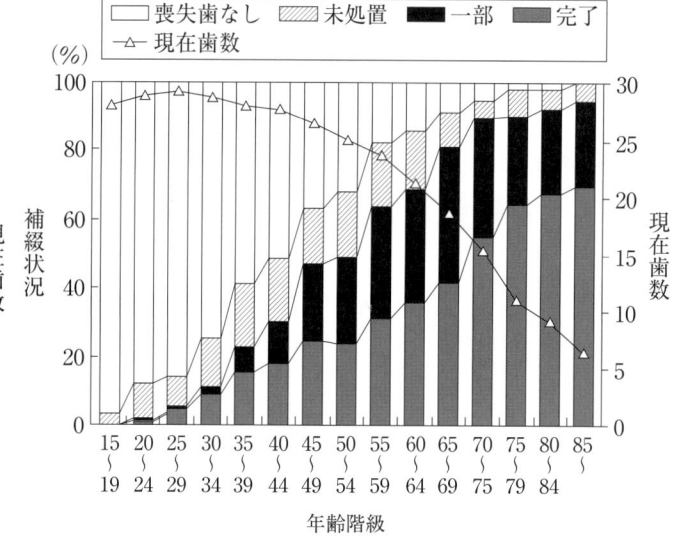

図56　補綴状況と一人平均現在歯数（15歳以上）

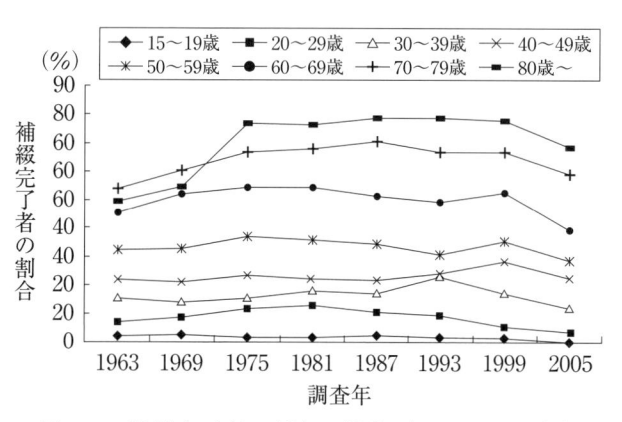

図57　補綴完了者の割合の推移（1963～2005年）

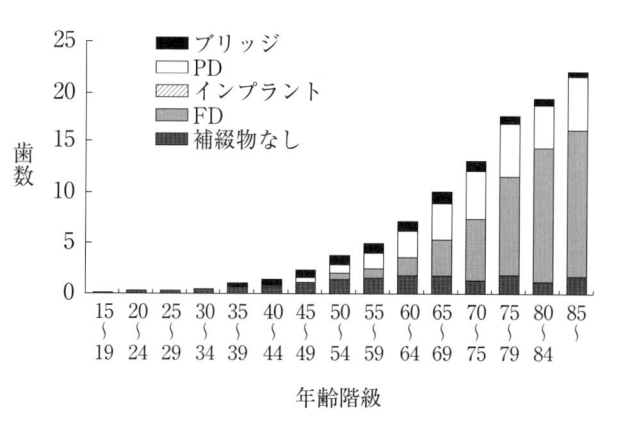

図58　歯単位でみた補綴の状況

5．歯周疾患

CPI 個人最大コードの分布を，コード X（診査対象歯なし）を含めた場合（図 59）と除いた場合（図 60）に分けて年齢階級別に示した（表V-1-1）．所見なし（コード 0）の割合は年齢が高いほど少なかった．歯周ポケット保有者（コード 3・4）の割合は，コード X を含めた場合（図 59）では 60 歳代まで年齢とともに高くなり，その上の年齢層では低くなった．しかし，コード X を除いた場合（図 60）では，年齢とともに高くなる傾向が認められた．35～44 歳および 45～54 歳における歯周ポケット保有者の割合は，それぞれ 26.5％，42.2％であった（図 59：コード X を含めた場合）．

CPI 各コード（コード X を含む）の平均分画数を図 61 に，コード X を除いた場合の各コードの割合を図 62 に示す（表V-2-1）．全体的な傾向は個人最大コードと類似しており，歯周ポケット（コード 3・4）の分画数の割合は年齢とともに高くなる傾向が認められた（図 62）．

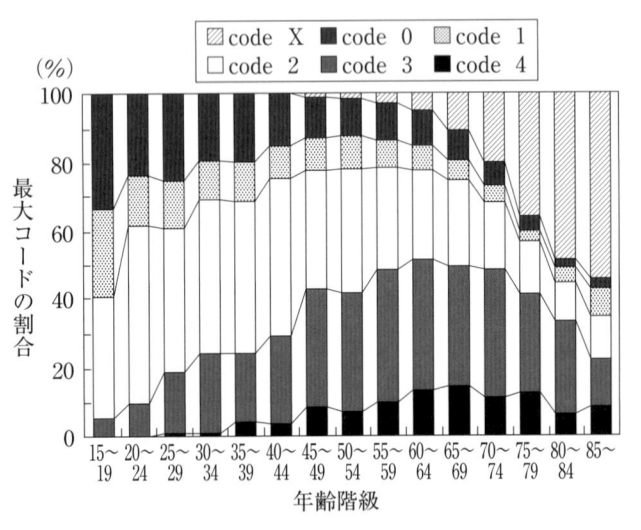

図 59 CPI 個人最大コードの分布（コード X 含む，15 歳以上）

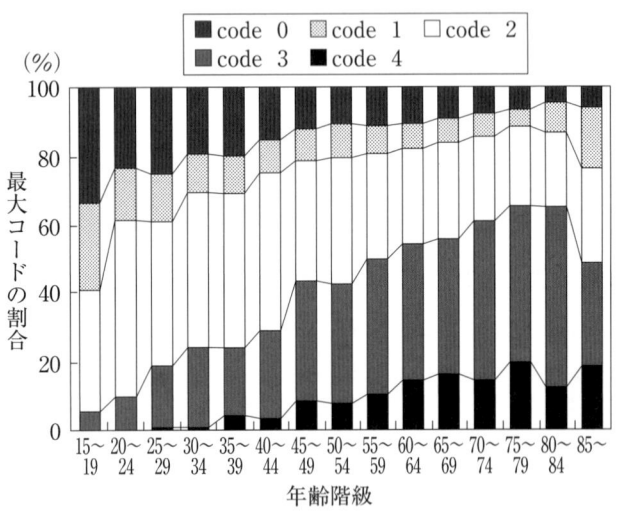

図 60 CPI 個人最大コードの分布（コード X 除外，15 歳以上）

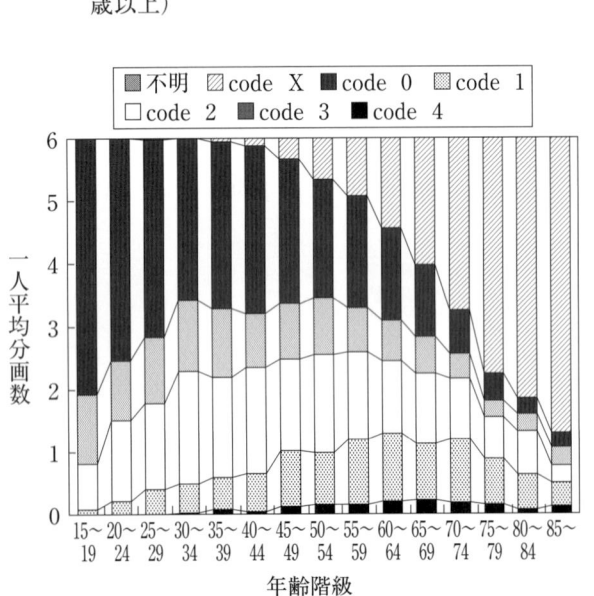

図 61 CPI：各コードの一人平均分画数（コード X 含む，15 歳以上）

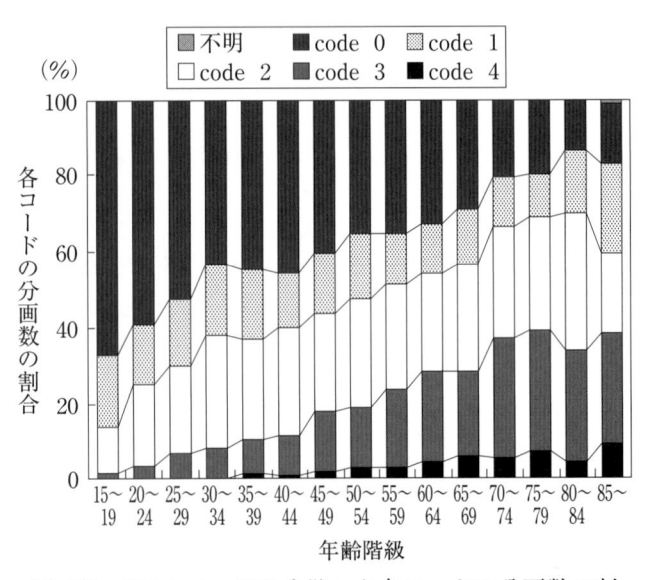

図 62 CPI：コード X を除いた各コードの分画数の割合（15 歳以上）

歯周ポケット保有者の割合（分母からコードXを除外して算出）の性差をみたところ，ほとんどの年齢階級で男性のほうが女性よりも高かった（図63，表V-1-1）．また，所見のない者（コード0）の割合は女性のほうが高く，歯周疾患の状況に関する性差は比較的顕著であった（表V-1-1）．

歯周ポケット（コード3・4）の平均分画数も，歯周ポケット保有者の割合と同様，性差が認められ，全般的に男性の分画数が多かった（図64，表V-2-1）．

歯周ポケット保有者の割合（分母からコードXを除外して算出）の地域差は，中壮年層（35～54歳）で認められ，人口の少ない地域で歯周の値が高い傾向が認められた（図65，表V-1-2，表V-1-2a）．歯周ポケット（コード3・4）の平均分画数の地域差は認められなかった（表V-2-2）．

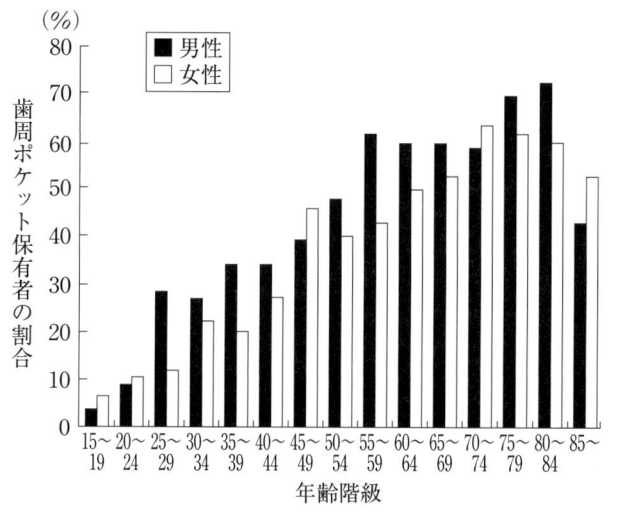

図63 歯周ポケット（CPIコード3・4）保有者の割合（性別，分母からコードXを除外して算出，15歳以上）

図64 歯周ポケット（CPIコード3・4）の平均分画数（性別，15歳以上）

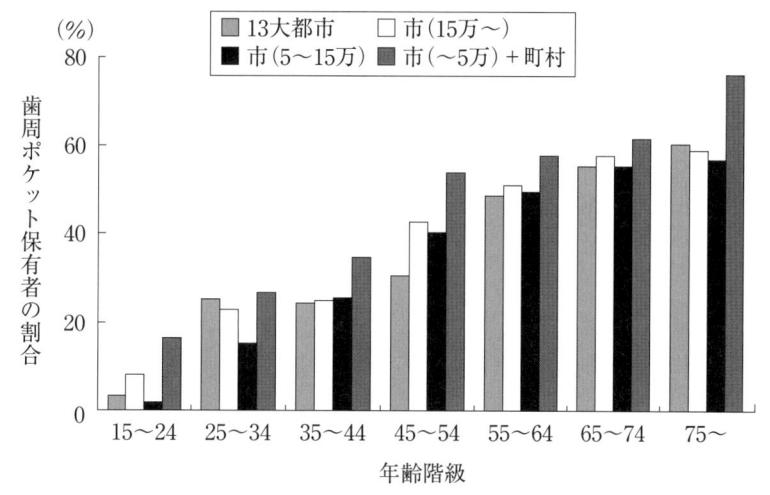

図65 歯周ポケット（CPIコード3・4）保有者の割合（性別，分母からコードXを除外して算出，15歳以上）

6．歯列・咬合の状況（12〜20歳）

歯列・咬合の状況は 12〜20 歳について診査を行った．

叢生は 39.8％に認められ，上顎のみ・下顎のみ・上下顎両方の内訳をみると，それぞれ 13％であった（図 66，表Ⅵ-1-1）．前回調査（1999 年）と比較すると，今回調査のほうが叢生の所見を示した割合が低かった（図 67，表Ⅵ-1-2）．性差（表Ⅵ-1-1）および地域差（表Ⅵ-1-3）は認められなかった．

空隙は 11.8％に認められ，上顎のみ・下顎のみ・上下顎両方の内訳をみると，それぞれ 5.7％，2.4％，3.7％であった（図 66，表Ⅵ-2-1）．前回調査（1999 年）と比較すると，今回調査のほうが空隙の所見を示した割合がやや低かった（図 67，表Ⅵ-2-2）．性差（表Ⅵ-2-1）および地域差（表Ⅵ-2-3）は認められなかった．

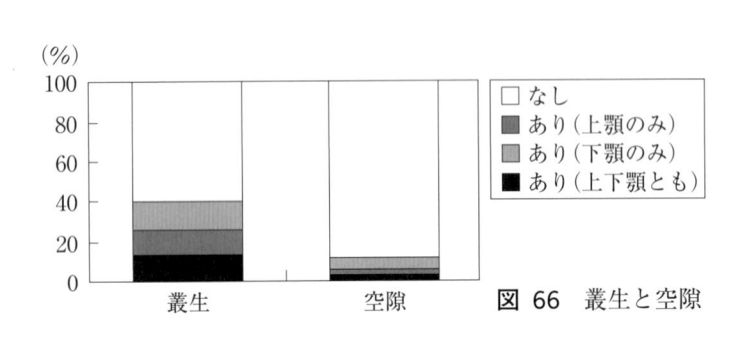

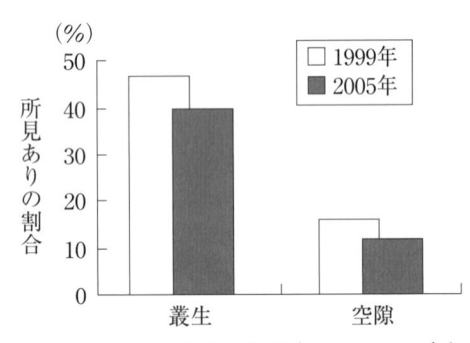

図 66　叢生と空隙

図 67　叢生と空隙の推移（1999〜2005 年）

オーバージェットは，1〜3 mm が最多（55.3％）で，以下 4〜5 mm（23.8％），6 mm 以上（13.1％），0 mm（6.1％）の順で，マイナスの値を示した対象者は 1.6％であった（図 68，表Ⅵ-3-1）．前回調査（1999 年）と比較したところ，6 mm 以上の割合がやや増加した（図 69，表Ⅵ-3-2）．性差（表Ⅵ-3-1）および地域差（表Ⅵ-3-3）は認められなかった．

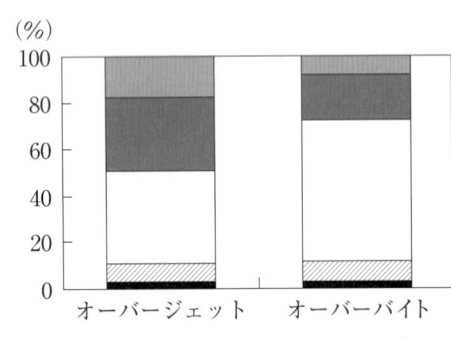

図 68　オーバージェット，オーバーバイト

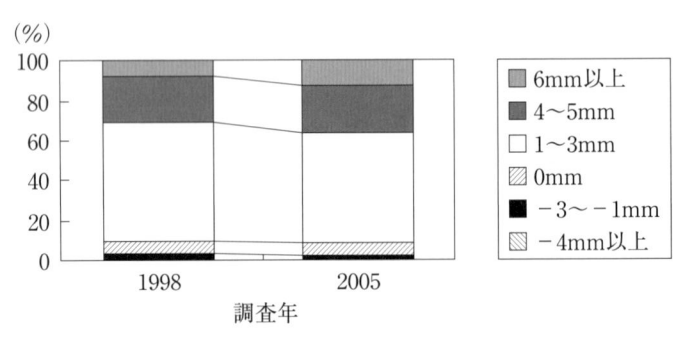

図 69　オーバージェットの推移（1999〜2005 年）

オーバーバイトは，1〜3 mm が最多（60.5％）で，以下 4〜5 mm（19.8％），0 mm（9.1％），6 mm 以上（8.2％）の順で，マイナスの値を示した対象者は 2.5％であった（図 68，表Ⅵ-4-1）．前回調査（1999 年）と比較したところ，ほとんど変化はなかった（図 70，表Ⅵ-4-2）．性差（表Ⅵ-4-1）および地域差（表Ⅵ-4-3）は認められなかった．

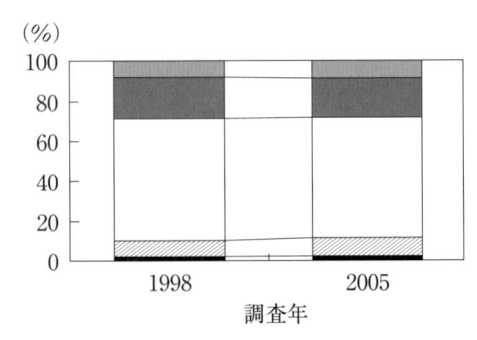

図 70　オーバーバイトの推移（1999〜2005 年）

7．フッ化物の塗布状況（14歳以下）

フッ化物歯面塗布を受けた経験がある小児の割合は全体（1～14歳）の59.2％で（表Ⅶ-1），経年的に増加傾向が続いていることが示された（図71，表Ⅶ-2，表Ⅶ-2a）．フッ化物塗布を受けた場所の内訳をみると，市町村保健センター等が19.2％，その他の医療機関が40.0％であった（表Ⅶ-1）．フッ化物塗布を受けた経験のある小児は，5～6歳児まで年齢とともに高くなる傾向にあったが，それ以上の年齢ではほぼ同程度であった（図72，表Ⅶ-1）．

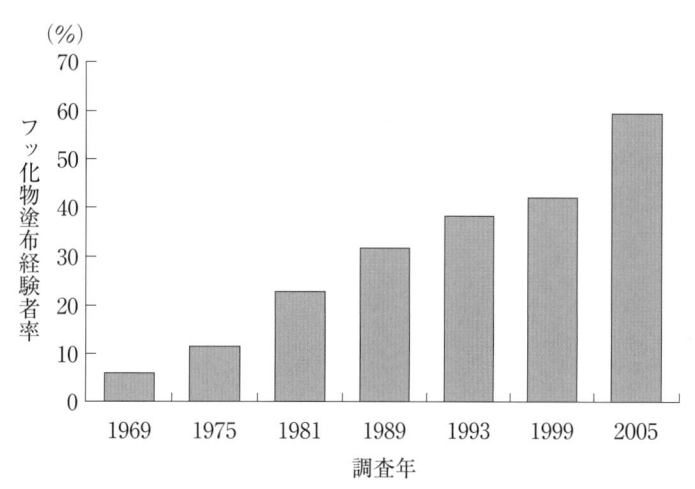

性差（表Ⅶ-1）と地域差（表Ⅶ-3）は認められなかった．

図71　フッ化物塗布経験者率の推移（1969～2005年，1～14歳）

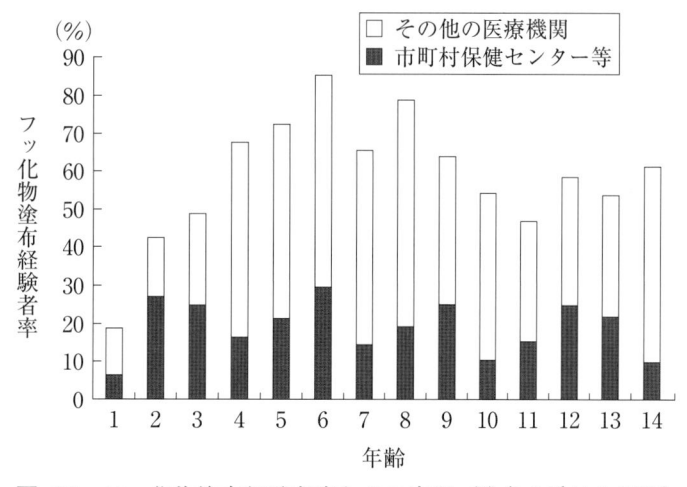

図72　フッ化物塗布経験者率とその内訳（塗布を受けた場所）

8．歯ブラシの使用状況

　毎日（1日1回以上）歯をみがいている者の割合は96.2％で，回数別に内訳をみると，1回が25.7％，2回が49.4％，3回以上が21.1％であった（表Ⅷ-1）．年齢階級別にみると，低年齢児と高齢者では歯みがき回数が少ない人の割合がやや高い傾向が認められた（図73，表Ⅷ-1）．

　経年推移をみると，歯みがき実施の改善傾向は続いてることが示された（図74，75，表Ⅷ-2，表Ⅷ-2a）．

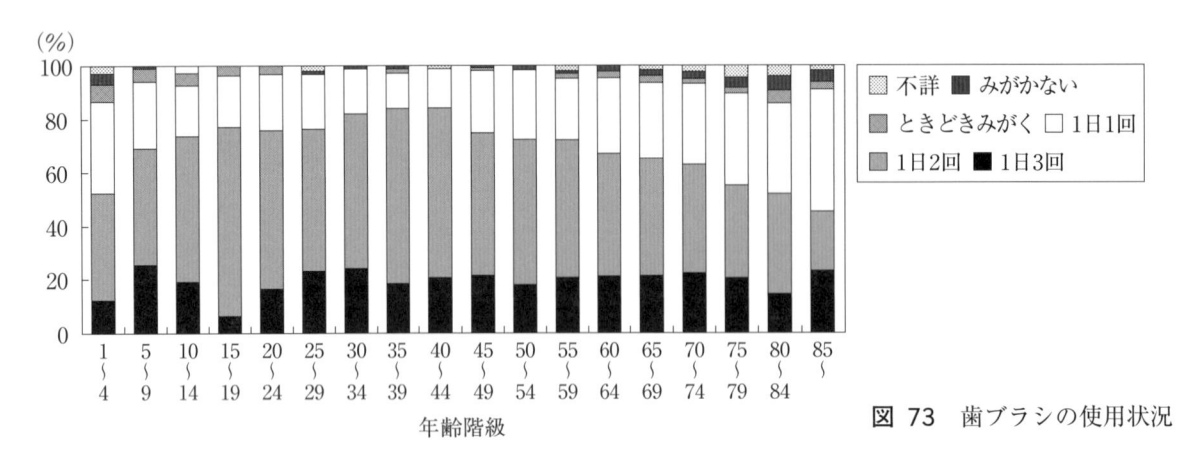

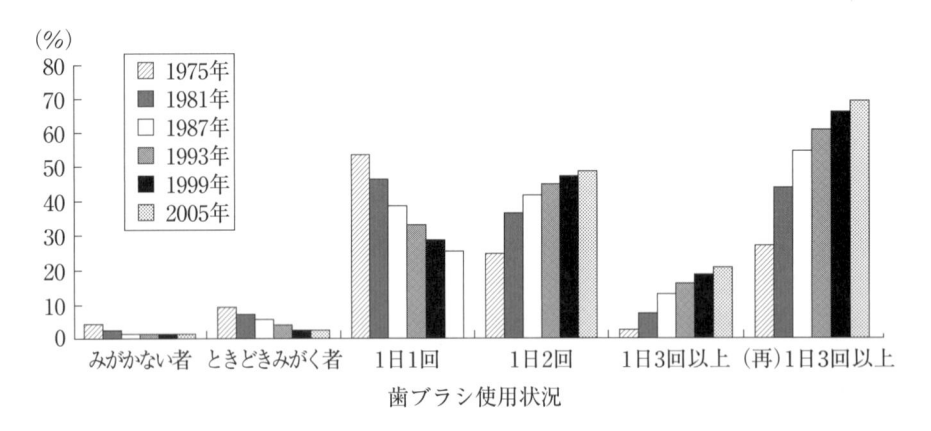

図 73　歯ブラシの使用状況

図 74　歯ブラシ使用状況の推移（全体：1歳以上）

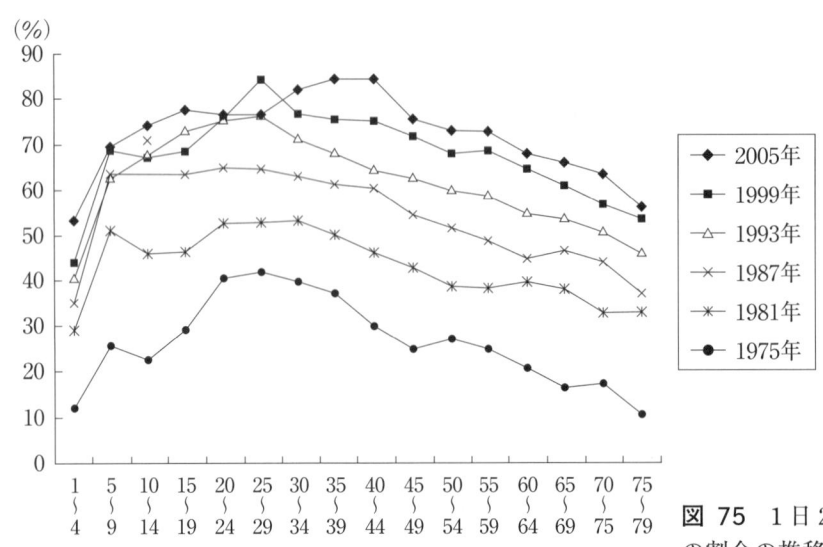

図 75　1日2回以上みがく者の割合の推移（1975～2005年）

— 38 —

1日2回以上みがく者の割合について年齢階級別に性差をみたところ，10歳代前半と80歳以上の年齢層以外で女性の割合が高かった（図76，表Ⅷ-1）．また，地域差をみたところ，とくに高齢者層で都市部で1日2回以上みがく者の割合が高い傾向にあることが認められた（図77，表Ⅷ-3，表Ⅷ-3a）．

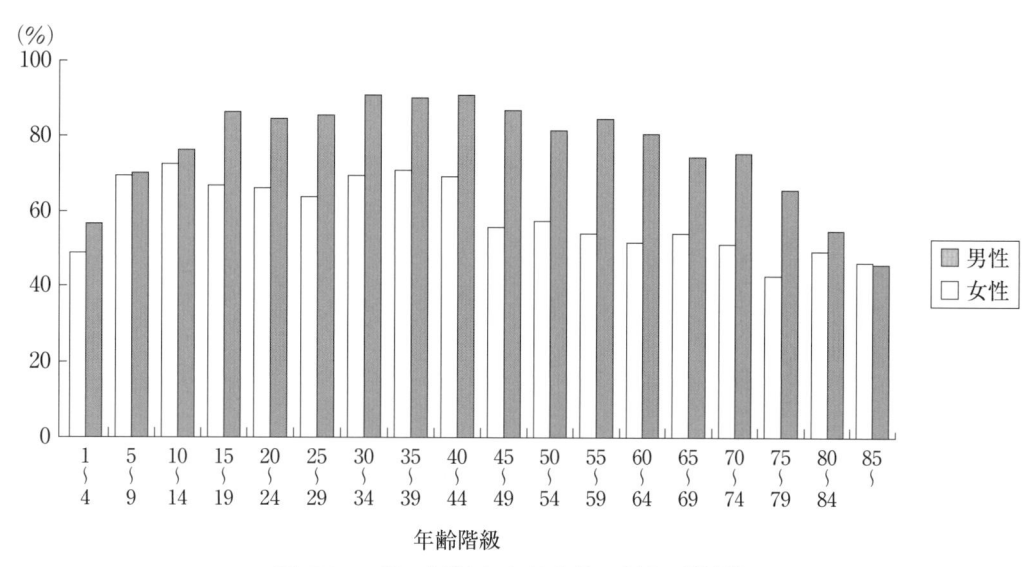

図76　1日2回以上みがく者の割合（性別）

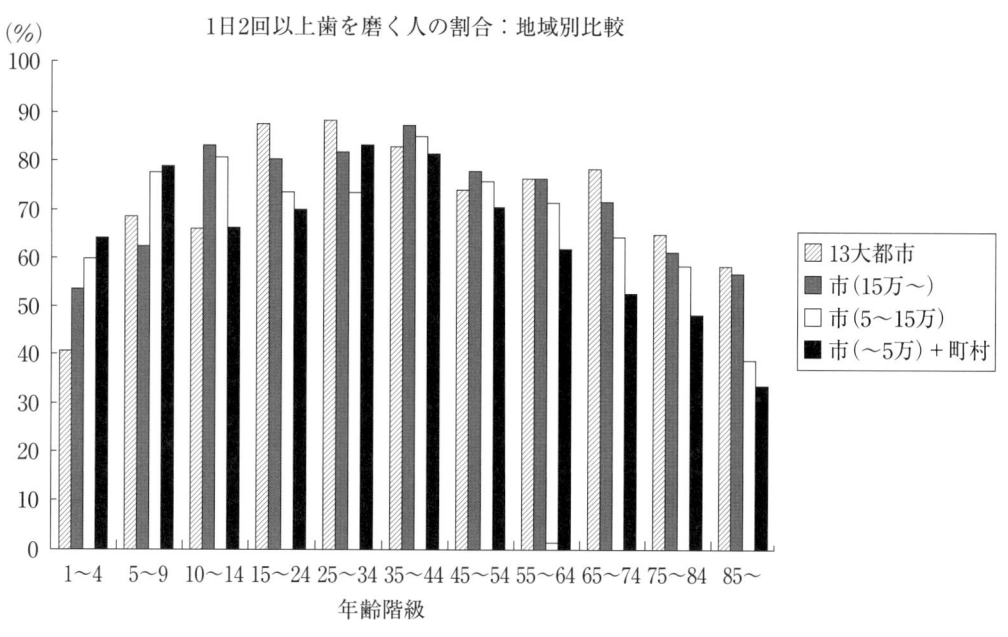

図77　1日2回以上，歯を磨く者の割合（地域別）

9．顎関節の異常（15歳以上）

「口を大きく開け閉めした時，あごの音がしますか」という問に「はい」と回答した者の割合は17.6%であった（表Ⅸ-1）．この割合を性・年齢階級別に比較したところ，年齢が高くなるにつれて割合が低く，また女性の割合が男性に比べて高かった（図78，表Ⅸ-1）．地域差は認められなかった（表Ⅸ-2）．

「口を大きく開け閉めした時，あごの痛みがありますか」という問に「はい」と回答した者の割合は3.5%であった（表Ⅸ-1）．この割合を性・年齢階級別に比較したところ，高年齢層では割合が概ね低く，女性の割合が男性に比べて高かった（図79，表Ⅸ-1）．地域差は認められなかった（表Ⅸ-3）．

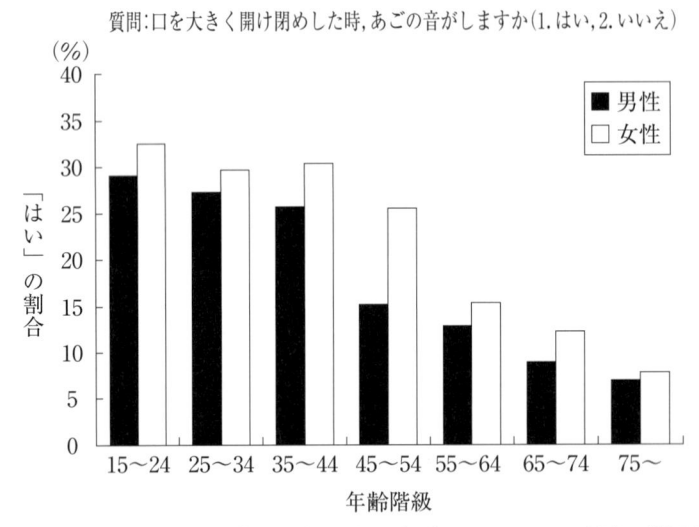

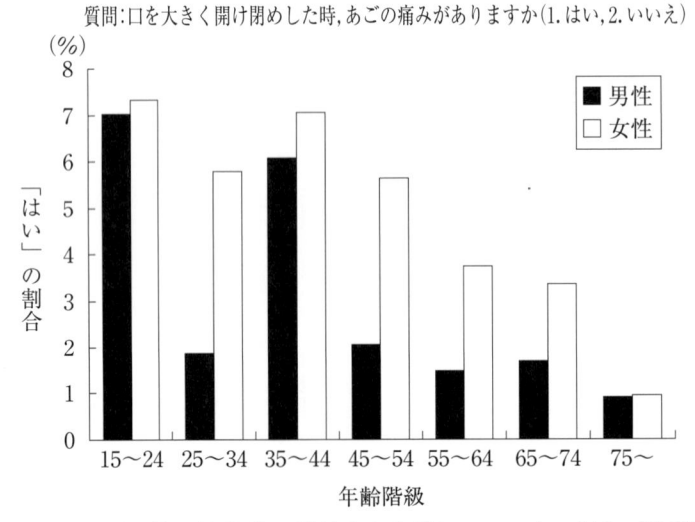

図78　顎関節の異常 ①：関節雑音を自覚している人の割合（性別）

図79　顎関節の異常 ②：関節痛を自覚している人の割合（性別）

なお，本書に示した主な数値等（○○者率，○○平均○○歯数，と記されているもの）は，以下の方法により算出した．

1．無歯顎者率

$$無歯顎者率（\%）= \frac{無歯顎（永久歯の現在歯数が1歯もない）者の数}{被調査者数（5歳以上）} \times 100$$

2．喪失歯保有者率

$$喪失歯保有者率（\%）= \frac{喪失歯を有する者の数}{被調査者数（5歳以上）} \times 100$$

3．20歯以上保有者率

$$20歯以上保有者率（\%）= \frac{永久歯の現在歯数が20歯以上の者の数}{被調査者数（5歳以上）} \times 100$$

4．24歯以上保有者率

$$24歯以上保有者率（\%）= \frac{永久歯の現在歯数が24歯以上の者の数}{被調査者数（5歳以上）} \times 100$$

5．一人平均喪失歯数

$$一人平均喪失歯数（歯）= \frac{永久歯の喪失歯の総数}{被調査者数（5歳以上）}$$

6．一人平均現在歯数
1）乳歯

$$一人平均現在歯数（歯）= \frac{乳歯の健全歯・未処置歯・処置歯の総数}{被調査者数（1〜14歳）}$$

2）永久歯

$$一人平均現在歯数（歯）= \frac{永久歯の健全歯・未処置歯・処置歯の総数}{被調査者数（5歳以上）}$$

7．う蝕有病者率
1）乳歯

$$う蝕有病者率（\%）= \frac{乳歯に未処置歯・処置歯のいずれかを有する者の数}{被調査者数（1〜14歳）} \times 100$$

2）乳歯＋永久歯

$$う蝕有病者率（\%） = \frac{未処置歯・処置歯・喪失歯（永久歯のみ）の いずれかを有する者の数}{被調査者数（5〜14歳）} \times 100$$

3）永久歯

$$う蝕有病者率（\%） = \frac{永久歯に未処置歯・処置歯・喪失歯の いずれかを有する者の数}{被調査者数（5歳以上）} \times 100$$

8．一人平均う蝕経験歯数（dft, DMFT）

1）乳歯（dft, dft−index, dft 指数）

$$dft（歯） = \frac{乳歯の未処置歯・処置歯の総数}{被調査者数（1〜14歳）}$$

2）永久歯（DMFT, DMFT−index, DMFT 指数）

$$DMFT（歯） = \frac{永久歯の未処置歯・処置歯・喪失歯の総数}{被調査者数（5歳以上）}$$

9．df 歯率，DMF 歯率

1）乳歯

$$df 歯率（\%） = \frac{乳歯の未処置歯・処置歯の総数}{乳歯の現在歯数の総数} \times 100$$

2）永久歯

$$DMF 歯率（\%） = \frac{永久歯の未処置歯・処置歯・喪失歯の総数}{永久歯の現在歯数の総数} \times 100$$

10．未処置歯保有者率

1）乳歯

$$未処置歯保有者率（\%） = \frac{乳歯の未処置歯を有する者の数}{被調査者数（1〜14歳）} \times 100$$

2）乳歯＋永久歯

$$未処置歯保有者率（\%） = \frac{未処置歯を有する者の数}{被調査者数（5〜14歳）} \times 100$$

3）永久歯

$$未処置歯保有者率（\%） = \frac{永久歯の未処置歯を有する者の数}{被調査者数（5歳以上）} \times 100$$

11. シーラント保有者率

1) 乳歯

$$シーラント保有者率（\%） = \frac{乳歯の予防塡塞歯（健全歯t）を有する者の数}{被調査者数（1～14歳）} \times 100$$

2) 永久歯

$$シーラント保有者率（\%） = \frac{永久歯の予防塡塞歯（健全歯t）を有する者の数}{被調査者数（5歳以上）} \times 100$$

12. CPI個人最大コードについて

・各被調査者における6分画のCPIコードのうち，コードX（CPIの対象歯なし）以外で最も大きな数値を，その被調査者の個人最大コードとした．ただし，6分画のコードがすべてXの場合の個人最大コードはXとした．

・通常，個人最大コードの分布を示す場合，個人最大コードがXの被調査者を除いた値を算出する（図60）[1]．しかしながら，高齢者には歯を有しない被調査者が多数いるので，個人最大コードがXの被調査者を含めた場合の分布（図59）も示した．

・なお，歯周ポケット保有者の割合は，個人最大コードが3または4である被調査者の割合を指す（図63，64）．

13. CPI各コードの一人平均分画数

$$CPI各コードの一人平均分画数 = \frac{CPI各コードの総数}{被調査者数（5歳以上）}$$

・CPI各コードの平均分画数は，通常，分子にコードXを含めて算出する（図61）[1]．しかしながら，前述したように，高齢者には歯を有しない被調査者が多いので，コードXを分子から除いてCPI各コードの分画数の割合も示した（図62）．

〈参考〉

1) Periodontal Country Profile-An Overview of CPITN data in the WHO Global Data Bank-(http://www.dent.niigata-u.ac.jp/prevent/perio/contents.html)

統 計 表

STATISTICAL TABLES

統計表

STATISTICAL TABLES

表 0 - 1　被調査者数，性・年齢階級別
Table 0 - 1　Number of subjects, by sex and age group

年齢階級 Age group	総数 Total	男 Male	女 Female
総数 Total	4,606	1,926	2,680
1～ 4	165	82	83
5～ 9	247	117	130
10～14	208	116	92
15～19	119	54	65
20～24	105	47	58
25～29	174	71	103
30～34	239	97	142
35～39	197	58	139
40～44	247	74	173
45～49	259	95	164
50～54	297	105	192
55～59	407	158	249
60～64	434	192	242
65～69	496	208	288
70～74	448	221	227
75～79	321	138	183
80～84	171	67	104
85～	72	26	46
(再掲) (Repetition)			
乳歯 (1～14歳) Primary teeth (aged 1-14 years)	620	315	305
乳歯＋永久歯 (5～14歳) Primary and permanent teeth (aged 5-14 years)	455	233	222
永久歯 (5歳～) Permanent teeth (aged 5 years and over)	4,441	1,844	2,597

分析の区分[注2] Dentition: 乳歯 Primary teeth / 乳歯＋永久歯 Primary teeth + Permanent teeth / 永久歯 Permanent teeth

注1：性または年齢不詳の対象者39名は分析対象から除外した．
注2：咬合は12～20歳を調査対象とした．
Note1：39 subjects were excluded from the analysis due to the unknown sex or age data.
Note2：Subjects for occlusion are 12-20 years olds.

表 0 - 1 a 被調査者数，性・年齢別

Table 0 - 1 a Number of subjects, by sex and age

年齢 Age	総数 Total	男 Male	女 Female
総数 Total	4,606	1,926	2,680
1	32	25	7
2	45	23	22
3	45	15	30
4	43	19	24
5	43	24	19
6	41	16	25
7	55	23	32
8	47	22	25
9	61	32	29
10	48	29	19
11	47	21	26
12	41	26	15
13	41	22	19
14	31	18	13
15	31	13	18
16	30	13	17
17	25	9	16
18	15	9	6
19	18	10	8
20	26	10	16
21	23	11	12
22	18	13	5
23	18	7	11
24	20	6	14
25	18	7	11
26	31	17	14
27	42	17	25
28	37	11	26
29	46	19	27
30	33	18	15
31	43	14	29
32	55	26	29
33	54	20	34
34	54	19	35
35	29	12	17
36	41	10	31
37	39	14	25
38	53	15	38
39	35	7	28
40	46	17	29
41	63	15	48
42	48	15	33
43	42	10	32
44	48	17	31
45	53	16	37
46	59	26	33
47	45	12	33
48	47	22	25
49	55	19	36

年齢 Age	総数 Total	男 Male	女 Female
50	40	20	20
51	56	16	40
52	54	17	37
53	78	28	50
54	69	24	45
55	70	19	51
56	83	37	46
57	88	33	55
58	94	36	58
59	72	33	39
60	82	41	41
61	76	36	40
62	80	38	42
63	94	34	60
64	102	43	59
65	102	45	57
66	83	29	54
67	100	41	59
68	107	50	57
69	104	43	61
70	102	44	58
71	81	43	38
72	95	50	45
73	84	40	44
74	86	44	42
75	75	34	41
76	76	33	43
77	61	32	29
78	48	19	29
79	61	20	41
80	46	20	26
81	46	19	27
82	34	13	21
83	32	13	19
84	13	2	11
85	14	5	9
86	12	3	9
87	13	8	5
88	10	2	8
89	9	6	3
90	3	-	3
91	5	1	4
92	3	1	2
93	1	-	1
94	1	-	1
95	1	-	1

表 0 − 2 被調査者数の推移（1957〜2005 年），年齢階級別
Table 0 - 2 Trends in number of subjects, by age group, 1957−2005

年齢階級 Age group	昭和32 1957	昭和38 1963	昭和44 1969	昭和50 1975	昭和56 1981	昭和62 1987	平成5 1993	平成11 1999	平成17 2005
総 数 Total	30,504	24,068	20,100	15,816	14,462	12,474	9,827	6,903	4,606
1〜9	7,496	4,505	3,509	3,040	2,588	2,011	1,361	761	412
10〜19	6,341	5,523	3,633	2,328	2,220	1,741	1,200	614	327
20〜29	4,055	2,815	2,549	2,044	1,375	989	701	557	279
30〜39	3,991	3,556	3,103	2,451	2,269	1,840	1,277	807	436
40〜49	3,334	2,800	2,852	2,360	2,106	1,661	1,467	876	506
50〜59	2,665	2,375	2,157	1,608	1,872	1,775	1,468	1,063	704
60〜69	1,752	1,710	1,448	1,250	1,174	1,432	1,372	1,236	930
70〜79	721	668	706	614	699	811	756	807	769
80〜	149	116	143	121	159	214	225	182	243
（再掲）(Repetition)									
乳歯（0〜14歳） Primary teeth (aged 0-14 years)	11,754	8,312	5,857					-	-
乳歯（1〜14歳） Primary teeth (aged 1-14 years)	11,386	8,040	5,542	4,457	3,999	3,081	2,073	1,104	620
乳歯＋永久歯（5〜14歳） Primary and permanent teeth (aged 5-14 years)	8,688	6,254	4,021	3,047	2,983	2,256	1,533	771	455
永久歯（5歳〜） Permanent teeth (aged 5 years and over)	27,812	22,282	18,579	14,406	13,446	11,649	9,287	6,570	4,441

注1：1957〜1969年度の合計人数は，平成11年調査報告書に掲載されている数値（表3の「総数」：14頁）と異なる．これは，この期間中には0歳児も調査対象に含めていたため．

Note 1 : Total number of subjects between 1957 and 1969 is different from that in 1999 (total in table 3 : page 14), since 0 year olds are included in the subjects from 1957 through 1969.

表 0 - 3　被調査者（人数・割合），地域・性・年齢階級別
Table 0 - 3　Number and percentage of subjects, by municipal size, sex and age group

		人　数（人） Number of persons						割　合（％） Percentage					
		総数 Total	13大都市 13 large cities	市（15万人以上） Cities with a population of 150,000 and over	市（5万人以上 15万人未満） Cities with a population of 50,000–149,999	市（5万人未満） Cities with a population of 49,999 and less	町村 Rural cities	総数 Total	13大都市 13 large cities	市（15万人以上） Cities with a population of 150,000 and over	市（5万人以上 15万人未満） Cities with a population of 50,000–149,999	市（5万人未満） Cities with a population of 49,999 and less	町村 Rural cities
総数 Total	総数 Total	4,606	793	1,435	1,260	275	843	100.0	17.2	31.2	27.4	6.0	18.3
	乳歯 (1〜14歳) Primary teeth (1-14 years of age)	620	125	206	174	31	84	100.0	20.2	33.2	28.1	5.0	13.5
	乳歯＋永久歯 (5〜14歳) Primary and permanent teeth (5-14 years of age)	455	85	160	131	16	63	100.0	18.7	35.2	28.8	3.5	13.8
	永久歯 (5歳〜) Permanent teeth (5 years of age and over)	4,441	753	1,389	1,217	260	822	100.0	17.0	31.3	27.4	5.9	18.5
男 Male	総数 Total	1,926	322	588	544	108	364	100.0	16.7	30.5	28.2	5.6	18.9
	乳歯 (1〜14歳) Primary teeth (1-14 years of age)	315	58	107	93	13	44	100.0	18.4	34.0	29.5	4.1	14.0
	乳歯＋永久歯 (5〜14歳) Primary and permanent teeth (5-14 years of age)	233	38	86	69	7	33	100.0	16.3	36.9	29.6	3.0	14.2
	永久歯 (5歳〜) Permanent teeth (5 years of age and over)	1,844	302	567	520	102	353	100.0	16.4	30.7	28.2	5.5	19.1
女 Female	総数 Total	2,680	471	847	716	167	479	100.0	17.6	31.6	26.7	6.2	17.9
	乳歯 (1〜14歳) Primary teeth (1-14 years of age)	305	67	99	81	18	40	100.0	22.0	32.5	26.6	5.9	13.1
	乳歯＋永久歯 (5〜14歳) Primary and permanent teeth (5-14 years of age)	222	47	74	62	9	30	100.0	21.2	33.3	27.9	4.1	13.5
	永久歯 (5歳〜) Permanent teeth (5 years of age and over)	2,597	451	822	697	158	469	100.0	17.4	31.7	26.8	6.1	18.1

Note：Number of cities, towns and villages （As of April 1, 1999）：671 cities, 1,990 towns, 568 villages
　　　 Number of cities, towns and villages （As of October 1, 2005）：750 cities, 1,178 towns, 288 villages

【参考】市町村数（平成11年4月1日現在）：671市，1,990町，568村
　　　　市町村数（平成17年10月1日現在）：750市，1,178町，288村

表 I－1－1　う歯の有無とその処置状況（人数・割合），性・年齢別（1～14歳・乳歯）
Table I-1-1　Dental caries status in primary teeth among persons aged 1-14 years, by sex and age

		人　数（人) Number of persons						割　合（％） Percentage					
			う歯のない者	う歯のある者[注1] Persons with dental caries					う歯のない者	総　数 (う蝕有病者率)	う歯のある者 Persons with dental caries			(再掲) (Repetition)
年　齢 Age		総　数 Total	Persons without dental caries	総数 Total	処置完了の者 Completely treated	処置歯・未処置 歯を併有する者 Partially treated	未処置の者 Untreated	総　数 Total	Persons without dental caries	Total (Prevalence of dental caries)	処置完了の者 Completely treated	処置歯・未処置 歯を併有する者 Partially treated	未処置の者 Untreated	未処置歯 保有者率 Prevalence of untreated tooth decay
総　数 Total		620	362	258	110	90	58	100.0	58.4	41.6	17.7	14.5	9.4	23.9
	1	32	31	1	-	-	1	100.0	96.9	3.1	-	-	3.1	3.1
	2	45	37	8	1	-	7	100.0	82.2	17.8	2.2	-	15.6	15.6
	3	45	34	11	4	2	5	100.0	75.6	24.4	8.9	4.4	11.1	15.6
	4	43	24	19	5	6	8	100.0	55.8	44.2	11.6	14.0	18.6	32.6
総　数 Total	5	43	17	26	7	7	12	100.0	39.5	60.5	16.3	16.3	27.9	44.2
	6	41	15	26	7	13	6	100.0	36.6	63.4	17.1	31.7	14.6	46.3
	7	55	18	37	14	21	2	100.0	32.7	67.3	25.5	38.2	3.6	41.8
	8	47	18	29	16	10	3	100.0	38.3	61.7	34.0	21.3	6.4	27.7
	9	61	17	44	23	17	4	100.0	27.9	72.1	37.7	27.9	6.6	34.4
	10	48	18	30	21	7	2	100.0	37.5	62.5	43.8	14.6	4.2	18.8
	11	47	29	18	10	3	5	100.0	61.7	38.3	21.3	6.4	10.6	17.0
	12	41	34	7	2	3	2	100.0	82.9	17.1	4.9	7.3	4.9	12.2
	13	41	40	1	-	-	1	100.0	97.6	2.4	-	-	2.4	2.4
	14	31	30	1	-	1	-	100.0	96.8	3.2	-	3.2	-	3.2
総　数 Total		315	184	131	52	49	30	100.0	58.4	41.6	16.5	15.6	9.5	25.1
男 Male	1	25	24	1	-	-	1	100.0	96.0	4.0	-	-	4.0	4.0
	2	23	21	2	-	-	2	100.0	91.3	8.7	-	-	8.7	8.7
	3	15	12	3	1	-	2	100.0	80.0	20.0	6.7	-	13.3	13.3
	4	19	11	8	3	3	2	100.0	57.9	42.1	15.8	15.8	10.5	26.3
	5	24	8	16	4	5	7	100.0	33.3	66.7	16.7	20.8	29.2	50.0
	6	16	8	8	1	4	3	100.0	50.0	50.0	6.3	25.0	18.8	43.8
	7	23	4	19	6	12	1	100.0	17.4	82.6	26.1	52.2	4.3	56.5
	8	22	5	17	9	6	2	100.0	22.7	77.3	40.9	27.3	9.1	36.4
	9	32	7	25	10	12	3	100.0	21.9	78.1	31.3	37.5	9.4	46.9
	10	29	9	20	14	4	2	100.0	31.0	69.0	48.3	13.8	6.9	20.7
	11	21	15	6	2	2	2	100.0	71.4	28.6	9.5	9.5	9.5	19.0
	12	26	22	4	2	-	2	100.0	84.6	15.4	7.7	-	7.7	7.7
	13	22	21	1	-	-	1	100.0	95.5	4.5	-	-	4.5	4.5
	14	18	17	1	-	1	-	100.0	94.4	5.6	-	5.6	-	5.6

注1：「う歯のある者」とは、未処置歯、処置歯のいずれかを1本以上有する者である。
Note 1 : Persons with dental caries mean those who have at least one untreated or treated tooth.

表 I-1-1 （つづき）

年齢 Age	人数（人） Number of persons						割合（%） Percentage					（再掲） (Repetition) 未処置歯 保有者率 Prevalence of untreated tooth decay
	総数 Total	う歯のない者 Persons without dental caries	う歯のある者[注1] Persons with dental caries				総数 Total	う歯のない者 Persons without dental caries	総数 （う蝕有病者率） Total (Prevalence of dental caries)	う歯のある者 Persons with dental caries			
			総数 Total	処置完了の者 Completely treated	処置歯・未処置歯を併有する者 Partially treated	未処置の者 Untreated				処置完了の者 Completely treated	処置歯・未処置歯を併有する者 Partially treated	未処置の者 Untreated	
総数 Total	305	178	127	58	41	28	100.0	58.4	41.6	19.0	13.4	9.2	22.6
1	7	7	-	-	-	-	100.0	100.0	-	-	-	-	-
2	22	16	6	1	-	5	100.0	72.7	27.3	4.5	-	22.7	22.7
3	30	22	8	-	2	3	100.0	73.3	26.7	10.0	6.7	10.0	16.7
4	24	13	11	2	3	6	100.0	54.2	45.8	8.3	12.5	25.0	37.5
5	19	9	10	3	2	5	100.0	47.4	52.6	15.8	10.5	26.3	36.8
6	25	7	18	6	9	3	100.0	28.0	72.0	24.0	36.0	12.0	48.0
7	32	14	18	8	9	1	100.0	43.8	56.3	25.0	28.1	3.1	31.3
8	25	13	12	7	4	1	100.0	52.0	48.0	28.0	16.0	4.0	20.0
9	29	10	19	13	5	1	100.0	34.5	65.5	44.8	17.2	3.4	20.7
女 Female 10	19	9	10	7	3	-	100.0	47.4	52.6	36.8	15.8	-	15.8
11	26	14	12	8	1	3	100.0	53.8	46.2	30.8	3.8	11.5	15.4
12	15	12	3	-	3	-	100.0	80.0	20.0	-	20.0	-	20.0
13	19	19	-	-	-	-	100.0	100.0	-	-	-	-	-
14	13	13	-	-	-	-	100.0	100.0	-	-	-	-	-

注1：「う歯のある者」とは、未処置歯、処置歯のいずれかを1本以上有する者である。
Note 1：Persons with dental caries mean those who have at least one untreated or treated tooth.

表Ⅰ-1-2 う蝕有病者率・未処置歯保有者率の推移（1957～2005 年），年齢別 （1～14 歳・乳歯）

Table Ⅰ-1-2 Trends in prevalence of dental caries and untreated tooth decay in primary teeth among persons aged 1-14 years, by age, 1957-2005

	年齢 Age	昭和32 1957	昭和38 1963	昭和44 1969	昭和50 1975	昭和56 1981	昭和62 1987	平成5 1993	平成11 1999	平成17 2005
う蝕有病者率 Prevalence of dental caries (%)	1	16.9	14.0	12.3	10.4	7.7	7.8	8.3	1.2	3.1
	2	57.8	62.3	47.4	49.3	33.5	34.0	32.8	21.5	17.8
	3	81.8	86.8	87.3	82.1	69.5	66.7	59.7	36.4	24.4
	4	92.1	94.5	94.2	91.1	78.1	83.4	67.8	41.5	44.2
	5	94.5	95.1	96.8	94.3	92.5	89.9	77.0	64.0	60.5
	6	95.0	97.0	97.7	97.3	92.1	90.5	88.4	78.0	63.4
	7	95.5	98.2	97.9	97.2	95.7	93.9	90.5	78.0	67.3
	8	94.9	94.9	95.8	96.0	93.6	94.4	91.1	85.9	61.7
	9	86.9	86.3	88.9	87.0	85.1	87.1	91.5	79.8	72.1
	10	71.2	67.0	64.2	64.2	63.7	69.8	66.9	60.7	62.5
	11	49.3	41.5	40.3	31.1	37.7	42.0	47.1	41.3	38.3
	12	22.2	18.1	17.8	14.2	15.3	20.3	20.3	12.5	17.1
	13	10.5	5.3	7.5	7.0	3.1	7.6	7.1	9.2	2.4
	14	2.7	3.9	3.9	4.0	2.2	3.8	3.0	1.4	3.2
未処置歯保有者率 Prevalence of untreated tooth decay (%)	1	16.9	14.0	12.3	10.4	7.7	7.8	7.4	1.2	3.1
	2	57.8	62.3	46.8	48.6	32.7	33.0	31.9	21.5	15.6
	3	81.7	86.7	86.8	80.4	66.3	61.1	54.6	27.3	15.6
	4	92.1	93.7	92.2	88.1	72.6	78.6	57.5	30.5	32.6
	5	94.3	93.2	94.9	87.9	82.9	79.8	63.0	48.8	44.2
	6	94.8	96.0	94.8	92.4	83.1	72.8	69.2	56.0	46.3
	7	95.4	96.9	95.9	94.5	81.2	70.8	62.4	39.0	41.8
	8	94.8	94.2	94.1	89.5	77.7	68.2	61.2	41.2	27.7
	9	86.4	84.5	86.5	79.4	68.9	55.0	51.2	36.9	34.4
	10	70.9	66.4	60.5	55.8	48.6	41.8	31.9	26.2	18.8
	11	48.7	41.0	37.6	27.1	29.5	22.7	19.0	16.3	17.0
	12	22.0	18.0	16.5	12.1	12.0	10.9	11.2	4.7	12.2
	13	10.2	5.2	7.1	5.7	2.3	3.8	3.2	1.5	2.4
	14	2.7	3.8	3.9	3.6	2.3	3.8	1.5	1.4	3.2

表 I-2-1　健全歯・未処置歯（d歯）・処置歯（f歯）・df歯数の一人平均値およびその割合，性・年齢別（1～14歳・乳歯）
Table I-2-1　Mean number and percentage of sound, decayed, filled and decayed and filled primary teeth (dft) among persons aged 1-14 years, by sex and age

年齢 Age	被調査者数 Number of subjects	一人平均歯数（本）Mean number of teeth per person					割合(%) Percentage				
		現在歯 Present teeth	健全歯 Sound teeth	dft	処置歯 Filled teeth	未処置歯 Decayed teeth	健全歯 Sound teeth	dft	処置歯 Filled teeth	未処置歯 Decayed teeth	う歯未処置率 (dt/dft)	う歯処置率 (ft/dft)
総数 Total	620	11.0 (7.7)	9.1 (7.6)	1.9 (3.0)	1.2 (2.1)	0.7 (1.9)	82.5	17.5	10.7	6.7	38.6	61.4
1	32	12.2 (4.1)	12.2 (4.0)	0.0 (0.2)	- (-)	0.0 (0.2)	99.8	0.3	-	0.3	100.0	-
2	45	18.4 (1.7)	18.0 (1.8)	0.4 (0.9)	0.0 (0.3)	0.3 (0.9)	97.9	2.1	0.2	1.8	88.2	11.8
3	45	19.8 (0.5)	18.9 (2.2)	0.9 (2.0)	0.4 (1.5)	0.5 (1.4)	95.5	4.5	2.1	2.4	52.5	47.5
4	43	20.0 (0.3)	17.1 (4.6)	2.9 (4.6)	0.9 (2.1)	2.0 (4.1)	85.5	14.5	4.7	9.8	67.7	32.3
5	43	19.6 (1.0)	17.3 (3.2)	2.3 (3.0)	1.1 (2.1)	1.2 (2.2)	88.2	11.8	5.6	6.3	53.0	47.0
6	41	17.1 (2.5)	13.5 (4.5)	3.7 (3.9)	2.0 (2.5)	1.7 (2.7)	78.7	21.3	11.4	10.0	46.7	53.3
7	55	13.5 (2.4)	9.3 (4.5)	4.2 (3.9)	2.7 (2.7)	1.5 (2.7)	68.8	31.2	19.9	11.3	36.2	63.8
8	47	11.8 (2.6)	8.9 (4.2)	3.0 (3.2)	2.2 (2.7)	0.8 (1.6)	74.8	25.2	18.7	6.5	25.7	74.3
9	61	9.4 (3.6)	5.8 (4.2)	3.6 (3.2)	2.6 (2.7)	0.9 (1.6)	62.1	37.9	28.1	9.8	25.8	74.2
10	48	5.5 (4.4)	3.3 (3.4)	2.1 (2.2)	1.8 (2.0)	0.4 (0.9)	60.7	39.3	32.8	6.5	16.5	83.5
11	47	2.4 (3.0)	1.4 (2.7)	1.0 (1.6)	0.7 (1.4)	0.3 (0.7)	57.5	42.5	31.0	11.5	27.1	72.9
12	41	0.9 (2.3)	0.6 (1.8)	0.3 (0.8)	0.2 (0.5)	0.1 (0.4)	63.9	36.1	19.4	16.7	46.2	53.8
13	41	0.1 (0.5)	0.1 (0.4)	0.0 (0.3)	- (-)	0.0 (0.3)	66.7	33.3	-	33.3	100.0	-
14	31	0.1 (0.4)	- (-)	0.1 (0.4)	0.0 (0.2)	0.0 (0.2)	-	100.0	50.0	50.0	50.0	50.0
総数 Total	315	10.6 (7.7)	8.6 (7.5)	2.0 (3.0)	1.2 (2.1)	0.8 (1.9)	81.5	18.5	11.1	7.4	40.0	60.0
1	25	11.8 (3.9)	11.8 (3.9)	0.0 (0.2)	- (-)	0.0 (0.2)	99.7	0.3	-	0.3	100.0	-
2	23	18.3 (1.7)	18.1 (2.0)	0.2 (0.9)	- (-)	0.2 (0.9)	98.8	1.2	-	1.2	100.0	-
3	15	19.7 (0.6)	18.9 (2.3)	0.8 (2.1)	0.1 (0.5)	0.7 (2.1)	95.9	4.1	0.7	3.4	83.3	16.7
4	19	20.0 (-)	17.5 (3.7)	2.5 (3.7)	1.1 (2.3)	1.4 (2.8)	87.6	12.4	5.5	6.8	55.3	44.7
5	24	19.8 (0.5)	17.1 (3.2)	2.7 (3.2)	1.5 (2.5)	1.3 (2.3)	86.3	13.7	7.4	6.3	46.2	53.8
6	16	17.5 (2.6)	14.0 (5.6)	3.5 (4.4)	1.6 (2.5)	1.9 (3.2)	80.0	20.0	9.3	10.7	53.6	46.4
7	23	13.8 (2.8)	8.3 (4.7)	5.6 (3.9)	3.1 (2.5)	2.5 (3.3)	59.7	40.3	22.3	17.9	44.5	55.5
8	22	12.5 (2.6)	9.1 (4.2)	3.4 (3.0)	2.2 (2.6)	1.1 (1.7)	73.1	26.9	17.8	9.1	33.8	66.2
9	32	10.0 (3.4)	6.1 (4.3)	3.9 (3.0)	2.8 (2.7)	1.1 (1.5)	60.6	39.4	28.1	11.3	28.6	71.4
10	29	6.5 (4.8)	4.1 (3.8)	2.4 (2.2)	2.0 (2.2)	0.4 (1.0)	62.4	37.6	30.7	6.9	18.3	81.7
11	21	2.5 (3.4)	1.5 (3.0)	1.0 (1.7)	0.6 (1.3)	0.3 (0.9)	61.5	38.5	25.0	13.5	35.0	65.0
12	26	1.0 (2.7)	0.7 (2.2)	0.2 (0.6)	0.1 (0.4)	0.1 (0.4)	76.0	24.0	12.0	12.0	50.0	50.0
13	22	0.1 (0.5)	0.0 (0.2)	0.1 (0.4)	- (-)	0.1 (0.4)	33.3	66.7	-	66.7	100.0	-
14	18	0.1 (0.5)	- (-)	0.1 (0.5)	0.1 (0.2)	0.1 (0.2)	-	100.0	50.0	50.0	50.0	50.0

凡例: 総数 Total / 男 Male

表 I-2-1 （つづき）

年齢 Age	被調査者数 Number of subjects	一人平均歯数（本）Mean number of teeth per person					割合（%）Percentage			う歯未処置率 (dt/dft)	う歯処置率 (ft/dft)
		現在歯 Present teeth	健全歯 Sound teeth	dft	処置歯 Filled teeth	未処置歯 Decayed teeth	健全歯 Sound teeth	dft	処置歯 Filled teeth	未処置歯 Decayed teeth		
総数 Total	305	11.4 (7.7)	9.5 (7.6)	1.9 (3.1)	1.2 (2.1)	0.7 (2.0)	83.5	16.5	10.4	6.1	37.1	62.9
1	7	13.7 (4.5)	13.7 (4.5)	- (-)	- (-)	- (-)	100.0	-	-	-	-	-
2	22	18.4 (1.7)	17.9 (1.7)	0.5 (1.0)	0.1 (0.4)	0.5 (0.9)	97.0	3.0	0.5	2.5	83.3	16.7
3	30	19.8 (0.5)	18.9 (2.2)	0.9 (2.0)	0.6 (1.8)	0.4 (0.9)	95.3	4.7	2.9	1.8	39.3	60.7
4	24	19.9 (0.4)	16.7 (5.2)	3.2 (5.3)	0.8 (1.9)	2.4 (5.0)	83.9	16.1	4.0	12.1	75.3	24.7
女 Female 5	19	19.4 (1.4)	17.6 (3.2)	1.8 (2.7)	0.6 (1.3)	1.2 (2.1)	90.5	9.5	3.3	6.2	65.7	34.3
6	25	16.9 (2.4)	13.2 (3.7)	3.8 (3.6)	2.2 (2.6)	1.6 (2.4)	77.8	22.2	12.8	9.5	42.6	57.4
7	32	13.3 (2.1)	10.1 (4.3)	3.3 (3.6)	2.4 (2.8)	0.8 (1.9)	75.6	24.4	18.1	6.3	26.0	74.0
8	25	11.2 (2.6)	8.6 (4.3)	2.6 (3.4)	2.2 (2.9)	0.4 (1.4)	76.5	23.5	19.6	3.9	16.7	83.3
9	29	8.7 (3.8)	5.6 (4.1)	3.1 (3.4)	2.4 (2.7)	0.7 (1.7)	63.9	36.1	28.2	7.9	22.0	78.0
10	19	3.8 (3.4)	2.2 (2.3)	1.7 (2.0)	1.5 (1.8)	0.2 (0.5)	56.2	43.8	38.4	5.5	12.5	87.5
11	26	2.3 (2.8)	1.3 (2.5)	1.1 (1.6)	0.8 (1.4)	0.2 (0.6)	54.1	45.9	36.1	9.8	21.4	78.6
12	15	0.7 (1.5)	0.3 (0.6)	0.5 (1.0)	0.3 (0.6)	0.2 (0.4)	36.4	63.6	36.4	27.3	42.9	57.1
13	19	0.2 (0.5)	0.2 (0.5)	- (-)	- (-)	- (-)	100.0	-	-	-	-	-
14	13	- (-)	- (-)	- (-)	- (-)	- (-)	-	-	-	-	-	-

※ （ ）内に標準偏差を示した。　（ ）：Standard deviation

表Ⅰ-2-2　df 歯数・d 歯数・f 歯数の一人平均値およびパーセンタイル値，年齢階級別
（1〜14歳・乳歯）

Table Ⅰ-2-2　Mean number and percentile of decayed and filled, decayed and filled primary teeth among persons aged 1-14 years, by age group

	年齢階級 Age group	被調査者数 Number of subjects	一人平均値 Mean	0%(最小値) (Minimum)	5%	10%	25%	50%(中央値) (Median)	75%	90%	95%	100%(最大値) (Maximum)
df 歯数 dft	総数 Total	620	1.9 (3.0)	0	0	0	0	0	3	7	8	19
	1〜2	77	0.2 (0.7)	0	0	0	0	0	0	1	2	4
	3〜5	131	2.0 (3.4)	0	0	0	0	0	3	8	10	19
	6〜8	143	3.7 (3.7)	0	0	0	0	3	7	8	10	13
	9〜11	156	2.4 (2.7)	0	0	0	0	1	4	6	8	11
	12〜14	113	0.2 (0.5)	0	0	0	0	0	0	0	2	3
d 歯数 dt	総数 Total	620	0.7 (1.9)	0	0	0	0	0	0	2	4	17
	1〜2	77	0.2 (0.7)	0	0	0	0	0	0	1	2	4
	3〜5	131	1.2 (2.9)	0	0	0	0	0	1	3	8	17
	6〜8	143	1.3 (2.4)	0	0	0	0	0	2	4	7	12
	9〜11	156	0.6 (1.2)	0	0	0	0	0	0	2	3	8
	12〜14	113	0.1 (0.3)	0	0	0	0	0	0	0	1	2
f 歯数 ft	総数 Total	620	1.2 (2.1)	0	0	0	0	0	2	5	6	9
	1〜2	77	0.0 (0.2)	0	0	0	0	0	0	0	0	2
	3〜5	131	0.8 (1.9)	0	0	0	0	0	0	3	5	9
	6〜8	143	2.3 (2.7)	0	0	0	0	1	4	6	8	9
	9〜11	156	1.8 (2.3)	0	0	0	0	1	3	5	7	8
	12〜14	113	0.1 (0.3)	0	0	0	0	0	0	0	1	2

※ ( ) 内に標準偏差を示した．　　( ) : Standard deviation

表Ⅰ-2-3 一人平均健全歯数（シーラント有無別）・処置歯数（処置の内容別）・未処置歯数（う蝕の程度別），年齢階級別（1～14歳・乳歯）

Table Ⅰ-2-3 Mean number of sound (with or without dental sealants), filled (filling or crown) and decayed (Ci or Ch) primary teeth among persons aged 1-14 years, by age group

年齢階級 Age group	被調査者数（人） Number of subjects	一人平均健全歯数 Mean number of sound teeth					一人平均未処置歯数 Mean number of decayed teeth		一人平均処置歯数 Mean number of filled teeth	
		シーラントなし Without dental sealants		シーラントあり With dental sealants		軽度 (Ci)	重度 (Ch)	充填歯	金属冠
		白濁・白斑・着色		白濁・白斑・着色		(Ci)	(Ch)	filling	crown
		なし Not Colored	あり Colored	なし Not Colored	あり Colored				
総数 Total	620	8.8 (7.5)	0.2 (0.8)	0.1 (0.6)	0.0 (0.2)	0.6 (1.6)	0.1 (0.7)	1.1 (2.0)	0.1 (0.4)
1～2	77	15.4 (4.2)	0.2 (1.0)	0.0 (−)	0.0 (−)	0.2 (0.7)	0.0 (−)	0.0 (0.2)	0.0 (−)
3～5	131	17.2 (4.0)	0.4 (1.2)	0.2 (0.9)	0.0 (0.2)	1.0 (2.3)	0.2 (1.1)	0.8 (1.8)	0.0 (0.2)
6～8	143	10.0 (4.7)	0.1 (0.5)	0.2 (0.8)	0.0 (0.3)	1.1 (1.9)	0.3 (0.9)	2.1 (2.6)	0.2 (0.7)
9～11	156	3.5 (3.8)	0.2 (0.7)	0.0 (0.3)	0.0 (−)	0.4 (1.1)	0.1 (0.4)	1.7 (2.2)	0.1 (0.4)
12～14	113	0.2 (0.8)	0.1 (0.6)	0.0 (0.1)	0.0 (−)	0.1 (0.3)	0.0 (−)	0.1 (0.3)	0.0 (−)

※ ( ) 内に標準偏差を示した． ( ): Standard deviation

表Ⅰ-2-4 dft の推移（1957～2005年），年齢別（1～14歳・乳歯）

Table Ⅰ-2-4 Trends in mean number of decayed and filled primary teeth (dft) among persons aged 1-14 years, by age, 1957-2005

年齢 Age	dft 調査年次（年） Year								
	昭和32 1957	昭和38 1963	昭和44 1969	昭和50 1975	昭和56 1981	昭和62 1987	平成5 1993	平成11 1999	平成17 2005
1	0.65	0.44	0.41	0.31	0.24	0.34	0.26	0.02	0.03
2	2.76	3.20	2.04	2.43	1.52	1.34	1.39	0.78	0.38
3	5.49	6.36	6.29	5.98	3.92	3.91	3.18	2.08	0.89
4	7.99	8.50	8.30	8.13	5.70	5.89	4.29	2.48	2.88
5	8.71	9.02	9.18	8.89	7.71	7.48	6.21	3.73	2.33
6	8.38	8.97	9.45	8.92	7.74	7.70	7.07	5.00	3.66
7	7.03	7.52	7.89	7.95	6.97	6.91	6.22	3.98	4.14
8	5.47	5.71	5.90	6.04	5.60	5.91	5.78	4.78	2.98
9	3.77	3.64	4.04	3.91	3.79	4.32	4.85	3.54	3.56
10	2.31	2.09	0.93	2.13	2.03	2.54	2.68	2.18	2.15
11	1.25	1.00	2.07	0.77	0.97	1.13	1.34	1.09	1.02
12	0.47	0.35	0.29	0.28	0.31	0.46	0.59	0.23	0.32
13	0.21	0.09	0.11	0.12	0.06	0.11	0.14	0.18	0.05
14	0.04	0.07	0.07	0.05	0.03	0.06	0.05	0.03	0.06

表 I - 3 - 1　df 歯率，歯種・年齢別（1〜14歳・乳歯）

Table I - 3 - 1　Mean percentage of decayed and filled primary teeth (dft) among persons aged 1-14 years, by tooth type and age

	年齢 Age	被調査者 (人) Number of subjects	右側 Right E	D	C	B	A	左側 Left A	B	C	D	E
	総数 Total	620	20.0	13.5	3.7	3.9	7.7	7.6	3.5	3.1	13.9	20.6
	1	32	-	-	-	3.1	-	-	-	-	-	-
	2	45	-	-	2.2	2.2	8.9	8.9	2.2	-	-	-
	3	45	2.2	8.9	-	4.4	15.6	17.8	4.4	-	6.7	4.4
	4	43	16.3	16.3	2.3	16.3	27.9	23.3	16.3	2.3	16.3	14.0
上　顎 Maxillary dentition	5	43	14.0	16.3	2.3	7.0	25.6	23.3	4.7	-	14.0	20.9
	6	41	17.1	12.2	9.8	19.5	22.0	26.8	17.1	4.9	24.4	26.8
	7	55	43.6	38.2	9.1	3.6	7.3	5.5	5.5	9.1	30.9	40.0
	8	47	31.9	21.3	6.4	-	2.1	2.1	-	6.4	25.5	38.3
	9	61	41.0	36.1	9.8	-	-	-	-	9.8	32.8	50.8
	10	48	41.7	14.6	2.1	-	-	-	-	2.1	16.7	29.2
	11	47	29.8	2.1	2.1	-	-	-	-	-	4.3	25.5
	12	41	9.8	-	-	-	-	-	-	2.4	2.4	4.9
	13	41	-	-	-	-	-	-	-	-	-	-
	14	31	3.2	-	-	-	-	-	-	-	-	3.2
	総数 Total	620	22.7	20.8	3.7	0.6	0.3	0.3	0.5	2.9	18.7	23.5
	1	32	-	-	-	-	-	-	-	-	-	-
	2	45	2.2	2.2	-	-	-	-	-	-	2.2	6.7
	3	45	6.7	4.4	-	2.2	-	-	-	-	6.7	4.4
	4	43	27.9	27.9	4.7	4.7	4.7	4.7	7.0	4.7	25.6	25.6
下　顎 Mandibular dentition	5	43	23.3	25.6	4.7	-	-	-	-	4.7	23.3	23.3
	6	41	41.5	36.6	12.2	-	-	-	-	9.8	41.5	43.9
	7	55	52.7	52.7	12.7	1.8	-	-	-	5.5	50.9	52.7
	8	47	40.4	40.4	8.5	-	-	-	-	4.3	34.0	36.2
	9	61	39.3	42.6	4.9	-	-	-	-	6.6	34.4	47.5
	10	48	31.3	22.9	-	-	-	-	-	2.1	14.6	37.5
	11	47	14.9	4.3	-	-	-	-	-	-	4.3	14.9
	12	41	7.3	2.4	-	-	-	-	-	-	-	2.4
	13	41	2.4	-	-	-	-	-	-	-	-	2.4
	14	31	-	-	-	-	-	-	-	-	-	-

表 I-4-1　シーラント保有者（人数・割合），性・年齢別（1～14歳・乳歯）
Table I-4-1　Prevalence of dental sealants on primary teeth among persons aged 1-14 years, by sex and age

	年齢 Age	人数（人）Number of persons 総数 Total	シーラントあり With dental sealants	シーラントなし Without dental sealants	割合（%）Percentage シーラント保有者率 Percentage of persons with dental sealants
総数 Total	総数 Total	620	25	595	4.0
	1	32	-	32	-
	2	45	-	45	-
	3	45	5	40	11.1
	4	43	-	43	-
	5	43	4	39	9.3
	6	41	6	35	14.6
	7	55	3	52	5.5
	8	47	1	46	2.1
	9	61	4	57	6.6
	10	48	1	47	2.1
	11	47	-	47	-
	12	41	1	40	2.4
	13	41	-	41	-
	14	31	-	31	-
	（再掲）(Repetition) 1～2	77	-	77	-
	3～5	131	9	122	6.9
	6～8	143	10	133	7.0
	9～11	156	5	151	3.2
	12～14	113	1	112	0.9
男 Male	総数 Total	315	7	308	2.2
	1	25	-	25	-
	2	23	-	23	-
	3	15	1	14	6.7
	4	19	-	19	-
	5	24	1	23	4.2
	6	16	-	16	-
	7	23	-	23	-
	8	22	1	21	4.5
	9	32	4	28	12.5
	10	29	-	29	-
	11	21	-	21	-
	12	26	-	26	-
	13	22	-	22	-
	14	18	-	18	-
女 Female	総数 Total	305	18	287	5.9
	1	7	-	7	-
	2	22	-	22	-
	3	30	4	26	13.3
	4	24	-	24	-
	5	19	3	16	15.8
	6	25	6	19	24.0
	7	32	3	29	9.4
	8	25	-	25	-
	9	29	-	29	-
	10	19	1	18	5.3
	11	26	-	26	-
	12	15	1	14	6.7
	13	19	-	19	-
	14	13	-	13	-

表 I-4-2 シーラント保有者（人数・割合），地域・性・年齢別（1～14歳・乳歯）
Table I-4-2 Prevalence of dental sealants on primary teeth among persons aged 1-14 years, by municipal size, sex and age

1) 総数 Total

年齢階級 Age group	総数 Total	シーラントあり With dental sealants	シーラントなし Without dental sealants
総数 Total	620	25	595
1～2	77	0	77
3～5	131	9	122
6～8	143	10	133
9～11	156	5	151
12～14	113	1	112

2) 13大都市 13 large cities

総数	シーラントあり	シーラントなし
125	8	117
20	0	20
26	5	21
36	3	33
24	0	24
19	0	19

3) 人口15万以上の市 Cities (population≥150,000)

総数	シーラントあり	シーラントなし
206	6	200
22	0	22
37	2	35
46	2	44
57	1	56
44	1	43

4) 人口5～15万未満の市 Cities (149,999-50,000)

総数	シーラントあり	シーラントなし
174	7	167
19	0	19
43	1	42
40	4	36
43	2	41
29	0	29

5) 5万未満の市+町村 Cities (50,000>) + rural cities

総数	シーラントあり	シーラントなし
115	4	111
16	0	16
25	1	24
21	1	20
32	2	30
21	0	21

1) 総数 Total — 割合(%) Percentage

総数 Total	シーラントあり	シーラントなし
100.0	4.0	96.0
100.0	0.0	100.0
100.0	6.9	93.1
100.0	7.0	93.0
100.0	3.2	96.8
100.0	0.9	99.1

2) 13大都市 割合(%)

総数	あり	なし
100.0	6.4	93.6
100.0	0.0	100.0
100.0	19.2	80.8
100.0	8.3	91.7
100.0	0.0	100.0
100.0	0.0	100.0

3) 人口15万以上の市 割合(%)

総数	あり	なし
100.0	2.9	97.1
100.0	0.0	100.0
100.0	5.4	94.6
100.0	4.3	95.7
100.0	1.8	98.2
100.0	2.3	97.7

4) 人口5～15万未満の市 割合(%)

総数	あり	なし
100.0	4.0	96.0
100.0	0.0	100.0
100.0	2.3	97.7
100.0	10.0	90.0
100.0	4.7	95.3
100.0	0.0	100.0

5) 5万未満の市+町村 割合(%)

総数	あり	なし
100.0	3.5	96.5
100.0	0.0	100.0
100.0	4.0	96.0
100.0	4.8	95.2
100.0	6.3	93.8
100.0	0.0	100.0

表 I-4-3　一人平均シーラント歯数の推移（1993〜2005年），年齢別（1〜14歳・乳歯）
Table I-4-3　Trends in mean number of primary teeth with dental sealants among persons aged 1-14 years, by age, 1993-2005

年齢階級 Age group	一人平均シーラント歯数 Mean number of teeth with dental sealants			
	平成5 1993	平成11 1999	平成17 2005	
総　数 Total	0.06	0.07	0.10	(0.62)
1	0.00	0.00	0.00	(−)
2	0.03	0.00	0.00	(−)
3	0.17	0.03	0.40	(1.39)
4	0.07	0.18	0.00	(−)
5	0.12	0.13	0.21	(0.77)
6	0.09	0.15	0.39	(1.14)
7	0.08	0.21	0.11	(0.57)
8	0.08	0.13	0.13	(0.88)
9	0.05	0.05	0.08	(0.33)
10	0.07	0.02	0.04	(0.29)
11	0.00	0.00	0.00	(−)
12	0.00	0.00	0.02	(0.16)
13	0.00	0.00	0.00	(−)
14	0.00	0.00	0.00	(−)
（再掲） (Repetition)				
1〜2	0.01	0.00	0.00	(−)
3〜5	0.12	0.11	0.21	(0.93)
6〜8	0.08	0.16	0.20	(0.87)
9〜11	0.04	0.02	0.04	(0.26)
12〜14	0.00	0.00	0.01	(0.09)

※シーラントは1993年調査より診査基準に取り入れられた．
※（　）内に標準偏差を示した．
　Sealants examination was initiated in 1993.
　（　）：Standard deviation

表Ⅰ-5-1　O・A・B・C1・C2型分類・性・年齢別（1～4歳・乳歯）
Table I - 5 - 1　O, A, B, C1 and C2 classification in primary teeth among persons aged 1-4 years, by sex and age

人　数（人） Number of persons

	年齢 Age	総数 Total	う歯のない者 Persons without dental caries	う歯のある者[注1] Persons with dental caries			
				総数 Total	A型 Type A	B型 Type B	C1型 Type C1	C2型 Type C2
総数 Total	総数 Total	165	126	39	26	9	-	4
	1	32	31	1	1	-	-	-
	2	45	37	8	8	-	-	-
	3	45	34	11	7	3	-	1
	4	43	24	19	10	6	-	3
男 Male	総数 Total	82	68	14	10	3	-	1
	1	25	24	1	1	-	-	-
	2	23	21	2	2	-	-	-
	3	15	12	3	2	1	-	-
	4	19	11	8	5	2	-	1
女 Female	総数 Total	83	58	25	16	6	-	3
	1	7	7	-	-	-	-	-
	2	22	16	6	6	-	-	-
	3	30	22	8	5	2	-	1
	4	24	13	11	5	4	-	2

割　合（％） Percentage

総数 Total	う歯のない者 Persons without dental caries	う歯のある者 Persons with dental caries			
		総数 Total	A型 Type A	B型 Type B	C1型 Type C1	C2型 Type C2
100.0	76.4	23.6	15.8	5.5	-	2.4
100.0	96.9	3.1	3.1	-	-	-
100.0	82.2	17.8	17.8	-	-	-
100.0	75.6	24.4	15.6	6.7	-	2.2
100.0	55.8	44.2	23.3	14.0	-	7.0
100.0	82.9	17.1	12.2	3.7	-	1.2
100.0	96.0	4.0	4.0	-	-	-
100.0	91.3	8.7	8.7	-	-	-
100.0	80.0	20.0	13.3	6.7	-	-
100.0	57.9	42.1	26.3	10.5	-	5.3
100.0	69.9	30.1	19.3	7.2	-	3.6
100.0	100.0	-	-	-	-	-
100.0	72.7	27.3	27.3	-	-	-
100.0	73.3	26.7	16.7	6.7	-	3.3
100.0	54.2	45.8	20.8	16.7	-	8.3

注1：「う歯のある者」とは，未処置歯，処置歯のいずれかを1本以上有する者である．
Note 1：Persons with dental caries mean those who have at least one untreated or treated tooth.

表II-1-1　う歯の有無とその処置状況（人数・割合），性・年齢別（5～14歳・乳歯＋永久歯）

Table II-1-1　Dental caries status in primary and permanent teeth among persons aged 5-14 years, by sex and age

	年齢 Age	総数 Total	う歯(df歯,DMF歯)のない者 Persons without dental caries	う歯のある者 総数 Total	処置完了の者 Completely treated	処置歯・未処置歯を併有する者 Partially treated	未処置の者 Untreated	総数 Total	う歯のない者 Persons without dental caries	う歯のある者 総数 Total	処置完了の者 Completely treated	処置歯・未処置歯を併有する者 Partially treated	未処置の者 Untreated	(再掲)未処置歯保有者率 Prevalence of untreated tooth decay
総数 Total	総数 Total	455	145	310	142	117	51	100.0	31.9	68.1	31.2	25.7	11.2	36.9
	5	43	17	26	7	7	12	100.0	39.5	60.5	16.3	16.3	27.9	44.2
	6	41	15	26	6	14	6	100.0	36.6	63.4	14.6	34.1	14.6	48.8
	7	55	18	37	14	21	2	100.0	32.7	67.3	25.5	38.2	3.6	41.8
	8	47	18	29	16	10	3	100.0	38.3	61.7	34.0	21.3	6.4	27.7
	9	61	15	46	23	18	5	100.0	24.6	75.4	37.7	29.5	8.2	37.7
	10	48	9	39	25	9	5	100.0	18.8	81.3	52.1	18.8	10.4	29.2
	11	47	15	32	14	12	6	100.0	31.9	68.1	29.8	25.5	12.8	38.3
	12	41	17	24	12	5	7	100.0	41.5	58.5	29.3	12.2	17.1	29.3
	13	41	12	29	17	8	4	100.0	29.3	70.7	41.5	19.5	9.8	29.3
	14	31	9	22	8	13	1	100.0	29.0	71.0	25.8	41.9	3.2	45.2
男 Male	総数 Total	233	60	173	76	64	33	100.0	25.8	74.2	32.6	27.5	14.2	41.6
	5	24	8	16	4	5	7	100.0	33.3	66.7	16.7	20.8	29.2	50.0
	6	16	8	8	1	4	3	100.0	50.0	50.0	6.3	25.0	18.8	43.8
	7	23	4	19	6	12	1	100.0	17.4	82.6	26.1	52.2	4.3	56.5
	8	22	5	17	9	6	2	100.0	22.7	77.3	40.9	27.3	9.1	36.4
	9	32	5	27	10	13	4	100.0	15.6	84.4	31.3	40.6	12.5	53.1
	10	29	3	26	19	4	3	100.0	10.3	89.7	65.5	13.8	10.3	24.1
	11	21	5	16	6	5	5	100.0	23.8	76.2	28.6	23.8	23.8	47.6
	12	26	11	15	8	1	6	100.0	42.3	57.7	30.8	3.8	23.1	26.9
	13	22	7	15	8	6	1	100.0	31.8	68.2	36.4	27.3	4.5	31.8
	14	18	4	14	5	8	1	100.0	22.2	77.8	27.8	44.4	5.6	50.0
女 Female	総数 Total	222	85	137	66	53	18	100.0	38.3	61.7	29.7	23.9	8.1	32.0
	5	19	9	10	3	2	5	100.0	47.4	52.6	15.8	10.5	26.3	36.8
	6	25	7	18	5	10	3	100.0	28.0	72.0	20.0	40.0	12.0	52.0
	7	32	14	18	8	9	1	100.0	43.8	56.3	25.0	28.1	3.1	31.3
	8	25	13	12	7	4	1	100.0	52.0	48.0	28.0	16.0	4.0	20.0
	9	29	10	19	13	5	1	100.0	34.5	65.5	44.8	17.2	3.4	20.7
	10	19	6	13	6	5	2	100.0	31.6	68.4	31.6	26.3	10.5	36.8
	11	26	10	16	8	7	1	100.0	38.5	61.5	30.8	26.9	3.8	30.8
	12	15	6	9	4	4	1	100.0	40.0	60.0	26.7	26.7	6.7	33.3
	13	19	5	14	9	2	3	100.0	26.3	73.7	47.4	10.5	15.8	26.3
	14	13	5	8	3	5	−	100.0	38.5	61.5	23.1	38.5	−	38.5

注1：「う歯のある者」とは，乳歯では未処置歯，処置歯のいずれかを1本以上，永久歯では未処置歯，処置歯，喪失歯のいずれかを1本以上有する者である．

Note 1: Persons with dental caries mean those who have at least one decayed or filled primary tooth and those who have at least one decayed, missing or filled permanent tooth.

表 II-2-1　一人平均う蝕経験歯数（dft・DMFT），年齢別（5〜14歳・乳歯＋永久歯）

Table II - 2 - 1　Mean number of dft and DMFT among persons aged 5-14 years, by age

年　齢 Age	被調査者数（人） Number of subjects	dft		DMFT	
総　数 Total	455	2.2	(3.1)	1.1	(2.2)
5	43	2.3	(3.0)	0.0	(－)
6	41	3.7	(3.9)	0.2	(0.6)
7	55	4.2	(3.9)	0.2	(0.7)
8	47	3.0	(3.2)	0.5	(1.2)
9	61	3.6	(3.2)	0.9	(2.5)
10	48	2.1	(2.2)	0.9	(1.3)
11	47	1.0	(1.6)	1.6	(2.0)
12	41	0.3	(0.8)	1.7	(2.9)
13	41	0.0	(0.3)	2.6	(2.3)
14	31	0.1	(0.4)	3.3	(3.7)

※　（　）内に標準偏差を示した．　　（　）：Standard deviation

表Ⅲ-1-1　う歯の有無（人数・割合），性・年齢階級別（5歳以上・永久歯）
Table Ⅲ-1-1　Prevalence of dental caries in permanent teeth among persons aged ≥5 years, by sex and age group

	年齢階級 Age group	人数（人）Number of persons			割合注2（%）Percentage		
		総数 Total	う歯（DMF歯）の ない者 Persons with neither decayed, filled nor missing teeth	う歯（DMF歯）のある者注1 Persons with decayed, missing or filled permanent teeth (DMFT)	総数 Total	う歯（DMF歯）の ない者 Persons with neither decayed, filled nor missing teeth	う歯（DMF歯）のある者注1 （う蝕有病者率注3） Persons with decayed, missing or filled permanent teeth (DMFT) (Prevalence of dental caries)
総数 Total	総数 Total	4,441	352	4,089	100.0	7.9	92.1
	5〜9	247	211	36	100.0	85.4	14.6
	10〜14	208	88	120	100.0	42.3	57.7
	15〜19	119	31	88	100.0	26.1	73.9
	20〜24	105	10	95	100.0	9.5	90.5
	25〜29	174	3	171	100.0	1.7	98.3
	30〜34	239	2	237	100.0	0.8	99.2
	35〜39	197	-	197	100.0	-	100.0
	40〜44	247	-	247	100.0	-	100.0
	45〜49	259	1	258	100.0	0.4	99.6
	50〜54	297	2	295	100.0	0.7	99.3
	55〜59	407	-	407	100.0	-	100.0
	60〜64	434	-	434	100.0	-	100.0
	65〜69	496	2	494	100.0	0.4	99.6
	70〜74	448	2	446	100.0	0.4	99.6
	75〜79	321	-	321	100.0	-	100.0
	80〜84	171	-	171	100.0	-	100.0
	85〜	72	-	72	100.0	-	100.0
男 Male	総数 Total	1,844	169	1,675	100.0	9.2	90.8
	5〜9	117	99	18	100.0	84.6	15.4
	10〜14	116	45	71	100.0	38.8	61.2
	15〜19	54	14	40	100.0	25.9	74.1
	20〜24	47	3	44	100.0	6.4	93.6
	25〜29	71	2	69	100.0	2.8	97.2
	30〜34	97	1	96	100.0	1.0	99.0
	35〜39	58	-	58	100.0	-	100.0
	40〜44	74	-	74	100.0	-	100.0
	45〜49	95	1	94	100.0	1.1	98.9
	50〜54	105	2	103	100.0	1.9	98.1
	55〜59	158	-	158	100.0	-	100.0
	60〜64	192	-	192	100.0	-	100.0
	65〜69	208	2	206	100.0	1.0	99.0
	70〜74	221	-	221	100.0	-	100.0
	75〜79	138	-	138	100.0	-	100.0
	80〜84	67	-	67	100.0	-	100.0
	85〜	26	-	26	100.0	-	100.0
女 Female	総数 Total	2,597	183	2,414	100.0	7.0	93.0
	5〜9	130	112	18	100.0	86.2	13.8
	10〜14	92	43	49	100.0	46.7	53.3
	15〜19	65	17	48	100.0	26.2	73.8
	20〜24	58	7	51	100.0	12.1	87.9
	25〜29	103	1	102	100.0	1.0	99.0
	30〜34	142	1	141	100.0	0.7	99.3
	35〜39	139	-	139	100.0	-	100.0
	40〜44	173	-	173	100.0	-	100.0
	45〜49	164	-	164	100.0	-	100.0
	50〜54	192	-	192	100.0	-	100.0
	55〜59	249	-	249	100.0	-	100.0
	60〜64	242	-	242	100.0	-	100.0
	65〜69	288	-	288	100.0	-	100.0
	70〜74	227	2	225	100.0	0.9	99.1
	75〜79	183	-	183	100.0	-	100.0
	80〜84	104	-	104	100.0	-	100.0
	85〜	46	-	46	100.0	-	100.0

注1：「う歯のある者」とは，未処置歯，処置歯，喪失歯のいずれかを1本以上有する者である．
注2：割合は，無歯顎者を含む総数を分母として算出した．
注3：1999年以前の報告書における「う蝕有病者率」は「処置歯または未処置歯（DF歯）のある者」の割合であり，本表の「う蝕有病者率（う歯（DMF歯）のある者の割合）」とは異なる．
Note 1：Persons with dental caries mean those who have at least one decayed, missing or filled tooth.
Note 2：Percentage is calculated with the denominator which is the total number of subjects including edetulous persons.
Note 3：Prevalence of dental caries is the proportion of persons with deacyed or filled teeth in the report before 1999, which is different from that in this table.

表Ⅲ-1-2　処置状況（人数・割合），性・年齢階級別（5歳以上・永久歯）

TableⅢ-1-2　Prevalence of decayed teeth in permanent teeth among persons aged ≥5 years, by sex and age group

	年齢階級 Age group	総数 Total	処置歯および未処置歯（DF歯）のない者 Persons with neither decayed nor filled permanent teeth	処置歯または未処置歯（DF歯）のある者 Persons with decayed or filled permanent teeth (DFT)			
				総数 Total	処置完了の者 Completely treated	処置歯・未処置歯を併有する者 Partially treated	未処置の者 Untreated
総数 Total	総数 Total	4,441	668	3,773	2,183	1,459	131
	5～9	247	211	36	12	6	18
	10～14	208	88	120	62	33	25
	15～19	119	31	88	49	33	6
	20～24	105	10	95	49	45	1
	25～29	174	3	171	95	73	3
	30～34	239	3	236	125	109	2
	35～39	197	-	197	106	89	2
	40～44	247	-	247	159	87	1
	45～49	259	2	257	148	107	2
	50～54	297	5	292	181	108	3
	55～59	407	8	399	248	143	8
	60～64	434	14	420	255	148	17
	65～69	496	43	453	269	174	10
	70～74	448	66	382	207	162	13
	75～79	321	91	230	136	84	10
	80～84	171	63	108	62	42	4
	85～	72	30	42	20	16	6
男 Male	総数 Total	1,844	298	1,546	832	645	69
	5～9	117	99	18	8	2	8
	10～14	116	45	71	38	17	16
	15～19	54	14	40	23	16	1
	20～24	47	3	44	22	22	-
	25～29	71	2	69	35	33	1
	30～34	97	2	95	47	48	-
	35～39	58	-	58	28	29	1
	40～44	74	-	74	41	32	1
	45～49	95	2	93	49	43	1
	50～54	105	3	102	59	40	3
	55～59	158	7	151	78	69	4
	60～64	192	6	186	105	69	12
	65～69	208	19	189	105	80	4
	70～74	221	28	193	103	82	8
	75～79	138	36	102	53	43	6
	80～84	67	24	43	28	14	1
	85～	26	8	18	10	6	2
女 Female	総数 Total	2,597	370	2,227	1,351	814	62
	5～9	130	112	18	4	4	10
	10～14	92	43	49	24	16	9
	15～19	65	17	48	26	17	5
	20～24	58	7	51	27	23	1
	25～29	103	1	102	60	40	2
	30～34	142	1	141	78	61	2
	35～39	139	-	139	78	60	1
	40～44	173	-	173	118	55	-
	45～49	164	-	164	99	64	1
	50～54	192	2	190	122	68	-
	55～59	249	1	248	170	74	4
	60～64	242	8	234	150	79	5
	65～69	288	24	264	164	94	6
	70～74	227	38	189	104	80	5
	75～79	183	55	128	83	41	4
	80～84	104	39	65	34	28	3
	85～	46	22	24	10	10	4

注1：割合は，無歯顎者を含む総数を分母として算出した．
注2：1999年以前の報告書では，「処置歯または未処置歯（DF歯）のある者」の割合が「う蝕有病者率」として掲載されている．
Note 1：Percentage is calculated with the denominator which is the total number of subjects including edetulous persons.
Note 2：Prevalence of dental caries is presented as the proportion of persons with deacyed or filled teeth in the report before 1999.

表Ⅲ-1-2　（つづき）

	年齢階級 Age group	総数 Total	処置歯および未処置歯（DF歯）のない者 Persons with neither decayed nor filled permanent teeth	処置歯または未処置歯（DF歯）のある者 注2 Persons with decayed or filled permanent teeth (DFT) 総数 Total	処置完了の者 Completely treated	処置歯・未処置歯を併有する者 Partially treated	未処置の者 Untreated	（再掲）未処置歯保有者率 (Repetition) Prevalence of untreated tooth decay
総数 Total	総数 Total	100.0	15.0	85.0	49.2	32.9	2.9	35.8
	5～9	100.0	85.4	14.6	4.9	2.4	7.3	9.7
	10～14	100.0	42.3	57.7	29.8	15.9	12.0	27.9
	15～19	100.0	26.1	73.9	41.2	27.7	5.0	32.8
	20～24	100.0	9.5	90.5	46.7	42.9	1.0	43.8
	25～29	100.0	1.7	98.3	54.6	42.0	1.7	43.7
	30～34	100.0	1.3	98.7	52.3	45.6	0.8	46.4
	35～39	100.0	-	100.0	53.8	45.2	1.0	46.2
	40～44	100.0	-	100.0	64.4	35.2	0.4	35.6
	45～49	100.0	0.8	99.2	57.1	41.3	0.8	42.1
	50～54	100.0	1.7	98.3	60.9	36.4	1.0	37.4
	55～59	100.0	2.0	98.0	60.9	35.1	2.0	37.1
	60～64	100.0	3.2	96.8	58.8	34.1	3.9	38.0
	65～69	100.0	8.7	91.3	54.2	35.1	2.0	37.1
	70～74	100.0	14.7	85.3	46.2	36.2	2.9	39.1
	75～79	100.0	28.3	71.7	42.4	26.2	3.1	29.3
	80～84	100.0	36.8	63.2	36.3	24.6	2.3	26.9
	85～	100.0	41.7	58.3	27.8	22.2	8.3	30.6
男 Male	総数 Total	100.0	16.2	83.8	45.1	35.0	3.7	38.7
	5～9	100.0	84.6	15.4	6.8	1.7	6.8	8.5
	10～14	100.0	38.8	61.2	32.8	14.7	13.8	28.4
	15～19	100.0	25.9	74.1	42.6	29.6	1.9	31.5
	20～24	100.0	6.4	93.6	46.8	46.8	-	46.8
	25～29	100.0	2.8	97.2	49.3	46.5	1.4	47.9
	30～34	100.0	2.1	97.9	48.5	49.5	-	49.5
	35～39	100.0	-	100.0	48.3	50.0	1.7	51.7
	40～44	100.0	-	100.0	55.4	43.2	1.4	44.6
	45～49	100.0	2.1	97.9	51.6	45.3	1.1	46.3
	50～54	100.0	2.9	97.1	56.2	38.1	2.9	41.0
	55～59	100.0	4.4	95.6	49.4	43.7	2.5	46.2
	60～64	100.0	3.1	96.9	54.7	35.9	6.3	42.2
	65～69	100.0	9.1	90.9	50.5	38.5	1.9	40.4
	70～74	100.0	12.7	87.3	46.6	37.1	3.6	40.7
	75～79	100.0	26.1	73.9	38.4	31.2	4.3	35.5
	80～84	100.0	35.8	64.2	41.8	20.9	1.5	22.4
	85～	100.0	30.8	69.2	38.5	23.1	7.7	30.8
女 Female	総数 Total	100.0	14.2	85.8	52.0	31.3	2.4	33.7
	5～9	100.0	86.2	13.8	3.1	3.1	7.7	10.8
	10～14	100.0	46.7	53.3	26.1	17.4	9.8	27.2
	15～19	100.0	26.2	73.8	40.0	26.2	7.7	33.8
	20～24	100.0	12.1	87.9	46.6	39.7	1.7	41.4
	25～29	100.0	1.0	99.0	58.3	38.8	1.9	40.8
	30～34	100.0	0.7	99.3	54.9	43.0	1.4	44.4
	35～39	100.0	-	100.0	56.1	43.2	0.7	43.9
	40～44	100.0	-	100.0	68.2	31.8	-	31.8
	45～49	100.0	-	100.0	60.4	39.0	0.6	39.6
	50～54	100.0	1.0	99.0	63.5	35.4	-	35.4
	55～59	100.0	0.4	99.6	68.3	29.7	1.6	31.3
	60～64	100.0	3.3	96.7	62.0	32.6	2.1	34.7
	65～69	100.0	8.3	91.7	56.9	32.6	2.1	34.7
	70～74	100.0	16.7	83.3	45.8	35.2	2.2	37.4
	75～79	100.0	30.1	69.9	45.4	22.4	2.2	24.6
	80～84	100.0	37.5	62.5	32.7	26.9	2.9	29.8
	85～	100.0	47.8	52.2	21.7	21.7	8.7	30.4

表Ⅲ-1-3　処置歯・未処置歯のある者の割合および未処置歯保有者率の推移（1957～2005年），年齢階級別（5歳以上・永久歯）

TableⅢ-1-3　Trends in prevalence of decayed and filled permanent teeth among persons aged ≥5 years, by age group, 1957-2005

	年齢階級[注1] Age group	調査年次（年）Year								
		昭和32 1957	昭和38 1963	昭和44 1969	昭和50 1975	昭和56 1981	昭和62 1987	平成5 1993	平成11 1999	平成17 2005
処置歯または未処置歯（DF歯）のある者の割合(%)[注2] Percentage of persons with decayed and filled permanent teeth (DFT)	5～9	47.8	55.1	56.7	50.7	49.4	43.3	36.3	24.3	14.6
	10～14	77.4	87.8	91.2	93.6	94.3	90.4	86.4	69.7	57.7
	15～19	80.3	89.9	93.6	97.2	98.3	97.5	94.9	88.9	73.9
	20～24	87.5	90.7	95.6	97.7	99.3	97.7	97.7	96.0	90.5
	25～34	94.8	95.0	94.5	96.8	98.3	99.2	98.7	98.6	98.5
	35～44	96.0	96.2	96.4	95.6	96.8	98.4	99.5	99.3	100.0
	45～54	89.9	90.6	93.0	92.7	94.0	95.4	97.1	98.7	98.7
	55～64	80.9	77.4	80.0	78.9	85.7	87.8	91.9	94.8	97.4
	65～74	64.0	61.5	59.2	60.3	66.6	68.1	76.9	83.7	88.5
	75～84	53.9	46.7	45.9	41.0	44.6	46.9	54.5	65.2	68.7
	85～							39.4	41.8	58.3
未処置歯保有者率（%） Prevalence of untreated tooth decay	5～9	46.2	47.5	47.8	36.2	30.5	24.0	17.8	11.7	9.7
	10～14	73.6	79.2	73.2	65.9	59.1	50.4	44.9	34.4	27.9
	15～19	75.6	80.7	77.4	75.2	68.3	65.0	51.2	46.5	32.8
	20～24	79.7	79.1	78.6	74.1	70.5	64.0	57.3	45.5	43.8
	25～34	87.1	84.7	78.9	74.0	70.9	66.7	55.8	44.1	45.3
	35～44	86.3	83.6	79.3	72.1	66.9	63.6	57.3	47.0	40.3
	45～54	77.4	74.5	72.3	68.6	66.7	62.3	56.1	49.1	39.6
	55～64	69.6	62.6	61.6	55.4	58.5	56.6	55.1	46.1	37.6
	65～74	57.3	52.6	45.5	42.0	45.7	45.5	45.4	40.8	38.0
	75～84	50.8	41.3	37.9	29.6	30.5	31.6	33.6	36.9	28.5
	85～							25.4	20.9	30.6

注1：1957～1987年の報告書には「85歳以上」の年齢区分はなく，1993年報告書から掲載されるようになった．
　　そのため，本表における1957～1987年の「75～84歳」は，正しくは「75歳以上」である．
注2：1999年以前の報告書では，「処置歯または未処置歯のある者の割合」が「う蝕有病者率」として掲載されている．

Note 1：Age group of 85- had not been used from 1957 through 1987, it was first used in 1993.
　　　　Age group of 75-84 from 1957 through 1987 actually means 75-.
Note 2：Prevalence of dental caries is presented as the proportion of persons with deacyed or filled teeth in the report before 1999.

表Ⅲ-2-1 健全歯・未処置歯（D歯）・処置歯（F歯）・喪失歯（M歯）・DMF歯数の一人平均値およびその割合，性・年齢階級別（5歳以上・永久歯）

TableⅢ-2-1 Mean number and percentage of sound, decayed, missing and filled permanent teeth and DMFT among persons aged ≥5 years, by sex and age group

	年齢階級 Age group	被調査者数 Number of subjects	現在歯 Present teeth		健全歯 Sound teeth		DMFT		処置歯 Filled teeth		未処置歯 Decayed teeth		喪失歯 Missing teeth	
総数 Total	総数 Total	4,441	20.7	(9.7)	11.1	(8.2)	16.1	(9.0)	8.6	(6.6)	1.0	(2.1)	6.5	(9.0)
	5～9	247	8.6	(5.7)	8.2	(5.5)	0.4	(1.4)	0.2	(0.7)	0.2	(1.2)	-	(-)
	10～14	208	23.4	(5.0)	21.5	(4.9)	1.9	(2.5)	1.3	(1.9)	0.6	(1.6)	0.0	(0.1)
	15～19	119	27.9	(1.1)	23.6	(4.8)	4.4	(4.7)	3.6	(4.1)	0.8	(1.6)	0.0	(0.2)
	20～24	105	28.8	(1.9)	21.1	(5.7)	8.0	(5.5)	6.6	(5.1)	1.1	(1.7)	0.3	(0.9)
	25～29	174	29.1	(1.7)	19.8	(5.5)	9.6	(5.2)	8.3	(4.9)	1.1	(1.8)	0.2	(0.7)
	30～34	239	28.6	(1.8)	16.2	(5.4)	12.8	(5.5)	11.0	(5.3)	1.4	(2.5)	0.4	(1.0)
	35～39	197	27.9	(2.1)	14.7	(5.8)	14.2	(5.6)	11.7	(5.2)	1.5	(2.7)	1.0	(1.7)
	40～44	247	27.5	(2.8)	13.3	(5.3)	15.5	(5.1)	13.2	(4.8)	0.9	(1.7)	1.4	(2.4)
	45～49	259	26.4	(3.9)	12.6	(6.0)	16.1	(5.8)	12.7	(5.2)	1.0	(1.9)	2.3	(3.6)
	50～54	297	24.8	(5.7)	12.2	(6.3)	16.3	(6.1)	11.6	(5.6)	1.0	(2.0)	3.7	(5.4)
	55～59	407	23.6	(6.3)	11.7	(6.6)	16.8	(6.3)	10.9	(5.6)	1.0	(1.9)	5.0	(6.1)
	60～64	434	21.3	(8.0)	10.4	(7.2)	18.0	(6.9)	9.9	(5.8)	1.1	(2.2)	7.1	(7.7)
	65～69	496	18.3	(9.0)	7.6	(6.9)	20.8	(6.7)	9.6	(6.3)	1.1	(2.3)	10.1	(8.8)
	70～74	448	15.2	(9.8)	5.7	(6.5)	22.6	(6.3)	8.5	(6.8)	1.0	(1.8)	13.1	(9.6)
	75～79	321	10.7	(10.0)	3.7	(5.6)	24.6	(5.4)	6.1	(6.4)	0.9	(2.3)	17.6	(9.7)
	80～84	171	8.9	(9.8)	2.7	(5.3)	25.4	(5.1)	5.3	(6.6)	0.9	(2.3)	19.3	(9.5)
	85～	72	6.0	(7.2)	1.2	(3.0)	26.8	(3.0)	3.9	(5.3)	0.9	(1.8)	22.0	(7.1)
男 Male	総数 Total	1,844	20.6	(9.8)	12.0	(8.6)	15.0	(9.3)	7.4	(6.2)	1.2	(2.3)	6.5	(8.9)
	5～9	117	7.9	(5.7)	7.6	(5.4)	0.4	(1.0)	0.2	(0.6)	0.2	(0.7)	-	(-)
	10～14	116	23.0	(5.5)	21.3	(5.3)	1.7	(1.9)	1.1	(1.6)	0.6	(1.2)	0.0	(0.1)
	15～19	54	28.0	(1.3)	23.0	(5.2)	5.0	(5.3)	3.9	(4.4)	1.1	(2.1)	0.1	(0.3)
	20～24	47	29.3	(1.6)	21.8	(5.4)	7.6	(5.2)	6.3	(4.5)	1.3	(1.8)	0.1	(0.5)
	25～29	71	29.4	(1.6)	20.6	(5.7)	9.0	(5.4)	7.5	(4.8)	1.3	(2.0)	0.2	(0.7)
	30～34	97	29.0	(1.6)	16.8	(5.4)	12.5	(5.4)	10.8	(5.3)	1.4	(2.5)	0.3	(0.6)
	35～39	58	28.3	(2.1)	15.8	(6.0)	13.4	(6.0)	10.3	(5.5)	2.2	(3.1)	0.8	(1.8)
	40～44	74	27.6	(2.7)	14.5	(6.1)	14.5	(5.8)	11.6	(5.4)	1.4	(2.2)	1.4	(2.1)
	45～49	95	26.3	(5.0)	14.1	(6.8)	14.8	(6.5)	10.8	(5.4)	1.5	(2.7)	2.6	(4.7)
	50～54	105	24.4	(6.3)	13.3	(7.2)	15.4	(7.0)	9.8	(5.8)	1.2	(2.0)	4.3	(6.0)
	55～59	158	23.7	(6.8)	13.6	(7.3)	15.1	(7.1)	8.7	(5.6)	1.4	(2.4)	5.0	(6.4)
	60～64	192	21.7	(8.2)	12.1	(7.8)	16.5	(7.5)	8.3	(5.9)	1.2	(2.5)	6.9	(7.8)
	65～69	208	19.0	(9.0)	9.1	(7.8)	19.4	(7.6)	8.6	(6.0)	1.3	(2.7)	9.6	(8.6)
	70～74	221	15.3	(9.6)	6.1	(6.5)	22.2	(6.3)	8.1	(6.5)	1.1	(2.0)	13.0	(9.4)
	75～79	138	11.9	(10.5)	4.6	(6.4)	23.7	(6.1)	6.0	(6.2)	1.2	(2.6)	16.5	(10.0)
	80～84	67	10.6	(10.6)	4.2	(6.5)	24.0	(6.3)	5.5	(6.9)	0.9	(2.8)	17.6	(10.4)
	85～	26	7.3	(7.5)	1.2	(2.8)	26.8	(2.8)	5.3	(6.1)	0.8	(1.7)	20.8	(7.3)
女 Female	総数 Total	2,597	20.7	(9.6)	10.4	(7.8)	16.9	(8.6)	9.5	(6.6)	0.8	(1.8)	6.5	(9.0)
	5～9	130	9.2	(5.6)	8.7	(5.5)	0.4	(1.7)	0.2	(0.7)	0.3	(1.6)	-	(-)
	10～14	92	23.9	(4.3)	21.7	(4.4)	2.2	(3.1)	1.4	(2.3)	0.8	(2.0)	0.0	(0.1)
	15～19	65	27.9	(1.1)	24.0	(4.4)	3.9	(4.2)	3.4	(3.8)	0.5	(1.0)	0.0	(0.1)
	20～24	58	28.3	(2.0)	20.5	(6.0)	8.2	(5.8)	6.9	(5.5)	0.9	(1.7)	0.4	(1.1)
	25～29	103	28.9	(1.7)	19.2	(5.4)	9.9	(5.0)	8.7	(4.9)	1.0	(1.7)	0.2	(0.7)
	30～34	142	28.3	(1.9)	15.8	(5.4)	13.0	(5.5)	11.2	(5.3)	1.4	(2.6)	0.5	(1.2)
	35～39	139	27.7	(2.1)	14.2	(5.7)	14.5	(5.5)	12.2	(4.9)	1.2	(2.5)	1.0	(1.6)
	40～44	173	27.4	(2.8)	12.8	(4.9)	16.0	(4.8)	13.9	(4.4)	0.7	(1.3)	1.3	(2.5)
	45～49	164	26.4	(3.1)	11.8	(5.4)	16.8	(5.3)	13.9	(4.8)	0.8	(1.3)	2.1	(2.8)
	50～54	192	25.1	(5.3)	11.6	(5.7)	16.9	(5.6)	12.6	(5.2)	0.9	(2.0)	3.4	(5.0)
	55～59	249	23.5	(6.0)	10.5	(5.8)	17.9	(5.6)	12.3	(5.2)	0.7	(1.5)	4.9	(5.8)
	60～64	242	21.0	(7.8)	9.0	(6.4)	19.3	(6.2)	11.0	(5.4)	1.0	(1.9)	7.3	(7.6)
	65～69	288	17.8	(9.1)	6.4	(5.9)	21.8	(5.8)	10.4	(6.4)	0.9	(1.9)	10.4	(8.9)
	70～74	227	15.0	(10.0)	5.3	(6.5)	22.9	(6.4)	8.9	(7.1)	0.8	(1.5)	13.2	(9.8)
	75～79	183	9.8	(9.6)	2.9	(4.9)	25.2	(4.7)	6.1	(6.6)	0.7	(2.0)	18.3	(9.4)
	80～84	104	7.8	(9.0)	1.8	(4.1)	26.3	(3.9)	5.1	(6.4)	0.9	(2.0)	20.3	(8.9)
	85～	46	5.3	(7.0)	1.2	(3.1)	26.8	(3.2)	3.2	(4.7)	0.9	(1.9)	22.7	(7.0)

※ （ ）内に標準偏差を示した．（ ）：Standard deviation
注1：割合は，健全歯数とDMF歯数の合計値を分母として算出した．
Note 1：Percentage is calculated with the denominator which is the total number of sound, decayed, missing and filled teeth.

表Ⅲ-2-1 （つづき）

	年齢階級 Age group	被調査者数 Number of subjects	健全歯 Sound teeth	DMFT (DMF歯率) DMFT	処置歯 Filled teeth	未処置歯 Decayed teeth	喪失歯 Missing teeth	う歯未処置率 (DT/DFT)	う歯処置率 (FT/DFT)	DF歯率 (DFT/現在歯数) (DFT/Present teeth)
総数 Total	総数 Total	4,441	40.8	59.2	31.7	3.6	23.9	10.2	89.8	46.4
	5～9	247	95.4	4.6	1.9	2.7	-	59.2	40.8	4.6
	10～14	208	91.8	8.2	5.4	2.8	0.0	33.8	66.2	8.1
	15～19	119	84.3	15.7	12.9	2.7	0.2	17.5	82.5	15.6
	20～24	105	72.6	27.4	22.7	3.7	1.0	14.1	85.9	26.7
	25～29	174	67.4	32.6	28.1	3.7	0.7	11.6	88.4	32.1
	30～34	239	55.8	44.2	38.0	4.8	1.5	11.2	88.8	43.4
	35～39	197	50.9	49.1	40.5	5.2	3.4	11.5	88.5	47.3
	40～44	247	46.2	53.8	45.9	3.2	4.7	6.5	93.5	51.5
	45～49	259	43.9	56.1	44.4	3.6	8.0	7.6	92.4	52.2
	50～54	297	42.7	57.3	40.7	3.6	13.0	8.1	91.9	50.9
	55～59	407	41.1	58.9	38.1	3.4	17.4	8.2	91.8	50.3
	60～64	434	36.5	63.5	34.7	3.8	25.0	9.8	90.2	51.3
	65～69	496	26.7	73.3	34.0	3.8	35.5	10.0	90.0	58.6
	70～74	448	20.1	79.9	30.0	3.4	46.4	10.3	89.7	62.5
	75～79	321	13.0	87.0	21.5	3.2	62.2	13.1	86.9	65.6
	80～84	171	9.7	90.3	18.7	3.1	68.5	14.3	85.7	69.3
	85～	72	4.4	95.6	14.0	3.1	78.5	18.2	81.8	79.5
男 Male	総数 Total	1,844	44.4	55.6	27.4	4.3	23.9	13.6	86.4	41.6
	5～9	117	95.6	4.4	2.2	2.3	-	51.2	48.8	4.4
	10～14	116	92.6	7.4	5.0	2.4	0.0	32.5	67.5	7.4
	15～19	54	82.1	17.9	13.9	3.8	0.3	21.3	78.7	17.7
	20～24	47	74.1	25.9	21.2	4.3	0.4	16.9	83.1	25.7
	25～29	71	69.5	30.5	25.5	4.3	0.8	14.4	85.6	30.0
	30～34	97	57.2	42.8	36.9	4.8	1.1	11.6	88.4	42.2
	35～39	58	54.2	45.8	35.4	7.5	2.9	17.5	82.5	44.2
	40～44	74	50.1	49.9	40.0	5.0	4.9	11.1	88.9	47.3
	45～49	95	48.7	51.3	37.2	5.1	8.9	12.0	88.0	46.5
	50～54	105	46.4	53.6	34.3	4.2	15.1	10.9	89.1	45.3
	55～59	158	47.4	52.6	30.2	4.9	17.5	13.8	86.2	42.5
	60～64	192	42.4	57.6	29.2	4.3	24.2	12.7	87.3	44.1
	65～69	208	32.0	68.0	30.0	4.4	33.5	12.9	87.1	51.8
	70～74	221	21.5	78.5	28.6	4.0	45.8	12.4	87.6	60.2
	75～79	138	16.3	83.7	21.2	4.2	58.2	16.6	83.4	60.9
	80～84	67	15.0	85.0	19.5	3.0	62.5	13.4	86.6	60.1
	85～	26	4.4	95.6	18.9	2.7	74.0	12.7	87.3	83.2
女 Female	総数 Total	2,597	38.2	61.8	34.7	3.1	24.0	8.2	91.8	49.8
	5～9	130	95.2	4.8	1.7	3.1	-	64.9	35.1	4.8
	10～14	92	90.9	9.1	5.9	3.2	0.0	35.2	64.8	9.1
	15～19	65	86.1	13.9	12.0	1.9	0.1	13.5	86.5	13.9
	20～24	58	71.3	28.7	24.0	3.2	1.4	11.9	88.1	27.6
	25～29	103	66.0	34.0	30.0	3.3	0.7	9.8	90.2	33.5
	30～34	142	54.7	45.3	38.8	4.7	1.8	10.9	89.1	44.3
	35～39	139	49.5	50.5	42.6	4.3	3.6	9.1	90.9	48.6
	40～44	173	44.5	55.5	48.4	2.4	4.7	4.7	95.3	53.3
	45～49	164	41.1	58.9	48.6	2.8	7.5	5.4	94.6	55.5
	50～54	192	40.7	59.3	44.3	3.2	11.8	6.8	93.2	53.9
	55～59	249	37.1	62.9	43.2	2.4	17.3	5.4	94.6	55.2
	60～64	242	31.7	68.3	39.1	3.4	25.7	8.0	92.0	57.3
	65～69	288	22.8	77.2	36.9	3.3	37.0	8.2	91.8	63.8
	70～74	227	18.7	81.3	31.4	2.9	46.9	8.4	91.6	64.7
	75～79	183	10.4	89.6	21.8	2.5	65.2	10.3	89.7	69.9
	80～84	104	6.3	93.7	18.2	3.2	72.3	14.9	85.1	77.4
	85～	46	4.4	95.6	11.2	3.3	81.0	22.9	77.1	76.7

表Ⅲ-2-2　DMF歯数の一人平均値およびパーセンタイル値, 年齢階級別（5歳以上・永久歯）
Table Ⅲ-2-2　Mean number and percentile of decayed, missing and filled permanent teeth (DMFT) among persons aged ≥5 years, by age group

	年齢階級 Age group	被調査者数 Number of subjects	一人平均値 Mean		0% (最小値) (Minimum)	5%	10%	25%	50% (中央値) (Median)	75%	90%	95%	100% (最大値) (Maximum)
	総数 Total	4,441	16.1	(9.0)	0	0	2	9	17	24	28	28	31
	5～9	247	0.4	(1.4)	0	0	0	0	0	0	1	3	17
	10～14	208	1.9	(2.5)	0	0	0	0	1	3	5	7	16
	15～19	119	4.4	(4.7)	0	0	0	0	3	6	11	14	22
	20～24	105	8.0	(5.5)	0	0	1	4	8	11	15	17	24
	25～29	174	9.6	(5.2)	0	2	3	6	9	13	16	18	25
	30～34	239	12.8	(5.5)	0	3	6	9	13	17	19	22	28
DMF歯数 DMFT	35～39	197	14.2	(5.6)	2	5	7	10	14	19	21	23	30
	40～44	247	15.5	(5.1)	1	7	8	12	16	19	22	24	27
	45～49	259	16.1	(5.8)	0	6	8	12	16	20	24	25	29
	50～54	297	16.3	(6.1)	0	5	8	12	17	21	23	26	28
	55～59	407	16.8	(6.3)	1	5	8	12	17	22	25	27	28
	60～64	434	18.0	(6.9)	1	6	9	13	18	23	28	28	31
	65～69	496	20.8	(6.7)	0	7	10	17	22	27	28	28	30
	70～74	448	22.6	(6.3)	0	11	13	19	25	28	28	28	29
	75～79	321	24.6	(5.4)	2	13	16	23	28	28	28	28	31
	80～84	171	25.4	(5.1)	3	12	20	25	28	28	28	28	29
	85～	72	26.8	(3.0)	12	19	24	28	28	28	28	28	30
	総数 Total	4,441	9.6	(6.7)	0	0	0	4	10	15	18	20	31
	5～9	247	0.4	(1.4)	0	0	0	0	0	0	1	3	17
	10～14	208	1.9	(2.5)	0	0	0	0	1	3	5	7	16
	15～19	119	4.4	(4.7)	0	0	0	0	3	6	11	14	22
	20～24	105	7.7	(5.4)	0	0	1	4	7	11	15	17	24
	25～29	174	9.3	(5.0)	0	2	3	6	9	13	16	18	23
	30～34	239	12.4	(5.3)	0	3	6	9	13	16	19	21	27
DF歯数 DFT	35～39	197	13.2	(5.0)	2	4	7	10	13	17	19	21	26
	40～44	247	14.2	(4.6)	1	6	7	11	15	17	20	22	25
	45～49	259	13.8	(5.1)	0	5	6	10	14	18	20	22	27
	50～54	297	12.6	(5.3)	0	3	5	9	13	17	19	21	26
	55～59	407	11.8	(5.5)	0	2	4	8	12	16	19	20	25
	60～64	434	10.9	(5.7)	0	1	3	7	11	15	18	20	27
	65～69	496	10.7	(6.4)	0	0	1	6	11	15	19	21	26
	70～74	448	9.5	(6.9)	0	0	0	4	9	15	19	21	26
	75～79	321	7.0	(6.8)	0	0	0	0	6	12	17	20	31
	80～84	171	6.1	(7.1)	0	0	0	0	3	11	17	21	27
	85～	72	4.8	(5.8)	0	0	0	0	2	9	12	17	22
	総数 Total	4,441	1.0	(2.1)	0	0	0	0	0	1	3	5	24
	5～9	247	0.2	(1.2)	0	0	0	0	0	0	0	1	17
	10～14	208	0.6	(1.6)	0	0	0	0	0	1	2	3	15
	15～19	119	0.8	(1.6)	0	0	0	0	0	1	3	5	9
	20～24	105	1.1	(1.7)	0	0	0	0	0	2	3	5	9
	25～29	174	1.1	(1.8)	0	0	0	0	0	1	3	5	10
	30～34	239	1.4	(2.5)	0	0	0	0	0	2	4	6	21
D歯数 DT	35～39	197	1.5	(2.7)	0	0	0	0	0	2	5	8	15
	40～44	247	0.9	(1.7)	0	0	0	0	0	1	3	5	9
	45～49	259	1.0	(1.9)	0	0	0	0	0	1	3	4	14
	50～54	297	1.0	(2.0)	0	0	0	0	0	1	3	5	14
	55～59	407	1.0	(1.9)	0	0	0	0	0	1	3	5	14
	60～64	434	1.1	(2.2)	0	0	0	0	0	1	3	5	20
	65～69	496	1.1	(2.3)	0	0	0	0	0	1	3	5	24
	70～74	448	1.0	(1.8)	0	0	0	0	0	1	3	5	13
	75～79	321	0.9	(2.3)	0	0	0	0	0	1	3	5	18
	80～84	171	0.9	(2.3)	0	0	0	0	0	1	3	5	21
	85～	72	0.9	(1.8)	0	0	0	0	0	1	3	6	9

表Ⅲ-2-2 （つづき）

	年齢階級 Age group	被調査者数 Number of subjects	一人平均値 Mean		パーセンタイル値 Percentile								
					0% (最小値) (Minimum)	5%	10%	25%	50% (中央値) (Median)	75%	90%	95%	100% (最大値) (Maximum)
F歯数 FT	総数 Total	4,441	8.6	(6.6)	0	0	0	2	8	14	17	19	27
	5〜9	247	0.2	(0.7)	0	0	0	0	0	0	0	1	4
	10〜14	208	1.3	(1.9)	0	0	0	0	0	2	4	4	11
	15〜19	119	3.6	(4.1)	0	0	0	0	2	5	10	13	16
	20〜24	105	6.6	(5.1)	0	0	0	3	7	9	13	15	23
	25〜29	174	8.3	(4.9)	0	1	2	4	8	12	15	18	21
	30〜34	239	11.0	(5.3)	0	2	4	7	12	15	18	19	26
	35〜39	197	11.7	(5.2)	0	3	5	8	12	16	18	20	25
	40〜44	247	13.2	(4.8)	0	5	7	10	14	17	19	20	25
	45〜49	259	12.7	(5.2)	0	3	6	9	13	17	19	21	24
	50〜54	297	11.6	(5.6)	0	2	3	8	12	16	18	20	26
	55〜59	407	10.9	(5.6)	0	1	2	7	11	15	18	20	25
	60〜64	434	9.9	(5.8)	0	0	1	6	10	14	17	20	27
	65〜69	496	9.6	(6.3)	0	0	0	4	10	14	18	20	26
	70〜74	448	8.5	(6.8)	0	0	0	3	7	14	18	21	26
	75〜79	321	6.1	(6.4)	0	0	0	0	4	11	17	19	26
	80〜84	171	5.3	(6.6)	0	0	0	0	2	8	16	19	27
	85〜	72	3.9	(5.3)	0	0	0	0	1	7	12	13	22

※（ ）内に標準偏差を示した． （ ）：Standard deviation

表Ⅲ-2-3　一人平均健全歯数・処置歯数（処置の内容別）・未処置歯数（う蝕の程度別），性・年齢階級別（5歳以上・永久歯）

Table Ⅲ-2-3　Mean number of sound, filled (filling or crown) and decayed (Ci or Ch) permanent teeth among persons aged ≥5 years, by sex and age group

	年齢階級 Age group	被調査者数 Number of subjects	一人平均健全歯数 Mean number of sound teeth	一人平均未処置歯数 Mean number of decayed teeth (Mean) 総数 Total	軽度 (Ci)	重度 (Ch)	一人平均処置歯数 Mean number of Filled teeth 充填歯 Filling	クラウン Crown 総数 Total	非支台歯 Not bridge abutment	支台歯 Bridge abutment
総数 Total	総数 Total	4,441	11.1 (8.2)	1.0 (2.1)	0.7 (1.5)	0.3 (1.2)	4.2 (4.4)	4.4 (5.0)	3.3 (4.0)	1.1 (2.2)
	5～9	247	8.2 (5.5)	0.2 (1.2)	0.2 (1.2)	0.0 (0.1)	0.2 (0.7)	- (-)	- (-)	- (-)
	10～14	208	21.5 (4.9)	0.6 (1.6)	0.6 (1.5)	0.0 (0.3)	1.2 (1.8)	0.0 (0.2)	0.0 (0.2)	- (-)
	15～19	119	23.6 (4.8)	0.8 (1.6)	0.7 (1.6)	0.0 (0.2)	3.5 (3.9)	0.1 (0.5)	0.1 (0.5)	- (-)
	20～24	105	21.1 (5.7)	1.1 (1.7)	1.0 (1.7)	0.0 (0.3)	5.9 (4.3)	0.7 (1.9)	0.7 (1.8)	0.0 (0.3)
	25～29	174	19.8 (5.5)	1.1 (1.8)	0.9 (1.5)	0.2 (1.0)	7.2 (4.3)	1.1 (2.0)	0.9 (1.7)	0.1 (0.6)
	30～34	239	16.2 (5.4)	1.4 (2.5)	1.1 (1.8)	0.3 (1.4)	9.0 (4.5)	2.0 (2.7)	1.8 (2.4)	0.2 (0.8)
	35～39	197	14.7 (5.8)	1.5 (2.7)	1.1 (1.9)	0.4 (1.4)	8.2 (4.4)	3.5 (4.1)	3.0 (3.6)	0.5 (1.3)
	40～44	247	13.3 (5.3)	0.9 (1.7)	0.8 (1.5)	0.2 (0.6)	8.2 (4.3)	5.0 (4.3)	4.0 (3.6)	1.0 (1.9)
	45～49	259	12.6 (6.0)	1.0 (1.9)	0.8 (1.5)	0.3 (0.9)	7.3 (4.2)	5.4 (4.4)	4.2 (3.7)	1.3 (1.9)
	50～54	297	12.2 (6.3)	1.0 (2.0)	0.6 (1.3)	0.4 (1.3)	5.3 (4.0)	6.3 (4.9)	4.8 (4.2)	1.5 (2.3)
	55～59	407	11.7 (6.6)	1.0 (1.9)	0.6 (1.4)	0.4 (1.0)	4.9 (4.0)	6.0 (4.7)	4.2 (3.8)	1.7 (2.4)
	60～64	434	10.4 (7.2)	1.1 (2.2)	0.7 (1.5)	0.4 (1.2)	3.9 (3.7)	6.0 (4.9)	4.2 (4.0)	1.8 (2.5)
	65～69	496	7.6 (6.9)	1.1 (2.3)	0.6 (1.5)	0.5 (1.4)	3.0 (3.6)	6.6 (5.2)	4.6 (4.3)	2.0 (2.8)
	70～74	448	5.7 (6.5)	1.0 (1.8)	0.6 (1.3)	0.4 (1.1)	2.2 (2.8)	6.3 (5.7)	4.5 (4.7)	1.8 (2.8)
	75～79	321	3.7 (5.6)	0.9 (2.3)	0.4 (1.4)	0.5 (1.6)	1.3 (2.3)	4.8 (5.4)	3.5 (4.3)	1.2 (2.3)
	80～84	171	2.7 (5.3)	0.9 (2.3)	0.4 (0.9)	0.5 (1.9)	1.4 (2.8)	3.9 (5.1)	2.9 (3.9)	1.0 (2.2)
	85～	72	1.2 (3.0)	0.9 (1.8)	0.2 (0.6)	0.7 (1.6)	0.4 (1.1)	3.5 (4.9)	2.7 (3.8)	0.9 (2.1)
男 Male	総数 Total	1,844	12.0 (8.6)	1.2 (2.3)	0.8 (1.6)	0.4 (1.3)	3.7 (4.1)	3.7 (4.5)	2.6 (3.5)	1.1 (2.2)
	5～9	117	7.6 (5.4)	0.2 (0.7)	0.2 (0.7)	- (-)	0.2 (0.6)	- (-)	- (-)	- (-)
	10～14	116	0.2 (1.2)	0.6 (1.2)	0.5 (1.0)	0.1 (0.4)	1.1 (1.5)	0.0 (0.2)	0.0 (0.2)	- (-)
	15～19	54	23.0 (5.2)	1.1 (2.1)	1.0 (2.0)	0.1 (0.3)	3.6 (4.2)	0.2 (0.6)	0.2 (0.6)	- (-)
	20～24	47	21.8 (5.4)	1.3 (1.8)	1.2 (1.8)	0.1 (0.3)	5.6 (4.1)	0.6 (1.7)	0.6 (1.5)	0.0 (0.3)
	25～29	71	20.6 (5.7)	1.3 (2.0)	0.9 (1.6)	0.3 (1.2)	6.3 (4.1)	1.2 (2.4)	1.1 (1.9)	0.2 (0.8)
	30～34	97	16.8 (5.4)	1.4 (2.5)	1.0 (1.6)	0.4 (1.4)	8.8 (4.3)	2.1 (3.1)	1.9 (2.9)	0.2 (0.7)
	35～39	58	15.8 (6.0)	2.2 (3.1)	1.7 (2.6)	0.5 (1.1)	7.1 (4.0)	3.3 (3.8)	2.8 (3.2)	0.5 (1.2)
	40～44	74	14.5 (6.1)	1.4 (2.2)	1.2 (2.0)	0.2 (0.7)	7.2 (4.0)	4.4 (4.5)	3.4 (3.4)	1.0 (2.1)
	45～49	95	14.1 (6.8)	1.5 (2.7)	1.1 (2.1)	0.4 (1.2)	6.5 (4.2)	4.3 (3.6)	3.3 (3.3)	1.0 (1.7)
	50～54	105	13.3 (7.2)	1.2 (2.0)	0.8 (1.4)	0.4 (1.0)	4.6 (3.7)	5.2 (4.4)	3.5 (3.5)	1.8 (2.7)
	55～59	158	13.6 (7.3)	1.4 (2.4)	0.9 (1.8)	0.5 (1.1)	4.1 (3.8)	4.6 (4.1)	3.0 (3.2)	1.6 (2.4)
	60～64	192	12.1 (7.8)	1.2 (2.5)	0.7 (1.5)	0.5 (1.4)	3.7 (3.8)	4.6 (4.6)	3.1 (3.7)	1.5 (2.3)
	65～69	208	9.1 (7.8)	1.3 (2.7)	0.7 (1.8)	0.5 (1.5)	3.1 (3.6)	5.5 (4.6)	3.6 (3.6)	1.9 (2.7)
	70～74	221	6.1 (6.5)	1.1 (2.0)	0.7 (1.4)	0.5 (1.3)	2.3 (2.9)	5.8 (5.1)	4.0 (4.2)	1.8 (2.8)
	75～79	138	4.6 (6.4)	1.2 (2.6)	0.6 (1.4)	0.6 (2.0)	1.4 (2.2)	4.7 (5.1)	3.5 (4.1)	1.2 (2.3)
	80～84	67	4.2 (6.5)	0.9 (2.8)	0.4 (0.9)	0.5 (2.3)	1.5 (2.7)	4.0 (5.5)	2.8 (4.0)	1.2 (2.5)
	85～	26	1.2 (2.8)	0.8 (1.7)	0.3 (0.8)	0.5 (1.0)	0.5 (1.3)	4.8 (5.6)	3.4 (4.2)	1.4 (2.6)
女 Female	総数 Total	2,597	10.4 (7.8)	0.8 (1.8)	0.6 (1.3)	0.3 (1.1)	4.6 (4.6)	4.9 (5.2)	3.7 (4.2)	1.2 (2.2)
	5～9	130	8.7 (5.5)	0.3 (1.6)	0.3 (1.6)	0.0 (0.1)	0.2 (0.7)	- (-)	- (-)	- (-)
	10～14	92	21.7 (4.4)	0.8 (2.0)	0.8 (2.0)	0.0 (0.1)	1.4 (2.1)	0.0 (0.2)	0.0 (0.2)	- (-)
	15～19	65	24.0 (4.4)	0.5 (1.0)	0.5 (1.0)	- (-)	3.3 (3.7)	0.1 (0.4)	0.1 (0.4)	- (-)
	20～24	58	20.5 (6.0)	0.9 (1.7)	0.9 (1.7)	0.0 (0.2)	6.2 (4.4)	0.7 (2.1)	0.7 (2.1)	0.0 (0.4)
	25～29	103	19.2 (5.4)	1.0 (1.7)	0.8 (1.4)	0.2 (0.9)	7.8 (4.4)	0.9 (1.7)	0.9 (1.4)	0.1 (0.4)
	30～34	142	15.8 (5.5)	1.4 (2.6)	1.1 (1.9)	0.2 (1.4)	9.2 (4.7)	2.0 (2.5)	1.8 (2.1)	0.2 (0.8)
	35～39	139	14.2 (5.7)	1.2 (2.5)	0.8 (1.5)	0.4 (1.5)	8.6 (4.4)	3.6 (4.2)	3.1 (3.7)	0.5 (1.3)
	40～44	173	12.8 (4.9)	0.7 (1.3)	0.6 (1.1)	0.1 (0.5)	8.7 (4.0)	5.2 (4.2)	4.3 (3.7)	0.9 (1.8)
	45～49	164	11.8 (5.4)	0.8 (1.3)	0.6 (1.1)	0.2 (0.6)	7.8 (4.2)	6.1 (4.6)	4.7 (3.8)	1.4 (2.0)
	50～54	192	11.6 (5.7)	0.9 (2.0)	0.5 (1.1)	0.4 (1.5)	5.7 (4.1)	6.9 (5.1)	5.5 (4.4)	1.4 (2.1)
	55～59	249	10.5 (5.8)	0.7 (1.5)	0.4 (1.0)	0.3 (0.8)	5.4 (4.1)	6.9 (4.8)	5.0 (4.0)	1.8 (2.3)
	60～64	242	9.0 (6.4)	1.0 (1.9)	0.6 (1.5)	0.3 (1.0)	3.9 (3.7)	7.1 (4.9)	5.1 (4.0)	2.0 (2.7)
	65～69	288	6.4 (5.9)	0.9 (1.9)	0.5 (1.2)	0.4 (1.3)	3.0 (3.6)	7.4 (5.4)	5.4 (4.6)	2.0 (2.8)
	70～74	227	5.3 (6.5)	0.8 (1.7)	0.5 (1.1)	0.3 (0.9)	2.1 (2.8)	6.8 (6.2)	5.0 (5.1)	1.8 (2.9)
	75～79	183	2.9 (4.9)	0.7 (2.0)	0.3 (1.4)	0.4 (1.2)	1.3 (2.4)	4.9 (5.6)	3.6 (4.5)	1.3 (2.3)
	80～84	104	1.8 (4.1)	0.9 (2.0)	0.4 (1.0)	0.5 (1.5)	1.3 (2.9)	3.8 (4.8)	2.9 (3.9)	0.8 (2.0)
	85～	46	1.2 (3.1)	0.9 (1.9)	0.2 (0.5)	0.8 (1.9)	0.3 (0.9)	2.8 (4.3)	2.2 (3.6)	0.6 (1.8)

※（　）内に標準偏差を示した．　　（　）: Standard deviation

表Ⅲ-2-4　DMFT の推移（1957～2005 年），年齢階級別（5 歳以上・永久歯）
TableⅢ-2-4　Trends in mean number of DMFT among persons aged ≥5 years, by age group, 1957-2005

年齢階級 Age group	昭和32 1957	昭和38 1963	昭和44 1969	昭和50 1975	昭和56 1981	昭和62 1987	平成5 1993	平成11 1999	平成17 2005
5～9	1.16	1.38	1.62	1.42	1.45	1.24	0.97	0.51	0.40
10～14	2.80	4.05	4.83	5.30	5.52	4.91	4.12	3.18	1.91
15～19	3.69	5.69	7.00	8.32	9.64	9.52	7.83	7.15	4.40
20～24	5.61	6.46	8.22	10.14	11.40	12.01	10.87	9.52	7.97
25～34	9.14	9.15	9.62	11.11	12.62	14.02	14.11	12.92	11.46
35～44	12.87	12.73	12.76	12.88	12.97	14.43	15.50	15.40	14.91
45～54	16.02	16.59	16.89	16.70	16.67	16.41	16.08	16.48	16.22
55～64	19.10	19.93	20.49	21.09	20.90	20.88	19.63	18.30	17.44
65～74	22.29	23.13	23.92	24.33	24.28	24.33	23.74	22.54	21.64
75～84	24.28	25.14	25.71	26.48	26.42	26.46	26.41	25.59	24.88
85～							27.61	27.16	26.83

注：1957～1987 年の報告書には「85 歳以上」という年齢区分はなく，1993 年報告書から掲載されるようになった．
　　そのため，本表における 1957～1987 年の「75～84 歳」は正確には「75 歳以上」である．
Note：Age group of 85- had not been used from 1957 through 1987, it was first used in 1993.
　　　Age group of 75-84 from 1957 through 1987 actually means 75-.

表Ⅲ-3-1　DMF 歯率，歯種・年齢階級別（5～44 歳・永久歯）
TableⅢ-3-1　Mean percentage of decayed, missing and filled permanent teeth（DMFT）among persons aged 5-44 years, by tooth type and age group

上顎 Maxillary dentition

年齢 Age	被調査者数（人） Number of subjects	18	17	16	15	14	13	12	11	21	22	23	24	25	26	27	28
総数 Total	1,536	8.9	48.4	57.7	33.1	32.6	10.3	21.7	26.0	25.7	21.6	10.6	31.4	32.9	59.2	51.3	8.2
5～9	247	-	-	7.3	-	0.8	-	1.2	0.8	0.4	0.4	0.4	0.4	-	6.5	-	-
10～14	208	-	3.8	23.6	1.0	4.3	-	1.9	3.8	1.4	2.9	-	4.8	2.9	26.9	5.3	-
15～19	119	0.8	25.2	40.3	10.1	11.8	4.2	9.2	10.9	10.9	5.9	3.4	13.4	10.1	44.5	26.1	1.7
20～24	105	12.4	46.7	61.9	22.9	28.6	6.7	16.2	20.0	19.0	20.0	8.6	21.0	18.1	61.9	52.4	11.4
25～34	413	13.6	70.0	77.0	45.3	44.1	11.6	26.2	31.5	31.5	25.2	11.4	42.6	45.0	79.7	74.6	14.5
35～44	444	15.1	82.9	87.6	64.0	59.5	22.1	42.8	50.7	51.4	43.5	23.0	58.1	63.5	88.1	86.3	11.7

下顎 Mandibular dentition

年齢 Age	被調査者数（人） Number of subjects	48	47	46	45	44	43	42	41	31	32	33	34	35	36	37	38
総数 Total	1,536	11.0	56.5	66.6	31.3	15.7	2.7	2.5	2.5	2.5	2.5	2.6	15.1	31.6	68.3	57.7	11.2
5～9	247	-	-	9.7	-	0.4	0.4	0.4	-	-	0.4	0.4	0.4	-	9.3	-	-
10～14	208	-	11.5	40.4	1.0	1.0	-	-	-	0.5	-	-	0.5	1.9	41.8	10.1	-
15～19	119	2.5	33.6	54.6	5.9	2.5	1.7	1.7	0.8	1.7	2.5	2.5	2.5	10.1	51.3	37.8	-
20～24	105	7.6	58.1	73.3	16.2	11.4	1.0	3.8	2.9	2.9	6.7	2.9	12.4	25.7	76.2	61.9	6.7
25～34	413	14.8	81.8	85.5	41.6	18.6	1.9	2.4	1.7	2.4	2.9	2.2	15.7	39.2	89.6	83.5	18.2
35～44	444	21.8	91.2	94.6	63.5	32.9	6.8	4.7	6.1	5.0	3.6	5.4	33.6	63.3	96.4	92.3	20.3

表III-4-1 シーラント保有者（人数・割合），性・年齢階級別（5歳以上・永久歯）
Table III-4-1 Prevalence of dental sealants on permanent teeth among persons aged ≥5 years, by sex and age group

	年齢 Age group	人数（人） Number of persons			割合（％） Percentage
		総数 Total	シーラントあり With dental sealants	シーラントなし Without dental sealants	シーラント保有者率 Percentage of persons with dental sealants
総数 Total	総数 Total	4,441	160	4,281	3.6
	5～9	247	46	201	18.6
	10～14	208	53	155	25.5
	15～19	119	25	94	21.0
	20～24	105	10	95	9.5
	25～29	174	11	163	6.3
	30～34	239	6	233	2.5
	35～39	197	3	194	1.5
	40～44	247	2	245	0.8
	45～49	259	-	259	-
	50～54	297	1	296	0.3
	55～59	407	-	407	-
	60～64	434	1	433	0.2
	65～69	496	1	495	0.2
	70～74	448	1	447	0.2
	75～79	321	-	321	-
	80～84	171	-	171	-
	85～	72	-	72	-
男 Male	総数 Total	1,844	80	1,764	4.3
	5～9	117	19	98	16.2
	10～14	116	33	83	28.4
	15～19	54	11	43	20.4
	20～24	47	7	40	14.9
	25～29	71	6	65	8.5
	30～34	97	2	95	2.1
	35～39	58	1	57	1.7
	40～44	74	-	74	-
	45～49	95	-	95	-
	50～54	105	-	105	-
	55～59	158	-	158	-
	60～64	192	-	192	-
	65～69	208	-	208	-
	70～74	221	1	220	0.5
	75～79	138	-	138	-
	80～84	67	-	67	-
	85～	26	-	26	-
女 Female	総数 Total	2,597	80	2,517	3.1
	5～9	130	27	103	20.8
	10～14	92	20	72	21.7
	15～19	65	14	51	21.5
	20～24	58	3	55	5.2
	25～29	103	5	98	4.9
	30～34	142	4	138	2.8
	35～39	139	2	137	1.4
	40～44	173	2	171	1.2
	45～49	164	-	164	-
	50～54	192	1	191	0.5
	55～59	249	-	249	-
	60～64	242	1	241	0.4
	65～69	288	1	287	0.3
	70～74	227	-	227	-
	75～79	183	-	183	-
	80～84	104	-	104	-
	85～	46	-	46	-

表III-4-2 シーラント保有者（人数・割合），地域・性・年齢階級別（5歳以上・永久歯）
Table III-4-2 Prevalence of dental sealants on permanent teeth among persons aged ≥5 years, by municipal size, sex and age group

1) 総数 Total / 2) 13大都市 13 large cities / 3) 人口15万以上の市 Cities (population ≥150,000) / 4) 人口5〜15万未満の市 Cities (149,999-50,000) / 5) 5万未満の市+町村 Cities (50,000>) + rural cities

人数（人）Number of persons

年齢階級 Age group	総数 Total	シーラントあり With dental sealants	シーラントなし Without dental sealants	総数 Total	シーラントあり With	シーラントなし Without	総数 Total	シーラントあり With	シーラントなし Without	総数 Total	シーラントあり With	シーラントなし Without	総数 Total	シーラントあり With	シーラントなし Without
総数 Total	1,536	156	1,380	263	26	237	533	55	478	449	43	406	291	32	259
5〜9	247	46	201	53	7	46	86	13	73	75	17	58	33	9	24
10〜14	208	53	155	32	9	23	74	20	54	56	12	44	46	12	34
15〜19	119	25	94	19	5	14	35	8	27	37	8	29	28	4	24
20〜24	105	10	95	13	1	12	41	4	37	30	1	29	21	4	17
25〜29	174	11	163	24	0	24	64	9	55	53	1	52	33	1	32
30〜34	239	6	233	35	2	33	87	0	87	67	3	64	50	1	49
35〜39	197	3	194	37	0	37	57	1	56	67	1	66	36	1	35
40〜44	247	2	245	50	2	48	89	0	89	64	0	64	44	0	44

割合（%）Percentage

年齢階級 Age group	総数 Total	シーラントあり	シーラントなし	総数 Total	あり	なし	総数 Total	あり	なし	総数 Total	あり	なし	総数 Total	あり	なし
総数 Total	100.0	10.2	89.8	100.0	9.9	90.1	100.0	10.3	89.7	100.0	9.6	90.4	100.0	11.0	89.0
5〜9	100.0	18.6	81.4	100.0	13.2	86.8	100.0	15.1	84.9	100.0	22.7	77.3	100.0	27.3	72.7
10〜14	100.0	25.5	74.5	100.0	28.1	71.9	100.0	27.0	73.0	100.0	21.4	78.6	100.0	26.1	73.9
15〜19	100.0	21.0	79.0	100.0	26.3	73.7	100.0	22.9	77.1	100.0	21.6	78.4	100.0	14.3	85.7
20〜24	100.0	9.5	90.5	100.0	7.7	92.3	100.0	9.8	90.2	100.0	3.3	96.7	100.0	19.0	81.0
25〜29	100.0	6.3	93.7	100.0	0.0	100.0	100.0	14.1	85.9	100.0	1.9	98.1	100.0	3.0	97.0
30〜34	100.0	2.5	97.5	100.0	5.7	94.3	100.0	0.0	100.0	100.0	4.5	95.5	100.0	2.0	98.0
35〜39	100.0	1.5	98.5	100.0	0.0	100.0	100.0	1.8	98.2	100.0	1.5	98.5	100.0	2.8	97.2
40〜44	100.0	0.8	99.2	100.0	4.0	96.0	100.0	0.0	100.0	100.0	0.0	100.0	100.0	0.0	100.0

表Ⅲ-4-3　一人平均シーラント歯数の推移（1993～2005年），年齢階級別（5歳以上・永久歯）

Table Ⅲ-4-3　Trends in mean number of permanent teeth with dental sealants among persons aged ≥5 years, by age group, 1993-2005

年齢階級 Age group	平成5 1993	平成11 1999	平成17 2005	
総数 Total	0.09	0.10	0.10	(0.65)
5～9	0.26	0.35	0.46	(1.10)
10～14	0.51	0.67	0.80	(1.91)
15～19	0.41	0.48	0.66	(1.82)
20～24	0.12	0.23	0.19	(0.67)
25～29	0.03	0.10	0.13	(0.55)
30～34	0.02	0.04	0.05	(0.37)
35～39	0.00	0.03	0.05	(0.42)
40～44	-	0.02	0.02	(0.28)
45～49	0.01	0.02	-	(-)
50～54	-	0.01	0.01	(0.23)
55～59	0.00	-	-	(-)
60～64	0.01	0.01	0.00	(0.05)
65～69	-	-	0.00	(0.04)
70～74	0.00	0.00	0.00	(0.05)
75～79	-	-	-	(-)
80～84	-	-	-	(-)
85～	-	-	-	(-)

注：シーラントは1993年調査より診査基準に取り入れられた．
※（　）内に標準偏差を示した．
Note：Sealants examination was initiated in 1993.
（　）：Standard deviation

表Ⅲ-5-1 一人平均現在歯数，無歯顎者・現在歯20歯以上の者・現在歯24歯以上の者・喪失歯のある者（人数・割合），性・年齢階級別（5歳以上・永久歯）

TableⅢ-5-1 Mean number of present permanent teeth, prevalence of edentulism, number and percentage of persons with 20 and more teeth, with 24 and more teeth, and with missing teeth among persons aged ≥5 years, by sex and age group

	年齢階級 Age group	被調査者数 Number of subjects	一人平均現在歯数（標準偏差） Mean number of present teeth (S.D.)		無歯顎者 注1 Edentulism	現在歯20歯以上の者 Persons with 20 teeth and over	現在歯24歯以上の者 Persons with 24 teeth and over	喪失歯を持つ者 Persons with missing teeth
総数 Total	総数 Total	4,441	20.7	(9.7)	339	3,003	2,537	2,815
	5～9	247	8.6	(5.7)	44	8	3	-
	10～14	208	23.4	(5.0)	-	169	133	2
	15～19	119	27.9	(1.1)	-	119	119	4
	20～24	105	28.8	(1.9)	-	105	104	13
	25～29	174	29.1	(1.7)	-	174	173	23
	30～34	239	28.6	(1.8)	-	238	237	62
	35～39	197	27.9	(2.1)	-	196	191	83
	40～44	247	27.5	(2.8)	-	242	233	121
	45～49	259	26.4	(3.9)	-	246	225	165
	50～54	297	24.8	(5.7)	3	264	222	201
	55～59	407	23.6	(6.3)	5	335	277	336
	60～64	434	21.3	(8.0)	12	305	229	373
	65～69	496	18.3	(9.0)	35	283	184	454
	70～74	448	15.2	(9.8)	62	190	129	424
	75～79	321	10.7	(10.0)	88	87	54	315
	80～84	171	8.9	(9.8)	61	36	23	167
	85～	72	6.0	(7.2)	29	6	1	72
男 Male	総数 Total	1,844	20.6	(9.8)	140	1,224	1,035	1,144
	5～9	117	7.9	(5.7)	26	2	1	-
	10～14	116	23.0	(5.5)	-	90	74	1
	15～19	54	28.0	(1.3)	-	54	54	3
	20～24	47	29.3	(1.6)	-	47	47	3
	25～29	71	29.4	(1.6)	-	71	71	10
	30～34	97	29.0	(1.6)	-	97	97	23
	35～39	58	28.3	(2.1)	-	57	57	21
	40～44	74	27.6	(2.7)	-	73	67	39
	45～49	95	26.3	(5.0)	-	89	81	56
	50～54	105	24.4	(6.3)	1	90	74	74
	55～59	158	23.7	(6.8)	4	134	109	131
	60～64	192	21.7	(8.2)	5	138	110	164
	65～69	208	19.0	(9.0)	13	123	86	186
	70～74	221	15.3	(9.6)	27	93	64	208
	75～79	138	11.9	(10.5)	35	43	29	134
	80～84	67	10.6	(10.6)	22	20	14	65
	85～	26	7.3	(7.5)	7	3	-	26
女 Female	総数 Total	2,597	20.7	(9.6)	199	1,779	1,502	1,671
	5～9	130	9.2	(5.6)	18	6	2	-
	10～14	92	23.9	(4.3)	-	79	59	1
	15～19	65	27.9	(1.1)	-	65	65	1
	20～24	58	28.3	(2.0)	-	58	57	10
	25～29	103	28.9	(1.7)	-	103	102	13
	30～34	142	28.3	(1.9)	-	141	140	39
	35～39	139	27.7	(2.1)	-	139	134	62
	40～44	173	27.4	(2.8)	-	169	166	82
	45～49	164	26.4	(3.1)	-	157	144	109
	50～54	192	25.1	(5.3)	2	174	148	127
	55～59	249	23.5	(6.0)	1	201	168	205
	60～64	242	21.0	(7.8)	7	167	119	209
	65～69	288	17.8	(9.1)	22	160	98	268
	70～74	227	15.0	(10.0)	35	97	65	216
	75～79	183	9.8	(9.6)	53	44	25	181
	80～84	104	7.8	(9.0)	39	16	9	102
	85～	46	5.3	(7.0)	22	3	1	46

注1：本表では，便宜上，永久歯未萌出の小児も無歯顎者として扱った．
Note 1：Children with unerupted permanent teeth are regarded as edentulous persons.

表Ⅲ-5-1　（つづき）

	年齢階級 Age group	被調査者 Number of subjects	無歯顎者注1 Edentulism	現在歯 20歯以上の者 Persons with 20 teeth and over	現在歯 24歯以上の者 Persons with 24 teeth and over	喪失歯を持つ者 Persons with missing teeth
				割　合（％）Percentage		
総数 Total	総　数 Total	100.0	7.6	67.6	57.1	63.4
	5〜9	100.0	18.1	3.2	1.2	-
	10〜14	100.0	-	81.3	63.9	1.0
	15〜19	100.0	-	100.0	100.0	3.4
	20〜24	100.0	-	100.0	99.0	12.4
	25〜29	100.0	-	100.0	99.4	13.2
	30〜34	100.0	-	99.6	99.2	25.9
	35〜39	100.0	-	99.5	97.0	42.1
	40〜44	100.0	-	98.0	94.3	49.0
	45〜49	100.0	-	95.0	86.9	63.7
	50〜54	100.0	1.0	88.9	74.7	67.7
	55〜59	100.0	1.2	82.3	68.1	82.6
	60〜64	100.0	2.8	70.3	52.8	85.9
	65〜69	100.0	7.1	57.1	37.1	91.5
	70〜74	100.0	13.8	42.4	28.8	94.6
	75〜79	100.0	27.4	27.1	16.8	98.1
	80〜84	100.0	35.7	21.1	13.5	97.7
	85〜	100.0	40.3	8.3	1.4	100.0
男 Male	総　数 Total	100.0	7.6	66.4	56.1	62.0
	5〜9	100.0	22.2	1.7	0.9	-
	10〜14	100.0	-	77.6	63.8	0.9
	15〜19	100.0	-	100.0	100.0	5.6
	20〜24	100.0	-	100.0	100.0	6.4
	25〜29	100.0	-	100.0	100.0	14.1
	30〜34	100.0	-	100.0	100.0	23.7
	35〜39	100.0	-	98.3	98.3	36.2
	40〜44	100.0	-	98.6	90.5	52.7
	45〜49	100.0	-	93.7	85.3	58.9
	50〜54	100.0	1.0	85.7	70.5	70.5
	55〜59	100.0	2.5	84.8	69.0	82.9
	60〜64	100.0	2.6	71.9	57.3	85.4
	65〜69	100.0	6.3	59.1	41.3	89.4
	70〜74	100.0	12.2	42.1	29.0	94.1
	75〜79	100.0	25.4	31.2	21.0	97.1
	80〜84	100.0	32.8	29.9	20.9	97.0
	85〜	100.0	26.9	11.5	-	100.0
女 Female	総　数 Total	100.0	7.7	68.5	57.8	64.3
	5〜9	100.0	14.5	4.6	1.5	-
	10〜14	100.0	-	85.9	64.1	1.1
	15〜19	100.0	-	100.0	100.0	1.5
	20〜24	100.0	-	100.0	98.3	17.2
	25〜29	100.0	-	100.0	99.0	12.6
	30〜34	100.0	-	99.3	98.6	27.5
	35〜39	100.0	-	100.0	96.4	44.6
	40〜44	100.0	-	97.7	96.0	47.4
	45〜49	100.0	-	95.7	87.8	66.5
	50〜54	100.0	1.0	90.6	77.1	66.1
	55〜59	100.0	0.4	80.7	67.5	82.3
	60〜64	100.0	2.9	69.0	49.2	86.4
	65〜69	100.0	7.6	55.6	34.0	93.1
	70〜74	100.0	15.4	42.7	28.6	95.2
	75〜79	100.0	29.0	24.0	13.7	98.9
	80〜84	100.0	37.5	15.4	8.7	98.1
	85〜	100.0	47.8	6.5	2.2	100.0

表Ⅲ-5-2　一人平均現在歯数・喪失歯数，年齢階級別（15歳以上・永久歯）

TableⅢ-5-2　Mean number of present and missing permanent teeth among persons aged ≥15 years, by age group

年齢階級 Age group	分母＝対象者全員（無歯顎含む） Denominator = all subjects (edentulism included)				分母＝有歯顎者（無歯顎は除外） Denominator = all subjects (edentulism excluded)			
	被調査者数 Number of subjects	一人平均現在歯数 Mean number of present teeth		一人平均喪失歯数 Mean number of missing teeth	被調査者数 Number of subjects	一人平均現在歯数 Mean number of present teeth		一人平均喪失歯数 Mean number of missing teeth
総数 Total	3,986	21.3	(9.5)	7.2 (9.2)	3,691	23.0	(7.7)	5.6 (7.3)
15～19	119	27.9	(1.1)	0.0 (0.2)	119	27.9	(1.1)	0.0 (0.2)
20～24	105	28.8	(1.9)	0.3 (0.9)	105	28.8	(1.9)	0.3 (0.9)
25～29	174	29.1	(1.7)	0.2 (0.7)	174	29.1	(1.7)	0.2 (0.7)
30～34	239	28.6	(1.8)	0.4 (1.0)	239	28.6	(1.8)	0.4 (1.0)
35～39	197	27.9	(2.1)	1.0 (1.7)	197	27.9	(2.1)	1.0 (1.7)
40～44	247	27.5	(2.8)	1.4 (2.4)	247	27.5	(2.8)	1.4 (2.4)
45～49	259	26.4	(3.9)	2.3 (3.6)	259	26.4	(3.9)	2.3 (3.6)
50～54	297	24.8	(5.7)	3.7 (5.4)	294	25.1	(5.1)	3.5 (4.8)
55～59	407	23.6	(6.3)	5.0 (6.1)	402	23.9	(5.8)	4.7 (5.5)
60～64	434	21.3	(8.0)	7.1 (7.7)	422	21.9	(7.2)	6.5 (6.9)
65～69	496	18.3	(9.0)	10.1 (8.8)	461	19.7	(7.8)	8.7 (7.6)
70～74	448	15.2	(9.8)	13.1 (9.6)	386	17.7	(8.2)	10.7 (8.0)
75～79	321	10.7	(10.0)	17.6 (9.7)	233	14.7	(8.9)	13.6 (8.5)
80～84	171	8.9	(9.8)	19.3 (9.5)	110	13.8	(8.9)	14.4 (8.7)
85～	72	6.0	(7.2)	22.0 (7.1)	43	10.1	(6.8)	18.0 (6.7)

※（　）内に標準偏差を示した．　（　）：Standard deviation

表Ⅲ-5-3　現在歯のある者（人数・割合）（現在歯数の頻度分布），歯数区分・年齢階級別（5歳以上・永久歯）

TableⅢ-5-3　Number and percentage of persons aged ≥5 years with present permanent teeth, by number of teeth and age group

年齢階級 Age group	現在歯のある者の数 Persons with present permanent teeth						割合（％） Percentage					
	総数 Total	0	1～9	10～19	20～27	28～	総数 Total	0	1～9	10～19	20～27	28～
総数 Total	4,441	339	453	646	1,555	1,448	100.0	7.6	10.2	14.5	35.0	32.6
5～14	455	44	65	169	119	58	100.0	9.7	14.3	37.1	26.2	12.7
15～24	224	-	-	-	37	187	100.0	-	-	-	16.5	83.5
25～34	413	-	-	1	64	348	100.0	-	-	0.2	15.5	84.3
35～44	444	-	1	5	148	290	100.0	-	0.2	1.1	33.3	65.3
45～54	556	3	10	33	267	243	100.0	0.5	1.8	5.9	48.0	43.7
55～64	841	17	59	125	434	206	100.0	2.0	7.0	14.9	51.6	24.5
65～74	944	97	161	213	376	97	100.0	10.3	17.1	22.6	39.8	10.3
75～84	492	149	134	86	104	19	100.0	30.3	27.2	17.5	21.1	3.9
85～	72	29	23	14	6	-	100.0	40.3	31.9	19.4	8.3	-
（再）(Repetition) 75～	564	178	157	100	110	19	100.0	31.6	27.8	17.7	19.5	3.4

表Ⅲ-5-4 現在歯数の分布（パーセンタイル値），年齢階級別（5歳以上・永久歯）
TableⅢ-5-4 Mean number and percentile of present permanent teeth among persons aged ≥5 years, by age group

年齢階級 Age group	被調査者数 Number of subjects	一人平均現在歯数 Mean number of present teeth		0%(最小値) (Minimum)	5%	10%	25%	50%(中央値) (Median)	75%	90%	95%	100%(最大値) (Maximum)
総数 Total	4,441	20.7	(9.7)	0	0	3	14	25	28	29	30	32
5〜9	247	8.6	(5.7)	0	0	0	3	10	12	14	17	24
10〜14	208	23.4	(5.0)	4	13	14	21	25	28	28	28	29
15〜19	119	27.9	(1.1)	24	26	27	28	28	28	29	30	32
20〜24	105	28.8	(1.9)	23	26	27	28	28	30	32	32	32
25〜29	174	29.1	(1.7)	23	27	27	28	29	30	32	32	32
30〜34	239	28.6	(1.8)	18	26	27	28	28	30	31	32	32
35〜39	197	27.9	(2.1)	18	25	25	27	28	29	30	32	32
40〜44	247	27.5	(2.8)	6	23	25	27	28	29	30	31	32
45〜49	259	26.4	(3.9)	3	19	23	25	27	28	29	31	32
50〜54	297	24.8	(5.7)	0	13	18	23	27	28	29	30	32
55〜59	407	23.6	(6.3)	0	8	15	22	26	28	29	29	32
60〜64	434	21.3	(8.0)	0	3	7	18	24	27	28	30	32
65〜69	496	18.3	(9.0)	0	0	3	11	21	26	28	28	32
70〜74	448	15.2	(9.8)	0	0	0	7	16.5	24	27	28	32
75〜79	321	10.7	(10.0)	0	0	0	0	8	20	25	28	31
80〜84	171	8.9	(9.8)	0	0	0	0	5	18	25	27	30
85〜	72	6.0	(7.2)	0	0	0	0	2.5	11	18	21	24

※（ ）内に標準偏差を示した． （ ）：Standard deviation

表Ⅲ-5-5　一人平均現在歯数の推移（1957〜2005年），年齢階級別（15歳以上・永久歯）

TableⅢ-5-5　Trends in mean number of present permanent teeth among persons aged ≥15 years, by age group, 1957-2005

年齢階級 Age group	昭和32 1957	昭和38 1963	昭和44 1969	昭和50 1975	昭和56 1981	昭和62 1987	平成5 1993	平成11 1999	平成17 2005
5〜9	8.54	8.79	8.61	8.17	9.14	8.59	8.35	8.29	8.57
10〜14	23.68	24.59	24.57	24.44	24.42	24.26	23.94	24.36	23.41
15〜19	28.03	27.88	28.04	27.94	27.91	27.83	27.90	27.98	27.94
20〜24	28.88	28.91	28.73	28.52	28.54	28.77	28.83	28.55	28.79
25〜29	28.63	28.89	29.01	28.24	28.05	27.98	28.27	28.53	29.13
30〜34	27.80	28.00	28.17	27.87	27.35	27.24	27.52	28.25	28.60
35〜39	26.09	26.64	26.83	26.62	26.93	26.51	26.93	27.61	27.86
40〜44	24.15	24.39	25.04	24.89	25.63	25.83	25.98	26.88	27.48
45〜49	21.51	21.35	22.34	22.39	23.49	23.84	25.10	25.21	26.39
50〜54	18.75	18.62	19.41	19.42	20.22	21.96	22.91	24.13	24.84
55〜59	16.90	15.60	16.34	15.59	16.87	18.30	20.81	22.18	23.57
60〜64	13.66	12.81	12.42	12.30	13.44	14.90	17.13	20.40	21.29
65〜69	10.54	10.12	9.53	9.30	10.33	11.52	12.65	16.80	18.27
70〜74	9.36	8.17	7.07	6.84	7.54	7.76	10.62	12.68	15.16
75〜79	7.99	6.01	6.28	4.75	5.13	5.52	6.72	9.02	10.66
80〜84	5.70	5.50	3.29	3.50	3.64	4.03	5.14	7.41	8.87
85〜							3.21	4.03	6.04
（再）(Repetition)									
15〜24	28.40	28.28	28.35	28.21	28.17	28.17	28.26	28.24	28.34
25〜34	28.21	28.42	28.56	28.05	27.61	27.55	27.83	28.38	28.82
35〜44	25.14	25.62	25.95	25.76	26.26	26.21	26.43	27.25	27.65
45〜54	20.23	20.01	20.99	49.90	21.84	22.91	23.99	24.64	25.56
55〜64	15.46	14.28	14.59	13.99	15.35	16.72	18.97	21.27	22.40
65〜74	10.09	9.39	8.50	8.28	9.04	9.87	11.79	15.02	16.79
75〜	7.15	5.84	5.21	4.29	4.55	4.94	5.76	7.94	9.53

注：1957〜1987年の報告書には「85歳以上」という年齢区分はなく，1993年以降から掲載されるようになった．
　　そのため，本表における1957〜1987年の「80〜84歳」は正確には「80歳以上」である．

Note：Age group of 85- had not been used from 1957 through 1987, it was first used in 1993.
　　　Age group of 80-84 from 1957 through 1987 actually mean 80-.

表Ⅲ－5－6　無歯顎者率の推移（1975～2005年），年齢階級別（15歳以上・永久歯）
TableⅢ-5-6　Trends in prevalence of edentulism among persons aged ≥15 years, by age group, 1957-2005

年齢階級 Age group	被調査者数 Number of subjects 昭和50 1975	昭和56 1981	昭和62 1987	平成5 1993	平成11 1999	平成17 2005	無歯顎者数 Number of edentulism 昭和50 1975	昭和56 1981	昭和62 1987	平成5 1993	平成11 1999	平成17 2005	無歯顎者率（%） Prevalence of edentulism 昭和50 1975	昭和56 1981	昭和62 1987	平成5 1993	平成11 1999	平成17 2005
総数 Total	11,359	10,463	9,299	7,403	5,799	3,986	894	737	839	596	401	295	7.9	7.0	9.0	7.7	6.9	7.4
15～19	911	809	577	488	271	119	-	-	-	-	-	-	-	-	-	-	-	-
20～24	788	576	386	300	222	105	-	-	-	-	-	-	-	-	-	-	-	-
25～29	1,256	799	603	50	335	174	-	-	-	-	-	-	-	-	-	-	-	-
30～34	1,239	1,284	839	579	390	239	-	-	1	1	-	-	-	-	0.1	0.2	-	-
35～39	1,212	985	1,001	698	417	197	7	1	-	-	-	-	0.6	0.1	-	-	-	-
40～44	1,218	1,054	815	761	417	247	17	9	1	2	-	-	1.4	0.9	0.1	0.3	-	-
45～49	1,142	1,052	846	706	459	259	34	19	11	4	3	-	3.0	1.8	1.3	0.6	0.7	-
50～54	874	1,068	832	732	511	297	44	48	29	13	3	3	5.0	4.5	3.5	1.8	0.6	1.0
55～59	734	804	943	736	552	407	97	71	77	27	15	5	13.2	8.8	8.2	3.7	2.7	1.2
60～64	690	645	817	735	570	434	163	92	111	66	28	12	23.6	14.3	13.6	9.0	4.9	2.8
65～69	560	529	615	637	666	496	175	133	137	120	71	35	31.3	25.1	22.3	18.8	10.7	7.1
70～74	401	452	481	466	505	448	166	154	192	122	106	62	41.4	34.1	39.9	26.2	21.0	13.8
75～79	213	247	330	290	302	321	112	119	152	117	95	88	52.6	48.2	46.1	40.3	31.5	27.4
80～84	121	159	214	154	115	171	79	91	128	81	42	61	65.3	57.2	59.8	52.6	36.5	35.7
85～				71	67	72				43	38	29				60.6	56.7	40.3
(再) (Repetition)																		
45～54	2,016	2,120	1,678	1,438	970	556	78	67	40	17	6	3	3.9	3.2	2.4	1.2	0.6	0.5
55～64	1,424	1,449	1,760	1,471	1,122	841	260	163	188	93	43	17	18.3	11.2	10.7	6.3	3.8	2.0
65～74	961	981	1,096	1,103	1,171	944	341	287	329	242	177	97	35.5	29.3	30.0	21.9	15.1	10.3
75～	334	406	544	515	484	564	191	210	280	241	175	178	57.2	51.7	51.5	46.8	36.2	31.6

注：1993年以前は，喪失歯数の分布表から「28本喪失」を無歯顎者とみなした．
1957～1969年調査の報告書には喪失歯数・現在歯数の分布表が出ていないため，無歯顎者率の算出はできない．
1987年以前の報告書には「85歳以上」という区分はなく，1993年以降から掲載されるようになった．そのため，本表における1975～1987年の「80～84歳」は正確には「80歳以上」である．
Note：Person with 28 missing teeth is regarded as edentulism before 1993.
Calculation of prevalence of edentulism is not possible due to the missing data of missing and present teeth between 1957～1969.
Age group of 85- had not been used before 1987, ic was first used in 1993.
Age group of 80-84 from 1975 through 1987 actually mean 80-.

表Ⅲ-5-7　現在歯 20 歯以上の者の割合注1の推移，年齢階級別（1975～2005 年）（45 歳以上・永久歯）

TableⅢ-5-7　Trends in percentage of persons aged ≥45 years with 20 and more permanent teeth, by age group, 1957-2005

年齢階級 Age group	昭和50 1975	昭和56 1981	昭和62 1987	平成5 1993 注3	平成11 1999 注2	平成17 2005
45～49	73.1	80.2	80.9	88.1	90.0	95.0
50～54	57.7	63.9	72.6	77.9	84.3	88.9
55～59	43.3	48.1	54.9	67.5	74.6	82.3
60～64	31.0	31.9	40.1	49.9	64.9	70.3
65～69	19.6	24.4	26.8	31.4	48.8	57.1
70～74	15.0	12.8	15.2	25.5	31.9	42.4
75～79	6.6	8.1	9.4	10.0	17.5	27.1
80～	5.8	5.0	7.0	8.9	9.9	17.3
（再）(Repetition)						
45～54	66.4	72.0	76.8	82.9	87.2	91.7
55～64	37.4	40.9	48.1	58.7	70.2	76.1
65～74	17.7	19.1	21.7	28.9	42.5	50.1
75～	6.3	6.9	8.5	9.5	15.5	22.9

注1 ：1999 年以降は「現在歯数 20 歯以上」の者の数を分子として算出した数値であるが，平成 5（1993）年以前の調査報告書では現在歯数の頻度表が示されていないため，「喪失歯数 8 歯以下」を「現在歯数 20 歯以上」とみなして算出した．

注2 ：1999 年の数値は，1993 年調査報告書に掲載されている数値（表 13：29 頁）と異なる．
　　　これは，同報告書では，喪失歯の歯種別分布表（表Ⅲ-10-1：142 頁）から喪失歯数 8 歯以下の者の数を分子として算出していたため．

注3 ：1993 年の 60～64 歳は，1993 年調査報告書（表 13：29 頁）には 40.9％と掲載されているが，本表の数値が正しい．

Note 1 : The number of persons with 20 and more present teeth has been used as the numerator since 1999, however, before 1993, calculation is made by regarding 8 and less missing teeth as 20 and more present teeth due to the lack of number of present teeth data.

Note 2 : The numbers in 1999 are different from those presented on the report in 1993 (Table 13：page 29), because the number of persons with 8 and less missing teeth, which is shown on the table Ⅲ-10-1：page 142, is used as the numerator on the current report.

Note 3 : The number of 60-64-year-old age group in 1993 is correct, even though it is different from the percentage of 40.9 on the report in 1993 (Table 13：page29).

表Ⅲ-5-8　一人平均現在歯数，地域・性・10歳区分年齢階級別（5歳以上・永久歯）

TableⅢ-5-8　Mean number of present permanent teeth among persons aged ≥5 years, by municipal size, sex and age group with 10-year class interval

1）総数 Total

年齢階級 Age group	被調査者数 Number of subjects	一人平均現在歯数 Mean number of present teeth	
総数 Total	2,905	18.7	(9.9)
45～54	556	25.6	(5.0)
55～64	841	22.4	(7.3)
65～74	944	16.8	(9.5)
75～	564	9.5	(9.7)

2）13大都市 13 large cities

年齢階級 Age group	被調査者数 Number of subjects	一人平均現在歯数 Mean number of present teeth	
総数 Total	490	20.5	(9.0)
45～54	99	25.7	(5.1)
55～64	125	24.4	(5.5)
65～74	172	18.8	(8.8)
75～	94	13.0	(10.2)

3）人口15万以上の市 Cities (population ≥150,000)

年齢階級 Age group	被調査者数 Number of subjects	一人平均現在歯数 Mean number of present teeth	
総数 Total	856	19.7	(9.3)
45～54	152	26.5	(3.9)
55～64	275	23.0	(6.5)
65～74	284	17.4	(9.2)
75～	145	10.9	(9.4)

※（　）内に標準偏差を示した．　（　）：Standard deviation

4）人口5～15万未満の市 Cities (149,999-50,000)

年齢階級 Age group	被調査者数 Number of subjects	一人平均現在歯数 Mean number of present teeth	
総数 Total	768	18.5	(10.0)
45～54	158	25.6	(4.6)
55～64	229	22.0	(7.6)
65～74	237	15.9	(9.6)
75～	144	9.2	(10.0)

5）5万未満の市＋町村 Cities (50,000>) + rural cities

年齢階級 Age group	被調査者数 Number of subjects	一人平均現在歯数 Mean number of present teeth	
総数 Total	791	16.7	(10.7)
45～54	147	24.4	(6.0)
55～64	212	20.9	(8.5)
65～74	251	15.6	(10.1)
75～	181	6.9	(8.9)

表III-5-9 無歯顎者・現在歯20歯以上の者，現在歯24歯以上の者・喪失歯のある者（人数・割合），地域・性・10歳区分年齢階級別（15歳以上・永久歯）

Table III-5-9 Prevalence of edentulism, number and percentage of persons with 20 and more teeth, with 24 and more teeth, and with missing teeth, among persons aged ≥15 years, by municipal size, sex and age group with 10-year class interval

1) 総数 Total

年齢階級 Age group	総数 Total	無歯顎者 Edentulism	現在歯20歯以上の者 Persons with 20 teeth and over	現在歯24歯以上の者 Persons with 24 teeth and over	喪失歯を持つ者 Persons with missing teeth
総数 Total	4,441	339	3,003	2,537	2,815
5～14	455	44	177	136	2
15～24	224	-	224	223	17
25～34	413	-	412	410	85
35～44	444	-	438	424	204
45～54	556	3	510	447	366
55～64	841	17	640	506	709
65～74	944	97	473	313	878
75～	564	178	129	78	554

2) 13大都市 13 large cities

年齢階級 Age group	総数 Total	無歯顎者 Edentulism	現在歯20歯以上の者 Persons with 20 teeth and over	現在歯24歯以上の者 Persons with 24 teeth and over	喪失歯を持つ者 Persons with missing teeth
総数 Total	753	40	535	460	459
5～14	85	7	26	21	-
15～24	32	-	32	31	2
25～34	59	-	59	59	12
35～44	87	-	86	82	36
45～54	99	-	91	83	61
55～64	125	1	109	90	99
65～74	172	11	101	72	158
75～	94	21	31	22	91

3) 人口15万以上の市 Cities (population ≥150,000)

年齢階級 Age group	総数 Total	無歯顎者 Edentulism	現在歯20歯以上の者 Persons with 20 teeth and over	現在歯24歯以上の者 Persons with 24 teeth and over	喪失歯を持つ者 Persons with missing teeth
総数 Total	1,389	67	985	841	824
5～14	160	15	67	50	1
15～24	76	-	76	76	5
25～34	151	-	150	150	25
35～44	146	-	141	137	63
45～54	152	1	147	135	96
55～64	275	1	217	170	228
65～74	284	21	147	103	262
75～	145	29	40	20	144

4) 人口5～15万未満の市 Cities (149,999-50,000)

年齢階級 Age group	総数 Total	無歯顎者 Edentulism	現在歯20歯以上の者 Persons with 20 teeth and over	現在歯24歯以上の者 Persons with 24 teeth and over	喪失歯を持つ者 Persons with missing teeth
総数 Total	1,217	98	820	694	760
5～14	131	16	43	35	1
15～24	67	-	67	67	4
25～34	120	-	120	120	27
35～44	131	-	131	127	57
45～54	158	-	144	123	104
55～64	229	5	167	135	200
65～74	237	26	114	66	226
75～	144	51	34	21	141

5) 5万未満の市+町村 Cities (50,000>) + rural cities

年齢階級 Age group	総数 Total	無歯顎者 Edentulism	現在歯20歯以上の者 Persons with 20 teeth and over	現在歯24歯以上の者 Persons with 24 teeth and over	喪失歯を持つ者 Persons with missing teeth
総数 Total	1,082	134	663	542	772
5～14	79	6	41	30	-
15～24	49	-	49	49	6
25～34	83	-	83	81	21
35～44	80	-	80	78	48
45～54	147	2	128	106	105
55～64	212	10	147	111	182
65～74	251	39	111	72	232
75～	181	77	24	15	178

表Ⅲ－5－9 （つづき）

1) 総数 Total

年齢階級 Age group	総数 Total	無歯顎者 Edentulism	割合 (%) Percentage 現在歯20歯以上の者 Persons with 20 teeth and over	現在歯24歯以上の者 Persons with 24 teeth and over	喪失歯を持つ者 Persons with missing teeth
総数 Total	100.0	7.6	67.6	57.1	63.4
5～14	100.0	9.7	38.9	29.9	0.4
15～24	100.0	-	100.0	99.6	7.6
25～34	100.0	-	99.8	99.3	20.6
35～44	100.0	-	98.6	95.5	45.9
45～54	100.0	0.5	91.7	80.4	65.8
55～64	100.0	2.0	76.1	60.2	84.3
65～74	100.0	10.3	50.1	33.2	93.0
75～	100.0	31.6	22.9	13.8	98.2

2) 13大都市 13 large cities

年齢階級 Age group	総数 Total	無歯顎者 Edentulism	現在歯20歯以上の者 Persons with 20 teeth and over	現在歯24歯以上の者 Persons with 24 teeth and over	喪失歯を持つ者 Persons with missing teeth
総数 Total	100.0	5.3	71.0	61.1	61.0
5～14	100.0	8.2	30.6	24.7	-
15～24	100.0	-	100.0	96.9	6.3
25～34	100.0	-	100.0	100.0	20.3
35～44	100.0	-	98.9	94.3	41.4
45～54	100.0	-	91.9	83.8	61.6
55～64	100.0	0.8	87.2	72.0	79.2
65～74	100.0	6.4	58.7	41.9	91.9
75～	100.0	22.3	33.0	23.4	96.8

3) 人口15万以上の市 Cities (population ≥150,000)

年齢階級 Age group	総数 Total	無歯顎者 Edentulism	現在歯20歯以上の者 Persons with 20 teeth and over	現在歯24歯以上の者 Persons with 24 teeth and over	喪失歯を持つ者 Persons with missing teeth
総数 Total	100.0	4.8	70.9	60.5	59.3
5～14	100.0	9.4	41.9	31.3	0.6
15～24	100.0	-	100.0	100.0	6.6
25～34	100.0	-	99.3	99.3	16.6
35～44	100.0	-	96.6	93.8	43.2
45～54	100.0	0.7	96.7	88.8	63.2
55～64	100.0	0.4	78.9	61.8	82.9
65～74	100.0	7.4	51.8	36.3	92.3
75～	100.0	20.0	27.6	13.8	99.3

4) 人口5～15万未満の市 Cities (149,999-50,000)

年齢階級 Age group	総数 Total	無歯顎者 Edentulism	現在歯20歯以上の者 Persons with 20 teeth and over	現在歯24歯以上の者 Persons with 24 teeth and over	喪失歯を持つ者 Persons with missing teeth
総数 Total	100.0	8.1	67.4	57.0	62.4
5～14	100.0	12.2	32.8	26.7	0.8
15～24	100.0	-	100.0	100.0	6.0
25～34	100.0	-	100.0	100.0	22.5
35～44	100.0	-	100.0	96.9	43.5
45～54	100.0	-	91.1	77.8	65.8
55～64	100.0	2.2	72.9	59.0	87.3
65～74	100.0	11.0	48.1	27.8	95.4
75～	100.0	35.4	23.6	14.6	97.9

5) 5万未満の市＋町村 Cities (50,000>) + rural cities

年齢階級 Age group	総数 Total	無歯顎者 Edentulism	現在歯20歯以上の者 Persons with 20 teeth and over	現在歯24歯以上の者 Persons with 24 teeth and over	喪失歯を持つ者 Persons with missing teeth
総数 Total	100.0	12.4	61.3	50.1	71.3
5～14	100.0	7.6	51.9	38.0	-
15～24	100.0	-	100.0	100.0	12.2
25～34	100.0	-	100.0	97.6	25.3
35～44	100.0	-	100.0	97.5	60.0
45～54	100.0	1.4	87.1	72.1	71.4
55～64	100.0	4.7	69.3	52.4	85.8
65～74	100.0	15.5	44.2	28.7	92.4
75～	100.0	42.5	13.3	8.3	98.3

表Ⅲ-5-10 一人平均喪失歯数，地域・10歳区分年齢階級別（5歳以上・永久歯）
TableⅢ-5-10 Mean number of missing permanent teeth among persons aged ≥5 years, by municipal size and age group with 10-year class interval

年齢階級 Age group	1）総数 Total			2）13大都市 13 large cities			3）人口15万以上の市 Cities (population ≥150,000)		
	被調査者数 Number of subjects	一人平均喪失歯数 Mean number of missing teeth		被調査者数 Number of subjects	一人平均喪失歯数 Mean number of missing teeth		被調査者数 Number of subjects	一人平均喪失歯数 Mean number of missing teeth	
総数 Total	2,905	9.7	(9.6)	490	7.9	(8.8)	856	8.7	(9.0)
45～54	556	3.1	(4.7)	99	2.7	(5.0)	152	2.3	(3.6)
55～64	841	6.1	(7.0)	125	4.0	(5.3)	275	5.4	(6.2)
65～74	944	11.5	(9.3)	172	9.6	(8.6)	284	10.9	(9.0)
75～	564	18.7	(9.5)	94	15.5	(9.8)	145	17.3	(9.2)

※（ ）内に標準偏差を示した．　（ ）：Standard deviation

4）人口5～15万未満の市 Cities (149,999-50,000)			5）5万未満の市＋町村 Cities (50,000＞)＋rural cities		
被調査者数 Number of subjects	一人平均喪失歯数 Mean number of missing teeth		被調査者数 Number of subjects	一人平均喪失歯数 Mean number of missing teeth	
768	9.9	(9.7)	791	11.7	(10.4)
158	3.0	(4.3)	147	4.1	(5.7)
229	6.5	(7.2)	212	7.6	(8.2)
237	12.3	(9.3)	251	12.7	(9.8)
144	18.9	(9.7)	181	21.2	(8.7)

表Ⅲ-6　現在歯のある者の割合，歯・性・年齢階級別（5歳以上・永久歯）

Table Ⅲ-6　Proportion of persons aged ≥5 years with present permanent teeth, by tooth type, sex, and age group

		年齢階級 Age group	被調査者数 Number of subjects	右側 Right 8	7	6	5	4	3	2	1	左側 Left 1	2	3	4	5	6	7	8
総数 Total	上顎 Maxillary dentition	総数 Total	4,441	12.9	60.7	70.0	67.1	69.9	76.0	74.9	76.0	75.4	74.2	75.3	70.3	67.2	70.1	60.5	10.5
		5〜9	247	-	-	71.7	4.0	9.3	3.2	41.3	63.6	61.9	43.7	4.9	9.3	2.4	70.4	-	-
		10〜14	208	-	35.1	100.0	69.2	86.1	83.2	98.6	100.0	100.0	98.6	80.8	86.1	71.2	99.0	38.9	-
		15〜19	119	6.7	98.3	100.0	96.6	95.8	99.2	99.2	100.0	100.0	99.2	99.2	95.8	99.2	100.0	96.6	7.6
		20〜24	105	35.2	100.0	99.0	97.1	95.2	99.0	100.0	99.0	100.0	99.0	100.0	95.2	98.1	100.0	99.0	36.2
		25〜29	174	36.8	100.0	98.9	96.6	98.9	99.4	98.9	100.0	100.0	98.3	99.4	98.9	99.4	98.3	98.3	36.2
		30〜34	239	26.4	98.3	98.7	96.7	95.4	97.9	97.1	97.9	99.6	97.1	98.7	97.5	95.8	97.9	97.9	28.0
		35〜39	197	20.8	93.4	97.0	93.9	95.4	99.0	96.4	98.5	99.0	98.0	98.0	95.4	94.4	94.4	94.4	20.8
		40〜44	247	24.3	90.3	93.5	94.7	94.3	98.0	96.0	95.1	95.1	94.7	98.8	96.0	94.3	93.5	93.5	17.0
		45〜49	259	12.7	85.7	88.4	90.7	93.1	95.4	92.7	95.0	94.6	94.6	95.4	90.3	91.5	88.0	84.6	15.4
		50〜54	297	10.8	78.5	85.5	87.5	88.2	95.6	88.6	89.6	88.6	88.9	95.3	87.2	84.5	79.8	79.8	11.4
		55〜59	407	10.1	72.0	74.7	80.6	82.6	91.2	85.7	85.0	84.5	86.7	88.7	83.0	79.4	76.4	76.4	7.4
		60〜64	434	7.8	63.8	66.6	70.7	73.0	82.0	78.8	76.0	79.0	77.2	82.9	76.3	71.2	62.7	59.2	7.8
		65〜69	496	6.5	47.2	54.2	54.6	61.5	75.0	66.5	66.1	64.9	64.5	73.0	62.3	58.7	57.5	48.0	5.4
		70〜74	448	4.0	42.4	39.3	49.1	51.3	60.7	56.0	55.1	51.6	54.2	60.7	52.2	48.4	44.0	38.6	4.9
		75〜79	321	5.3	28.0	34.0	34.9	43.9	39.3	38.0	36.1	35.5	42.4	35.2	32.1	29.9	26.2	4.7
		80〜84	171	2.3	19.9	26.9	28.1	27.5	35.1	31.6	27.5	26.3	26.3	33.3	27.5	26.9	28.1	22.2	1.8
		85〜	72	2.8	18.1	19.4	19.4	25.0	31.9	16.7	22.2	19.4	15.3	22.2	18.1	13.9	16.7	9.7	-
	下顎 Mandibular dentition	総数 Total	4,441	16.1	59.4	63.2	68.6	75.6	83.0	82.4	82.0	82.1	82.9	83.3	75.7	68.7	62.7	57.2	15.0
		5〜9	247	-	-	73.3	2.0	6.1	11.3	64.0	77.3	77.7	63.6	11.3	7.7	2.0	74.9	-	-
		10〜14	208	0.5	52.4	99.5	71.2	84.6	91.8	99.5	99.0	98.6	99.0	89.9	84.6	71.6	99.5	52.4	-
		15〜19	119	6.7	99.2	100.0	97.5	99.2	100.0	100.0	100.0	100.0	98.3	100.0	97.5	98.3	100.0	97.5	6.7
		20〜24	105	26.7	100.0	98.1	97.1	96.2	99.0	97.1	100.0	100.0	96.2	100.0	95.2	98.1	100.0	100.0	22.9
		25〜29	174	37.4	96.6	98.9	97.7	98.3	100.0	100.0	98.9	100.0	99.4	99.4	98.3	98.3	98.9	97.7	35.1
		30〜34	239	30.5	98.7	96.7	97.1	97.1	100.0	99.2	99.6	99.6	98.7	100.0	96.7	97.5	96.2	96.2	33.9
		35〜39	197	28.4	97.0	86.8	92.4	95.4	98.5	100.0	99.0	99.5	99.5	98.5	94.4	94.4	90.4	97.0	25.9
		40〜44	247	26.7	93.5	89.5	93.9	96.8	98.8	96.4	98.8	98.8	98.4	99.2	95.5	91.5	85.0	88.7	27.1
		45〜49	259	24.3	84.6	77.6	91.5	95.8	99.6	96.5	98.8	98.1	96.9	99.6	95.4	91.5	74.9	83.4	22.0
		50〜54	297	17.5	78.5	66.7	84.8	91.9	95.3	95.3	96.3	91.6	84.2	65.0	74.1	15.5
		55〜59	407	22.1	66.6	60.0	79.9	89.4	95.6	92.9	92.1	92.6	93.6	96.3	89.9	81.1	60.0	63.6	17.4
		60〜64	434	15.2	55.3	57.6	74.2	82.7	90.1	86.6	84.6	83.9	87.8	92.6	82.0	75.3	58.1	53.9	14.3
		65〜69	496	12.3	46.0	50.4	65.3	72.6	83.9	77.2	75.6	75.4	79.8	85.1	74.8	63.1	47.4	39.9	12.3
		70〜74	448	10.9	39.3	33.7	51.1	61.4	76.1	67.6	64.1	63.2	67.9	76.1	61.4	50.4	33.0	37.3	9.8
		75〜79	321	7.2	22.7	20.9	33.0	46.4	58.9	50.2	44.5	45.8	50.2	58.6	47.0	35.8	21.5	22.4	7.5
		80〜84	171	7.0	19.3	21.1	29.2	40.4	54.4	42.7	38.6	40.4	43.3	50.3	38.0	29.2	19.9	18.7	3.5
		85〜	72	4.2	11.1	5.6	19.4	26.4	40.3	27.8	26.4	30.6	27.8	45.8	30.6	19.4	11.1	5.6	1.4

表Ⅲ-6 （つづき）

		年齢階級 Age group	被調査者数 Number of subjects	現在歯のある者の割合（%）Proportion of persons with present permanent teeth 歯種 Tooth type															
				右側 Right								左側 Left							
				8	7	6	5	4	3	2	1	1	2	3	4	5	6	7	8
男 Male	上顎 Maxillary dentition	総数 Total	1,844	13.6	59.1	68.3	66.9	69.3	75.6	75.3	74.9	74.8	73.6	75.2	69.6	66.6	69.0	59.7	13.6
		5〜9	117	-	-	65.8	4.3	10.3	1.7	41.0	59.0	58.1	41.0	2.6	9.4	2.6	65.0	-	-
		10〜14	116	-	35.3	100.0	69.8	82.8	77.6	97.4	100.0	100.0	98.3	77.6	82.8	71.6	98.3	37.9	-
		15〜19	54	5.6	96.3	100.0	100.0	96.3	98.1	100.0	100.0	100.0	100.0	98.1	94.4	100.0	100.0	98.1	11.1
		20〜24	47	46.8	100.0	97.9	97.9	100.0	100.0	100.0	100.0	100.0	100.0	100.0	97.9	100.0	100.0	97.9	42.6
		25〜29	71	39.4	100.0	98.6	97.2	97.2	100.0	98.6	100.0	100.0	98.6	100.0	98.6	100.0	98.6	98.6	43.7
		30〜34	97	30.9	100.0	99.0	95.9	99.0	100.0	99.0	96.9	100.0	99.0	97.9	100.0	94.8	97.9	97.9	37.1
		35〜39	58	27.6	94.8	94.8	98.3	96.6	100.0	100.0	96.6	100.0	94.8	98.3	100.0	98.3	93.1	94.8	22.4
		40〜44	74	29.7	83.8	91.9	93.2	94.6	98.6	97.3	93.2	95.9	94.6	100.0	94.6	97.3	93.2	93.2	21.6
		45〜49	95	16.8	84.2	83.2	93.7	93.7	95.8	91.6	94.7	95.8	91.6	95.8	87.4	91.6	86.3	86.3	22.1
		50〜54	105	14.3	75.2	83.8	85.7	85.7	96.2	86.7	89.5	88.6	87.6	95.2	86.7	82.9	74.3	78.1	15.2
		55〜59	158	16.5	74.1	72.8	79.7	81.0	91.1	85.4	82.3	82.9	87.3	89.9	85.4	78.5	74.7	75.9	13.3
		60〜64	192	12.0	66.1	65.6	74.5	75.5	81.8	80.7	76.0	80.2	77.1	87.0	77.1	73.4	63.5	62.5	13.5
		65〜69	208	10.6	49.0	55.3	56.7	63.5	77.4	66.8	65.9	64.9	66.3	75.5	65.4	61.1	57.7	52.4	9.6
		70〜74	221	5.9	44.3	39.4	49.8	52.0	64.7	59.7	54.8	49.3	54.3	62.9	51.1	49.3	43.9	41.6	6.8
		75〜79	138	8.0	28.3	29.72	38.4	36.2	49.3	44.9	41.3	39.1	39.1	48.6	37.7	36.2	34.1	30.4	6.5
		80〜84	67	3.0	20.9	8.4	34.3	32.8	40.3	37.3	34.3	32.8	32.8	41.8	32.8	31.3	34.3	25.4	1.5
		85〜	26	7.7	30.8	26.9	30.8	30.8	42.3	19.2	30.8	30.8	19.2	23.1	15.4	15.4	19.2	15.4	-
	下顎 Mandibular dentition	総数 Total	1,844	19.4	57.8	63.2	68.8	74.6	81.2	81.4	80.1	80.6	81.6	82.1	75.9	68.7	63.2	55.7	17.6
		5〜9	117	-	-	68.4	1.7	4.3	6.0	59.8	73.5	74.4	58.1	6.8	6.8	1.7	69.2	-	-
		10〜14	116	-	50.9	99.1	71.6	81.0	87.1	99.1	99.1	99.1	99.1	84.5	81.9	71.6	99.1	50.9	-
		15〜19	54	7.4	100.0	100.0	96.3	98.1	100.0	100.0	100.0	100.0	100.0	100.0	94.4	98.1	100.0	96.3	7.4
		20〜24	47	34.0	100.0	97.9	95.7	100.0	100.0	100.0	100.0	100.0	100.0	100.0	97.9	100.0	100.0	100.0	27.7
		25〜29	71	45.1	97.2	98.6	98.6	98.6	100.0	100.0	98.6	100.0	100.0	100.0	98.6	100.0	100.0	97.2	38.03
		30〜34	97	37.1	100.0	96.9	96.9	99.0	100.0	100.0	99.0	100.0	99.0	100.0	99.0	97.9	96.9	99.0	7.1
		35〜39	58	41.4	98.3	87.9	93.1	96.6	98.3	100.0	98.3	98.3	98.3	96.6	93.1	98.3	93.1	98.3	34.5
		40〜44	74	31.1	90.5	93.2	90.5	97.3	98.6	98.6	98.6	97.3	98.6	100.0	94.6	89.2	89.2	91.9	23.0
		45〜49	95	31.6	82.1	74.7	90.5	95.8	98.9	95.8	97.9	97.9	97.9	98.9	91.6	89.5	74.7	82.1	24.2
		50〜54	105	22.9	75.2	58.1	85.7	88.6	94.3	94.3	92.4	92.4	95.2	94.3	89.5	81.9	61.0	66.7	20.0
		55〜59	158	26.6	67.1	63.3	83.5	89.2	94.9	90.5	88.6	90.5	90.5	94.9	89.2	82.9	65.2	62.0	24.1
		60〜64	192	20.8	58.3	57.8	77.1	84.4	88.0	84.4	79.7	80.2	84.4	92.2	84.4	76.0	59.4	56.8	20.3
		65〜69	208	16.3	46.6	56.3	72.1	76.0	83.7	76.0	74.5	73.6	79.3	85.1	79.3	70.2	51.0	40.4	19.7
		70〜74	221	11.8	38.5	29.9	52.0	59.7	76.0	67.0	62.0	62.9	67.4	79.2	66.5	50.2	32.1	38.9	10.9
		75〜79	138	12.3	27.5	26.8	37.0	47.1	60.9	54.3	49.3	51.4	52.9	61.6	54.3	41.3	23.2	25.4	12.3
		80〜84	67	11.9	26.9	32.8	35.8	47.8	61.2	47.8	43.3	41.8	46.3	56.7	41.8	37.3	29.9	26.9	6.0
		85〜	26	3.8	7.7	7.7	23.1	30.8	42.3	30.8	26.9	34.6	26.9	53.8	42.3	23.1	11.5	7.7	-

表Ⅲ-6　（つづき）

	年齢階級 Age group	被調査者数 Number of subjects	現在歯のある者の割合（％）Proportion of persons with present permanent teeth 歯種 Tooth type 右側 Right 8	7	6	5	4	3	2	1	左側 Left 1	2	3	4	5	6	7	8
女 Female	上　顎 Maxillary dentition	総数 Total	2,597	9.0	61.9	71.3	67.3	70.4	76.3	74.7	76.7	75.9	74.6	75.3	70.9	67.5	70.9	61.1	8.2
		5〜9	130	-	-	76.9	3.8	8.5	4.6	41.5	67.7	65.4	46.2	6.9	9.2	2.3	75.4	-	-
		10〜14	92	-	34.8	100.0	68.5	90.2	90.2	100.0	100.0	100.0	98.9	84.8	90.2	70.7	100.0	40.2	-
		15〜19	65	7.7	100.0	100.0	93.8	95.4	100.0	98.5	100.0	100.0	98.5	100.0	96.9	98.5	100.0	95.4	4.6
		20〜24	58	25.9	100.0	100.0	96.6	91.4	98.3	100.0	98.3	100.0	98.3	100.0	93.1	96.6	100.0	100.0	31.0
		25〜29	103	35.0	100.0	99.0	96.1	100.0	99.0	99.0	100.0	100.0	98.1	99.0	99.0	99.0	97.1	98.1	31.1
		30〜34	142	23.2	97.2	98.6	97.9	93.0	98.6	95.8	98.6	99.3	95.8	99.3	95.8	96.5	97.9	97.9	21.8
		35〜39	139	18.0	92.8	97.8	92.1	95.0	98.6	95.0	99.3	98.6	99.3	97.8	93.5	92.8	95.0	94.2	20.1
		40〜44	173	22.0	93.1	94.2	95.4	94.2	97.7	95.4	96.0	94.8	94.8	98.3	96.5	93.1	93.6	93.6	15.0
		45〜49	164	10.4	86.6	91.5	89.0	92.7	95.1	93.3	95.1	93.9	96.3	95.1	92.1	91.5	89.0	83.5	11.6
		50〜54	192	8.9	80.2	86.5	88.5	89.6	95.3	89.6	89.6	88.5	89.6	95.3	87.5	85.4	82.8	80.7	9.4
		55〜59	249	6.0	70.7	75.9	81.1	83.5	91.2	85.9	86.7	85.5	86.3	88.0	81.5	79.9	77.5	76.7	3.6
		60〜64	242	4.5	62.0	67.4	67.8	71.1	82.2	77.3	76.0	78.1	77.3	79.8	75.6	69.4	62.0	56.6	3.3
		65〜69	288	3.5	45.8	53.5	53.1	60.1	73.3	66.3	66.3	64.9	63.2	71.2	60.1	56.9	57.3	44.8	2.4
		70〜74	227	2.2	40.5	39.2	48.5	50.7	56.8	52.4	55.5	53.7	54.2	58.6	53.3	47.6	44.1	35.7	3.1
		75〜79	183	3.3	27.9	27.3	30.6	33.9	39.9	35.0	35.5	33.9	32.8	37.7	33.3	29.0	26.8	23.0	3.3
		80〜84	104	1.9	19.2	26.0	24.0	24.0	31.7	27.9	23.1	22.1	22.1	27.9	24.0	24.0	24.0	20.2	1.9
		85〜	46	-	10.9	15.2	13.0	21.7	26.1	15.2	17.4	13.0	13.0	21.7	19.6	13.0	15.2	6.5	-
	下　顎 Mandibular dentition	総数 Total	2,597	13.8	60.6	63.1	68.4	76.3	84.3	83.1	83.3	83.1	83.8	84.1	75.5	68.7	62.3	58.3	13.1
		5〜9	130	-	-	77.7	2.3	7.7	16.2	67.7	80.8	80.8	68.5	15.4	8.5	2.3	80.0	-	-
		10〜14	92	1.1	54.3	100.0	70.7	89.1	97.8	100.0	98.9	97.8	98.9	96.7	88.0	71.7	100.0	54.3	-
		15〜19	65	6.2	98.5	100.0	98.5	100.0	100.0	100.0	100.0	100.0	96.9	100.0	100.0	98.5	100.0	98.5	6.2
		20〜24	58	20.7	100.0	98.3	98.3	93.1	98.3	94.8	100.0	100.0	93.1	100.0	93.1	96.6	100.0	100.0	19.0
		25〜29	103	32.0	96.1	99.0	97.1	98.1	100.0	100.0	99.0	100.0	99.0	99.0	98.1	97.1	98.1	98.1	33.0
		30〜34	142	26.1	97.9	96.5	97.2	95.8	100.0	98.6	100.0	99.3	98.6	100.0	95.1	97.2	95.8	94.4	31.7
		35〜39	139	23.0	96.4	86.3	92.1	95.0	98.6	100.0	99.3	100.0	100.0	99.3	95.0	92.8	89.2	96.4	22.3
		40〜44	173	24.9	94.8	87.9	95.4	96.5	98.8	95.4	98.8	99.4	98.3	98.8	96.0	92.5	83.2	87.3	28.9
		45〜49	164	20.1	86.0	79.3	92.1	95.7	100.0	97.0	99.4	98.2	96.3	100.0	97.6	92.7	75.0	84.1	20.7
		50〜54	192	14.6	80.2	71.4	84.4	93.8	97.4	96.4	96.9	96.9	95.3	97.	92.7	85.4	67.2	78.1	13.0
		55〜59	249	19.3	66.3	57.8	77.5	89.6	96.0	94.4	94.4	94.0	95.6	7.2	90.4	79.9	56.6	64.7	13.3
		60〜64	242	10.7	52.9	57.4	71.9	81.4	91.7	88.4	88.4	86.8	90.5	93.0	80.2	74.8	57.0	51.7	9.5
		65〜69	288	9.4	45.5	46.2	60.4	70.1	84.0	78.1	76.4	76.7	80.2	85.1	71.5	58.0	44.8	39.6	6.9
		70〜74	227	10.1	40.1	37.4	50.2	63.0	76.2	68.3	66.1	63.4	68.3	73.1	56.4	50.7	33.9	35.7	8.8
		75〜79	183	3.3	19.1	16.4	30.1	45.9	57.4	47.0	41.0	41.5	48.1	56.3	41.5	31.7	20.2	20.2	3.8
		80〜84	104	3.8	14.4	13.5	25.0	35.6	50.0	39.4	35.6	39.4	41.3	46.2	35.6	24.0	13.5	13.5	1.9
		85〜	46	4.3	13.0	4.3	17.4	23.9	39.1	26.1	26.1	28.3	28.3	41.3	23.9	17.4	10.9	4.3	2.2

注 ：本表では，（当該歯を持つ者の数）／（被調査者数）を現在歯のある者の割合として掲出した．
Note：The proportion of persons with present teeth is calculated by dividing the number of persons with present teeth by the total number of subjects.

表IV-1-1　補綴物を装着している者（人数・割合），性・年齢階級別（15歳以上・永久歯）

TableIV-1-1　Prevalence of prostheses in permanent teeth among persons aged ≧15 years, by type of prostheses, sex and age group

	年齢階級 Age group	被調査者数 Number of subjects	補綴物装着者数 Total	上下顎 Maxillary/mandibular dentition 架工義歯 Bridge	上下顎 部分床義歯 Partial denture	上下顎 全部床義歯 Complete denture	上顎 Maxillary 架工義歯 Bridge	上顎 部分床義歯 Partial denture	上顎 全部床義歯 Complete denture	下顎 Mandibular 架工義歯 Bridge	下顎 部分床義歯 Partial denture	下顎 全部床義歯 Complete denture
総数 Total	総数 Total	3,985	2,281	1,376	989	573	837	622	507	911	704	358
	15～19	119	-	-	-	-	-	-	-	-	-	-
	20～24	105	2	2	-	-	2	-	-	-	-	-
	25～29	174	7	7	-	-	4	-	-	5	-	-
	30～34	239	23	21	2	-	11	2	-	11	-	-
	35～39	197	43	41	2	-	19	1	-	29	1	-
	40～44	247	75	72	6	1	42	2	1	50	4	-
	45～49	259	119	106	21	3	62	12	3	74	14	-
	50～54	297	144	124	35	8	81	17	7	87	26	4
	55～59	407	258	199	97	20	111	61	17	137	61	8
	60～64	434	300	205	145	43	127	87	33	133	102	22
	65～69	496	399	248	216	88	165	141	72	154	143	51
	70～74	448	400	195	215	129	123	138	122	126	167	69
	75～79	320	285	103	146	136	61	100	121	65	105	99
	80～84	171	157	38	74	99	21	41	90	29	58	70
	85～	72	69	15	30	46	8	20	41	11	23	35
男 Male	総数 Total	1,610	912	545	413	226	339	264	200	352	290	134
	15～19	54	-	-	-	-	-	-	-	-	-	-
	20～24	47	1	1	-	-	1	-	-	-	-	-
	25～29	71	4	4	-	-	3	-	-	3	-	-
	30～34	97	11	9	2	-	4	2	-	5	-	-
	35～39	58	12	12	-	-	6	-	-	7	-	-
	40～44	74	21	20	3	-	13	1	-	13	2	-
	45～49	95	43	36	10	3	16	5	3	29	7	-
	50～54	105	50	45	12	3	32	5	2	30	9	2
	55～59	158	85	65	31	7	40	23	6	45	15	4
	60～64	192	122	82	58	19	49	38	13	49	39	10
	65～69	208	162	104	90	35	68	59	28	66	53	19
	70～74	221	195	100	105	60	69	65	57	59	84	30
	75～79	137	117	41	59	51	23	42	46	26	42	38
	80～84	67	63	18	27	35	10	14	33	15	23	23
	85～	26	26	8	16	13	5	10	12	5	16	8
女 Female	総数 Total	2,375	1,369	831	576	347	498	358	307	559	414	224
	15～19	65	-	-	-	-	-	-	-	-	-	-
	20～24	58	1	1	-	-	1	-	-	-	-	-
	25～29	103	3	3	-	-	1	-	-	2	-	-
	30～34	142	12	12	-	-	7	-	-	6	-	-
	35～39	139	31	29	2	-	13	1	-	22	1	-
	40～44	173	54	52	3	1	29	1	1	37	2	-
	45～49	164	76	70	11	-	46	7	-	45	7	-
	50～54	192	94	79	23	5	49	12	5	57	17	2
	55～59	249	173	134	66	13	71	38	11	92	46	4
	60～64	242	178	123	87	24	78	49	20	84	63	12
	65～69	288	237	144	126	53	97	82	44	88	90	32
	70～74	227	205	95	110	69	54	73	65	67	83	39
	75～79	183	168	62	87	85	38	58	75	39	63	61
	80～84	104	94	20	47	64	11	27	57	14	35	47
	85～	46	43	7	14	33	3	10	29	6	7	27

表IV-1-1 （つづき）

	年齢階級 Age group	被調査者数 Number of subjects	補綴物装着者数 Total	上下顎 Maxillary/mandibular dentition 架工義歯 Bridge	上下顎 部分床義歯 Partial denture	上下顎 全部床義歯 Complete denture	上顎 Maxillary dentition 架工義歯 Bridge	上顎 部分床義歯 Partial denture	上顎 全部床義歯 Complete denture	下顎 Mandibular dentition 架工義歯 Bridge	下顎 部分床義歯 Partial denture	下顎 全部床義歯 Complete denture
総数 Total	総数 Total	100.0	57.2	34.5	24.8	14.4	21.0	15.6	12.7	22.9	17.7	9.0
	15〜19	100.0	-	-	-	-	-	-	-	-	-	-
	20〜24	100.0	1.9	1.9	-	-	1.9	-	-	-	-	-
	25〜29	100.0	4.0	4.0	-	-	2.3	-	-	2.9	-	-
	30〜34	100.0	9.6	8.8	0.8	-	4.6	0.8	-	4.6	-	-
	35〜39	100.0	21.8	20.8	1.0	-	9.6	0.5	-	14.7	0.5	-
	40〜44	100.0	30.4	29.1	2.4	0.4	17.0	0.8	0.4	20.2	1.6	-
	45〜49	100.0	45.9	40.9	8.1	1.2	23.9	4.6	1.2	28.6	5.4	-
	50〜54	100.0	48.5	41.8	11.8	2.7	27.3	5.7	2.4	29.3	8.8	1.3
	55〜59	100.0	63.4	48.9	23.8	4.9	27.3	15.0	4.2	33.7	15.0	2.0
	60〜64	100.0	69.1	47.2	33.4	9.9	29.3	20.0	7.6	30.6	23.5	5.1
	65〜69	100.0	80.4	50.0	43.5	17.7	33.3	28.4	14.5	31.0	28.8	10.3
	70〜74	100.0	89.3	43.5	48.0	28.8	27.5	30.8	27.2	28.1	37.3	15.4
	75〜79	100.0	89.1	32.2	45.6	42.5	19.1	31.3	37.8	20.3	32.8	30.9
	80〜84	100.0	91.8	22.2	43.3	57.9	12.3	24.0	52.6	17.0	33.9	40.9
	85〜	100.0	95.8	20.8	41.7	63.9	11.1	27.8	56.9	15.3	31.9	48.6
男 Male	総数 Total	100.0	56.6	33.9	25.7	14.0	21.1	16.4	12.4	21.9	18.0	8.3
	15〜19	100.0	-	-	-	-	-	-	-	-	-	-
	20〜24	100.0	2.1	2.1	-	-	2.1	-	-	-	-	-
	25〜29	100.0	5.6	5.6	-	-	4.2	-	-	4.2	-	-
	30〜34	100.0	11.3	9.3	2.1	-	4.1	2.1	-	5.2	-	-
	35〜39	100.0	20.7	20.7	-	-	10.3	-	-	12.1	-	-
	40〜44	100.0	28.4	27.0	4.1	-	17.6	1.4	-	17.6	2.7	-
	45〜49	100.0	45.3	37.9	10.5	3.2	16.8	5.3	3.2	30.5	7.4	-
	50〜54	100.0	47.6	42.9	11.4	2.9	30.5	4.8	1.9	28.6	8.6	1.9
	55〜59	100.0	53.8	41.1	19.6	4.4	25.3	14.6	3.8	28.5	9.5	2.5
	60〜64	100.0	63.5	42.7	30.2	9.9	25.5	19.8	6.8	25.5	20.3	5.2
	65〜69	100.0	77.9	50.0	43.3	16.8	32.7	28.4	13.5	31.7	25.5	9.1
	70〜74	100.0	88.2	45.2	47.5	27.1	31.2	29.4	25.8	26.7	38.0	13.6
	75〜79	100.0	85.4	29.9	43.1	37.2	16.8	30.7	33.6	19.0	30.7	27.7
	80〜84	100.0	94.0	26.9	40.3	52.2	14.9	20.9	49.3	22.4	34.3	34.3
	85〜	100.0	100.0	30.8	61.5	50.0	19.2	38.5	46.2	19.2	61.5	30.8
女 Female	総数 Total	100.0	57.6	35.0	24.3	14.6	21.0	15.1	12.9	23.5	17.4	9.4
	15〜19	100.0	-	-	-	-	-	-	-	-	-	-
	20〜24	100.0	1.7	1.7	-	-	1.7	-	-	-	-	-
	25〜29	100.0	2.9	2.9	-	-	1.0	-	-	1.9	-	-
	30〜34	100.0	8.5	8.5	-	-	4.9	-	-	4.2	-	-
	35〜39	100.0	22.3	20.9	1.4	-	9.4	0.7	-	15.8	0.7	-
	40〜44	100.0	31.2	30.1	1.7	0.6	16.8	0.6	0.6	21.4	1.2	-
	45〜49	100.0	46.3	42.7	6.7	-	28.0	4.3	-	27.4	4.3	-
	50〜54	100.0	49.0	41.1	12.0	2.6	25.5	6.3	2.6	29.7	8.9	1.0
	55〜59	100.0	69.5	53.8	26.5	5.2	28.5	15.3	4.4	36.9	18.5	1.6
	60〜64	100.0	73.6	50.8	36.0	9.9	32.2	20.2	8.3	34.7	26.0	5.0
	65〜69	100.0	82.3	50.0	43.8	18.4	33.7	28.5	15.3	30.6	31.3	11.1
	70〜74	100.0	90.3	41.9	48.5	30.4	23.8	32.2	28.6	29.5	36.6	17.2
	75〜79	100.0	91.8	33.9	47.5	46.4	20.8	31.7	41.0	21.3	34.4	33.3
	80〜84	100.0	90.4	19.2	45.2	61.5	10.6	26.0	54.8	13.5	33.7	45.2
	85〜	100.0	93.5	15.2	30.4	71.7	6.5	21.7	63.0	13.0	15.2	58.7

表IV-2-1 補綴完了・一部完了・未処置等の者（人数・割合），性・年齢階級別（15歳以上・永久歯）

TableIV-2-1 Prosthetic status in permanent teeth among persons aged ≥15 years, by sex and age group

	年齢階級 Age group	\multicolumn{5}{c|}{人数（人） Number of persons}	\multicolumn{5}{c}{割合（％） Percentage}
		総数 Total	完了 Completed	一部 Partially completed	未処置 Untreated	喪失歯なし No missing teeth	総数 Total	完了 Completed	一部 Partially completed	未処置 Untreated	喪失歯なし No missing teeth
総数 Total	総数 Total	3,985	1,344	963	496	1,182	100.0	33.7	24.2	12.4	29.7
	15〜19	119	-	-	4	115	100.0	-	-	3.4	96.6
	20〜24	105	1	1	11	92	100.0	1.0	1.0	10.5	87.6
	25〜29	174	8	1	16	149	100.0	4.6	0.6	9.2	85.6
	30〜34	239	21	6	34	178	100.0	8.8	2.5	14.2	74.5
	35〜39	197	31	14	36	116	100.0	15.7	7.1	18.3	58.9
	40〜44	247	44	31	45	127	100.0	17.8	12.6	18.2	51.4
	45〜49	259	63	59	42	95	100.0	24.3	22.8	16.2	36.7
	50〜54	297	70	76	55	96	100.0	23.6	25.6	18.5	32.3
	55〜59	407	127	132	75	73	100.0	31.2	32.4	18.4	17.9
	60〜64	434	155	147	70	62	100.0	35.7	33.9	16.1	14.3
	65〜69	496	207	196	49	44	100.0	41.7	39.5	9.9	8.9
	70〜74	448	247	155	21	25	100.0	55.1	34.6	4.7	5.6
	75〜79	320	205	84	25	6	100.0	64.1	26.3	7.8	1.9
	80〜84	171	115	43	9	4	100.0	67.3	25.1	5.3	2.3
	85〜	72	50	18	4	-	100.0	69.4	25.0	5.6	-
男 Male	総数 Total	1,610	530	393	221	466	100.0	32.9	24.4	13.7	28.9
	15〜19	54	-	-	3	51	100.0	-	-	5.6	94.4
	20〜24	47	-	1	2	44	100.0	-	2.1	4.3	93.6
	25〜29	71	5	-	7	59	100.0	7.0	-	9.9	83.1
	30〜34	97	11	1	11	74	100.0	11.3	1.0	11.3	76.3
	35〜39	58	8	4	9	37	100.0	13.8	6.9	15.5	63.8
	40〜44	74	14	7	17	36	100.0	18.9	9.5	23.0	48.6
	45〜49	95	24	19	13	39	100.0	25.3	20.0	13.7	41.1
	50〜54	105	24	28	23	30	100.0	22.9	26.7	21.9	28.6
	55〜59	158	40	46	45	27	100.0	25.3	29.1	28.5	17.1
	60〜64	192	60	62	42	28	100.0	31.3	32.3	21.9	14.6
	65〜69	208	80	83	23	22	100.0	38.5	39.9	11.1	10.6
	70〜74	221	118	79	11	13	100.0	53.4	35.7	5.0	5.9
	75〜79	137	86	34	13	4	100.0	62.8	24.8	9.5	2.9
	80〜84	67	43	20	2	2	100.0	64.2	29.9	3.0	3.0
	85〜	26	17	9	-	-	100.0	65.4	34.6	-	-
女 Female	総数 Total	2,375	814	570	275	716	100.0	34.3	24.0	11.6	30.1
	15〜19	65	-	-	1	64	100.0	-	-	1.5	98.5
	20〜24	58	1	-	9	48	100.0	1.7	-	15.5	82.8
	25〜29	103	3	1	9	90	100.0	2.9	1.0	8.7	87.4
	30〜34	142	10	5	23	104	100.0	7.0	3.5	16.2	73.2
	35〜39	139	23	10	27	79	100.0	16.5	7.2	19.4	56.8
	40〜44	173	30	24	28	91	100.0	17.3	13.9	16.2	52.6
	45〜49	164	39	40	29	56	100.0	23.8	24.4	17.7	34.1
	50〜54	192	46	48	32	66	100.0	24.0	25.0	16.7	34.4
	55〜59	249	87	86	30	46	100.0	34.9	34.5	12.0	18.5
	60〜64	242	95	85	28	34	100.0	39.3	35.1	11.6	14.0
	65〜69	288	127	113	26	22	100.0	44.1	39.2	9.0	7.6
	70〜74	227	129	76	10	12	100.0	56.8	33.5	4.4	5.3
	75〜79	183	119	50	12	2	100.0	65.0	27.3	6.6	1.1
	80〜84	104	72	23	7	2	100.0	69.2	22.1	6.7	1.9
	85〜	46	33	9	4	-	100.0	71.7	19.6	8.7	-

表IV-2-2　補綴完了者の割合の推移（1963〜2005年），年齢階級別（15歳以上・永久歯）
Table IV-2-2　Trends in prosthetic status in permanent teeth among persons aged ≧15 years, by age group, 1963-2005

調査年次 (年) Year	年齢階級 Age group	人数 (人) Number 総数 Total	人数 (人) 補綴完了者 Completed	割合 (%) Percentage 総数 Total	割合 (%) 補綴完了者 Completed
平成17 2005	15〜19	119	-	100.0	-
	20〜29	279	9	100.0	3.2
	30〜39	436	52	100.0	11.9
	40〜49	506	107	100.0	21.1
	50〜59	704	197	100.0	28.0
	60〜69	930	362	100.0	38.9
	70〜79	768	452	100.0	58.9
	80〜	243	165	100.0	67.9
平成11 1999	15〜19	271	3	100.0	1.1
	20〜29	557	28	100.0	5.0
	30〜39	807	137	100.0	17.0
	40〜49	876	248	100.0	28.3
	50〜59	1,063	373	100.0	35.1
	60〜69	1,236	646	100.0	52.3
	70〜79	807	537	100.0	66.5
	80〜	182	141	100.0	77.5
平成5 1993	15〜19	488	6	100.0	1.2
	20〜29	701	64	100.0	9.1
	30〜39	1,277	294	100.0	23.0
	40〜49	1,467	341	100.0	23.2
	50〜59	1,468	448	100.0	30.5
	60〜69	1,372	667	100.0	48.6
	70〜79	756	501	100.0	66.3
	80〜	225	177	100.0	78.7
昭和62 1987	15〜19	671	14	100.0	2.1
	20〜29	989	101	100.0	10.2
	30〜39	1,840	313	100.0	17.0
	40〜49	1,661	360	100.0	21.7
	50〜59	1,775	614	100.0	34.6
	60〜69	1,432	731	100.0	51.0
	70〜79	811	572	100.0	70.5
	80〜	214	168	100.0	78.5
昭和56 1981	15〜19	809	14	100.0	1.7
	20〜29	1,375	174	100.0	12.7
	30〜39	2,269	401	100.0	17.7
	40〜49	2,106	460	100.0	21.8
	50〜59	1,872	667	100.0	35.6
	60〜69	1,174	633	100.0	53.9
	70〜79	699	474	100.0	67.8
	80〜	159	121	100.0	76.1
昭和50 1975	15〜19	911	14	100.0	1.5
	20〜29	2,044	237	100.0	11.6
	30〜39	2,451	362	100.0	14.8
	40〜49	2,360	544	100.0	23.1
	50〜59	1,608	604	100.0	37.6
	60〜69	1,250	675	100.0	54.0
	70〜79	614	409	100.0	66.6
	80〜	121	93	100.0	76.9
昭和44 1969	15〜19	1,600	42	100.0	2.6
	20〜29	2,549	220	100.0	8.6
	30〜39	3,103	410	100.0	13.2
	40〜49	2,852	588	100.0	20.6
	50〜59	2,157	695	100.0	32.2
	60〜69	1,448	753	100.0	52.0
	70〜79	706	423	100.0	59.9
	80〜	143	78	100.0	54.5
昭和38 1963	15〜19	1,988	38	100.0	1.9
	20〜29	2,815	199	100.0	7.1
	30〜39	3,556	526	100.0	14.8
	40〜49	2,800	606	100.0	21.6
	50〜59	2,375	759	100.0	32.0
	60〜69	1,710	774	100.0	45.3
	70〜79	668	359	100.0	53.7
	80〜	116	57	100.0	49.1

注：1957年は年齢階級別データなし．
Note：There are no data by age group in 1957.

表Ⅳ-3-1 補綴物数，補綴歯数，要補綴物数，要補綴歯数，性・年齢階級別（15歳以上・永久歯）

TableⅣ-3-1 Prevalence of prostheses and treatment need in permanent teeth among persons aged ≥15 years（frequency and mean number of prostheses and teeth），by sex and age group

	年齢階級 Age group	被調査者数 Number of subjects	補綴物数 Number of prostheses 架工義歯 Bridge	補綴物数 部分床義歯 Partial denture	補綴物数 全部床義歯 Complete denture	補綴歯数 Number of treated teeth with prostheses	要補綴物数 Number of required prostheses	要補綴歯数 Number of teeth with treatment need
総数 Total	総数 Total	3,985	2,212	1,397	865	24,055	2,084	4,756
	15〜19	119	-	-	-	-	5	5
	20〜24	105	2	-	-	2	22	27
	25〜29	174	9	-	-	10	21	27
	30〜34	239	26	2	-	33	52	67
	35〜39	197	58	2	-	70	77	117
	40〜44	247	116	6	1	176	108	163
	45〜49	259	168	26	3	357	143	234
	50〜54	297	209	44	11	682	197	411
	55〜59	407	320	126	25	1,423	292	599
	60〜64	434	332	206	55	2,296	308	778
	65〜69	496	404	295	123	4,122	361	862
	70〜74	448	319	332	191	5,296	241	559
	75〜79	320	158	212	220	5,015	156	591
	80〜84	171	64	100	160	3,111	69	193
	85〜	72	27	46	76	1,462	32	123
男 Male	総数 Total	1,610	889	584	334	9,671	858	2,168
	15〜19	54	-	-	-	-	4	4
	20〜24	47	1	-	-	1	4	4
	25〜29	71	6	-	-	7	9	9
	30〜34	97	11	2	-	14	14	16
	35〜39	58	15	-	-	15	21	34
	40〜44	74	35	3	-	56	35	48
	45〜49	95	59	12	3	172	43	71
	50〜54	105	81	15	4	256	78	195
	55〜59	158	111	38	10	514	119	283
	60〜64	192	129	83	23	947	141	379
	65〜69	208	166	116	47	1,578	160	407
	70〜74	221	161	164	87	2,528	123	324
	75〜79	137	63	86	84	1,972	70	286
	80〜84	67	36	38	56	1,093	27	89
	85〜	26	15	27	20	518	10	19
女 Female	総数 Total	2,375	1,323	813	531	14,384	1,226	2,588
	15〜19	65	-	-	-	-	1	1
	20〜24	58	1	-	-	1	18	23
	25〜29	103	3	-	-	3	12	18
	30〜34	142	15	-	-	19	38	51
	35〜39	139	43	2	-	55	56	83
	40〜44	173	81	3	1	120	73	115
	45〜49	164	109	14	-	185	100	163
	50〜54	192	128	29	7	426	119	216
	55〜59	249	209	88	15	909	173	316
	60〜64	242	203	123	32	1,349	167	399
	65〜69	288	238	179	76	2,544	201	455
	70〜74	227	158	168	104	2,768	118	235
	75〜79	183	95	126	136	3,043	86	305
	80〜84	104	28	62	104	2,018	42	104
	85〜	46	12	19	56	944	22	104

表IV-3-1　（つづき）

	年齢階級 Age group	被調査者数 Number of subjects	一人平均値 Mean number per person					
			補綴物数 Number of prostheses			補綴歯数 Number of treated teeth with prostheses	要補綴物数 Number of required prostheses	要補綴歯数 Number of teeth with treatment need
			架工義歯 Bridge	部分床義歯 Partial denture	全部床義歯 Complete denture			
総数 Total	総数 Total	3,985	0.6	0.4	0.2	6.0	0.5	1.2
	15〜19	119	-	-	-	-	0.0	0.0
	20〜24	105	0.0	-	-	0.0	0.2	0.3
	25〜29	174	0.1	-	-	0.1	0.1	0.2
	30〜34	239	0.1	0.0	-	0.1	0.2	0.3
	35〜39	197	0.3	0.0	-	0.4	0.4	0.6
	40〜44	247	0.5	0.0	0.0	0.7	0.4	0.7
	45〜49	259	0.6	0.1	0.0	1.4	0.6	0.9
	50〜54	297	0.7	0.1	0.0	2.3	0.7	1.4
	55〜59	407	0.8	0.3	0.1	3.5	0.7	1.5
	60〜64	434	0.8	0.5	0.1	5.3	0.7	1.8
	65〜69	496	0.8	0.6	0.2	8.3	0.7	1.7
	70〜74	448	0.7	0.7	0.4	11.8	0.5	1.2
	75〜79	320	0.5	0.7	0.7	15.7	0.5	1.8
	80〜84	171	0.4	0.6	0.9	18.2	0.4	1.1
	85〜	72	0.4	0.6	1.1	20.3	0.4	1.7
男 Male	総数 Total	1,610	0.6	0.4	0.2	6.0	0.5	1.3
	15〜19	54	-	-	-	-	0.1	0.1
	20〜24	47	0.0	-	-	0.0	0.1	0.1
	25〜29	71	0.1	-	-	0.1	0.1	0.1
	30〜34	97	0.1	0.0	-	0.1	0.1	0.2
	35〜39	58	0.3	-	-	0.3	0.4	0.6
	40〜44	74	0.5	0.0	-	0.8	0.5	0.6
	45〜49	95	0.6	0.1	0.0	1.8	0.5	0.7
	50〜54	105	0.8	0.1	0.0	2.4	0.7	1.9
	55〜59	158	0.7	0.2	0.1	3.3	0.8	1.8
	60〜64	192	0.7	0.4	0.1	4.9	0.7	2.0
	65〜69	208	0.8	0.6	0.2	7.6	0.8	2.0
	70〜74	221	0.7	0.7	0.4	11.4	0.6	1.5
	75〜79	137	0.5	0.6	0.6	14.4	0.5	2.1
	80〜84	67	0.5	0.6	0.8	16.3	0.4	1.3
	85〜	26	0.6	1.0	0.8	19.9	0.4	0.7
女 Female	総数 Total	2,375	0.6	0.3	0.2	6.1	0.5	1.1
	15〜19	65	-	-	-	-	0.0	0.0
	20〜24	58	0.0	-	-	0.0	0.3	0.4
	25〜29	103	0.0	-	-	0.0	0.1	0.2
	30〜34	142	0.1	-	-	0.1	0.3	0.4
	35〜39	139	0.3	0.0	-	0.4	0.4	0.6
	40〜44	173	0.5	0.0	0.0	0.7	0.4	0.7
	45〜49	164	0.7	0.1	-	1.1	0.6	1.0
	50〜54	192	0.7	0.2	0.0	2.2	0.6	1.1
	55〜59	249	0.8	0.4	0.1	3.7	0.7	1.3
	60〜64	242	0.8	0.5	0.1	5.6	0.7	1.6
	65〜69	288	0.8	0.6	0.3	8.8	0.7	1.6
	70〜74	227	0.7	0.7	0.5	12.2	0.5	1.0
	75〜79	183	0.5	0.7	0.7	16.6	0.5	1.7
	80〜84	104	0.3	0.6	1.0	19.4	0.4	1.0
	85〜	46	0.3	0.4	1.2	20.5	0.5	2.3

表IV-3-2　喪失歯の補綴状況（一人平均値），年齢階級別（5歳以上・永久歯）

TableIV-3-2　Mean number of missing teeth among persons aged ≥15 years, by prosthetic status and age group

年齢階級 Age group	被調査者数 Number of subjects	架工義歯 Bridge		部分床義歯 Partial denture		全部床義歯 Complete denture		インプラント Implant		補綴物なし No prostheses	
総数 Total	4,441	0.7	(1.3)	2.0	(4.6)	2.7	(7.5)	0.0	(0.4)	1.1	(2.6)
5〜9	247	-	(-)	-	(-)	-	(-)	-	(-)	-	(-)
10〜14	208	-	(-)	-	(-)	-	(-)	-	(-)	0.0	(0.1)
15〜19	119	-	(-)	-	(-)	-	(-)	-	(-)	0.0	(0.2)
20〜24	105	0.0	(0.1)	-	(-)	-	(-)	-	(-)	0.3	(0.8)
25〜29	174	0.1	(0.3)	-	(-)	-	(-)	-	(-)	0.2	(0.6)
30〜34	239	0.1	(0.5)	0.0	(0.1)	-	(-)	0.0	(0.1)	0.3	(0.9)
35〜39	197	0.3	(0.7)	0.0	(0.2)	-	(-)	0.0	(0.1)	0.6	(1.4)
40〜44	247	0.6	(1.2)	0.1	(0.4)	0.1	(0.9)	-	(-)	0.7	(1.4)
45〜49	259	0.7	(1.2)	0.5	(2.0)	0.2	(1.5)	0.0	(0.1)	0.9	(1.6)
50〜54	297	0.9	(1.3)	0.9	(3.1)	0.5	(3.3)	0.0	(0.5)	1.4	(2.6)
55〜59	407	1.0	(1.3)	1.6	(3.6)	0.9	(4.1)	0.1	(0.5)	1.5	(2.4)
60〜64	434	1.0	(1.4)	2.6	(4.5)	1.7	(5.6)	0.0	(0.4)	1.8	(3.3)
65〜69	496	1.2	(1.7)	3.6	(5.3)	3.5	(8.0)	0.0	(0.4)	1.7	(3.2)
70〜74	448	1.0	(1.5)	4.8	(6.4)	6.0	(10.1)	0.1	(1.0)	1.3	(2.5)
75〜79	321	0.7	(1.4)	5.2	(7.0)	9.8	(12.0)	0.0	(0.2)	1.8	(4.7)
80〜84	171	0.6	(1.4)	4.3	(6.0)	13.3	(12.3)	-	(-)	1.1	(3.0)
85〜	72	0.5	(1.3)	5.3	(7.1)	14.5	(12.3)	-	(-)	1.7	(4.2)

※（　）内に標準偏差を示した．　　（　）：Standard deviation

表Ⅴ-1-1 歯肉の所見の有無（CPI 個人最大コード），性・年齢階級別（5 歳以上・永久歯）

Table V-1-1　Number and percentage of highest CPI codes in permanent teeth among persons aged ≥ 5 years, by sex and age group

	年齢階級 Age group	総数[1] Total	code 0 所見のない者 Healthy gingiva	総数 Total	code 1 プロービング後の出血 Bleeding	code 2 歯石の沈着 Calculus	code 3 歯周ポケット 4 mm 以上 6 mm 未満 Pocket depth 4 mm to 6 mm 総数 Total	歯石(−) Calculus (−)	歯石(+) Calculus (+)	code 4 歯周ポケット 6 mm 以上 Pocket depth 6 mm and over 総数 Total	歯石(−) Calculus (−)	歯石(+) Calculus (+)	code X 対象歯のない者 No index teeth present	不詳[2] Unidentified	コード3およびコード4（再掲） Code 3 and 4 (Repetition)
総数 Total	総数 Total	4,370	675	3,238	430	1,268	1,203	740	463	337	171	166	432	25	1,540
	5～9	194	100	68	40	28	-	-	-	-	-	-	7	19	-
	10～14	202	98	103	50	51	2	1	1	-	-	-	-	1	2
	15～19	118	40	78	30	42	6	5	1	-	-	-	-	-	6
	20～24	105	25	80	16	54	10	9	1	-	-	-	-	-	10
	25～29	174	44	130	25	73	31	18	13	1	-	1	-	-	32
	30～34	238	47	191	28	106	56	33	23	1	1	-	-	-	57
	35～39	195	39	155	22	87	38	24	14	8	4	4	-	1	46
	40～44	246	38	208	24	113	63	38	25	8	2	6	-	-	71
	45～49	258	31	224	25	89	89	56	33	21	14	7	2	1	110
	50～54	297	32	260	29	107	102	68	34	22	11	11	5	-	124
	55～59	407	46	348	32	120	156	97	59	40	22	18	12	1	196
	60～64	431	44	363	31	112	162	99	63	58	31	27	23	1	220
	65～69	495	42	398	30	124	173	115	58	71	34	37	55	-	244
	70～74	448	29	328	24	87	167	92	75	50	24	26	91	-	217
	75～79	319	14	189	10	47	92	54	38	40	20	20	115	1	132
	80～84	171	4	84	8	19	46	28	18	11	5	6	83	-	57
	85～	72	2	31	6	9	10	3	7	6	3	3	39	-	16
男 Male	総数 Total	1,807	250	1,371	161	515	518	306	212	177	76	101	176	10	695
	5～9	88	46	31	17	14	-	-	-	-	-	-	4	7	-
	10～14	112	52	60	32	26	2	1	1	-	-	-	-	-	2
	15～19	54	13	41	16	23	2	2	-	-	-	-	-	-	2
	20～24	47	9	38	9	25	4	4	-	-	-	-	-	-	4
	25～29	71	8	63	12	31	20	12	8	-	-	-	-	-	20
	30～34	97	18	79	7	46	26	14	12	-	-	-	-	-	26
	35～39	57	6	50	4	27	13	7	6	6	2	4	-	1	19
	40～44	74	8	66	10	31	20	12	8	5	-	5	-	-	25
	45～49	95	8	84	4	44	28	12	16	8	5	3	2	1	36
	50～54	105	9	94	4	41	37	23	14	12	5	7	2	-	49
	55～59	158	8	142	11	39	71	43	28	21	9	12	7	1	92
	60～64	191	17	162	9	46	76	47	29	31	12	19	12	-	107
	65～69	207	25	166	8	44	77	52	25	37	17	20	16	-	114
	70～74	221	16	160	10	47	78	45	33	25	12	13	45	-	103
	75～79	137	4	88	3	21	39	19	20	25	11	14	45	-	64
	80～84	67	1	35	2	7	21	11	10	5	2	3	31	-	26
	85～	26	2	12	3	3	4	2	2	2	1	1	12	-	6
女 Female	総数 Total	2,563	425	1,867	269	753	685	434	251	160	95	65	256	15	845
	5～9	106	54	37	23	14	-	-	-	-	-	-	3	12	-
	10～14	90	46	43	18	25	-	-	-	-	-	-	-	1	-
	15～19	64	27	37	14	19	4	3	1	-	-	-	-	-	4
	20～24	58	16	42	7	29	6	5	1	-	-	-	-	-	6
	25～29	103	36	67	13	42	11	6	5	1	-	1	-	-	12
	30～34	141	29	112	21	60	30	19	11	1	1	-	-	-	31
	35～39	138	33	105	18	60	25	17	8	2	2	-	-	-	27
	40～44	172	30	142	14	82	43	26	17	3	2	1	-	-	46
	45～49	163	23	140	21	45	61	44	17	13	9	4	-	-	74
	50～54	192	23	166	25	66	65	45	20	10	6	4	3	-	75
	55～59	249	38	206	21	81	85	54	31	19	13	6	5	-	104
	60～64	240	27	201	22	66	86	52	34	27	19	8	11	1	113
	65～69	288	17	232	22	80	96	63	33	34	17	17	39	-	130
	70～74	227	13	168	14	40	89	47	42	25	12	13	46	-	114
	75～79	182	10	101	7	26	53	35	18	15	9	6	70	1	68
	80～84	104	3	49	6	12	25	17	8	6	3	3	52	-	31
	85～	46	-	19	3	6	6	1	5	4	2	2	27	-	10

注 1 ：調査票に CPI コードの記録がなかった者は被調査者数の総数から除外した．
注 2 ：調査票に不明と明記されていた場合は，不詳として集計した．
注 3 ：割合は，診査対象歯のない者（コード X）および不詳の者を除く総数を分母として算出した．
注 4 ：割合は，不詳の者を除く総数を分母として算出した．
Note 1：Missing data were excluded from the analysis.
Note 2：Unknown data were classified as unidentified.
Note 3：Code X and unidentified data were excluded from the denominator.
Note 4：Unidentified data were excluded from the denominator.

表 V - 1 - 1 　（つづき）

	年齢階級 Age group	総数注3 Total	code 0 所見のない者 Healthy gingiva	総数 Total	code 1 プロービング後の出血 Bleeding	code 2 歯石の沈着 Calculus	code 3 歯周ポケット 4mm以上6mm未満 Pocket depth 4 mm to 6 mm 総数 Total	歯石(−) Calculus (−)	歯石(+) Calculus (+)	code 4 歯周ポケット 6mm以上 Pocket depth 6 mm and over 総数 Total	歯石(−) Calculus (−)	歯石(+) Calculus (+)	コード3およびコード4（再掲） Code 3 and 4 (Repetition)
総数 Total	総数 Total	100.0	17.3	82.7	11.0	32.4	30.7	18.9	11.8	8.6	4.4	4.2	39.4
	5〜9	100.0	59.5	40.5	23.8	16.7	-	-	-	-	-	-	-
	10〜14	100.0	48.8	51.2	24.9	25.4	1.0	0.5	0.5	-	-	-	1.0
	15〜19	100.0	33.9	66.1	25.4	35.6	5.1	4.2	0.8	-	-	-	5.1
	20〜24	100.0	23.8	76.2	15.2	51.4	9.5	8.6	1.0	-	-	-	9.5
	25〜29	100.0	25.3	74.7	14.4	42.0	17.8	10.3	7.5	0.6	-	0.6	18.4
	30〜34	100.0	19.7	80.3	11.8	44.5	23.5	13.9	9.7	0.4	0.4	-	23.9
	35〜39	100.0	20.1	79.9	11.3	44.8	19.6	12.4	7.2	4.1	2.1	2.1	23.7
	40〜44	100.0	15.4	84.6	9.8	45.9	25.6	15.4	10.2	3.3	0.8	2.4	28.9
	45〜49	100.0	12.2	87.8	9.8	34.9	34.9	22.0	12.9	8.2	5.5	2.7	43.1
	50〜54	100.0	11.0	89.0	9.9	36.6	34.9	23.3	11.6	7.5	3.8	3.8	42.5
	55〜59	100.0	11.7	88.3	8.1	30.5	39.6	24.6	15.0	10.2	5.6	4.6	49.7
	60〜64	100.0	10.8	89.2	7.6	27.5	39.8	24.3	15.5	14.3	7.6	6.6	54.1
	65〜69	100.0	9.5	90.5	6.8	28.2	39.3	26.1	13.2	16.1	7.7	8.4	55.5
	70〜74	100.0	8.1	91.9	6.7	24.4	46.8	25.8	21.0	14.0	6.7	7.3	60.8
	75〜79	100.0	6.9	93.1	4.9	23.2	45.3	26.6	18.7	19.7	9.9	9.9	65.0
	80〜84	100.0	4.5	95.5	9.1	21.6	52.3	31.8	20.5	12.5	5.7	6.8	64.8
	85〜	100.0	6.1	93.9	18.2	27.3	30.3	9.1	21.2	18.2	9.1	9.1	48.5
男 Male	総数 Total	100.0	15.4	84.6	9.9	31.8	32.0	18.9	13.1	10.9	4.7	6.2	42.9
	5〜9	100.0	59.7	40.3	22.1	18.2	-	-	-	-	-	-	-
	10〜14	100.0	46.4	53.6	28.6	23.2	1.8	0.9	0.9	-	-	-	1.8
	15〜19	100.0	24.1	75.9	29.6	42.6	3.7	3.7	-	-	-	-	3.7
	20〜24	100.0	19.1	80.9	19.1	53.2	8.5	8.5	-	-	-	-	8.5
	25〜29	100.0	11.3	88.7	16.9	43.7	28.2	16.9	11.3	-	-	-	28.2
	30〜34	100.0	18.6	81.4	7.2	47.4	26.8	14.4	12.4	-	-	-	26.8
	35〜39	100.0	10.7	89.3	7.1	48.2	23.2	12.5	10.7	10.7	3.6	7.1	33.9
	40〜44	100.0	10.8	89.2	13.5	41.9	27.0	16.2	10.8	6.8	-	6.8	33.8
	45〜49	100.0	8.7	91.3	4.3	47.8	30.4	13.0	17.4	8.7	5.4	3.3	39.1
	50〜54	100.0	8.7	91.3	3.9	39.8	35.9	22.3	13.6	11.7	4.9	6.8	47.6
	55〜59	100.0	5.3	94.7	7.3	26.0	47.3	28.7	18.7	14.0	6.0	8.0	61.3
	60〜64	100.0	9.5	90.5	5.0	25.7	42.5	26.3	16.2	17.3	6.7	10.6	59.8
	65〜69	100.0	13.1	86.9	4.2	23.0	40.3	27.2	13.1	19.4	8.9	10.5	59.7
	70〜74	100.0	9.1	90.9	5.7	26.7	44.3	25.6	18.8	14.2	6.8	7.4	58.5
	75〜79	100.0	4.3	95.7	3.3	22.8	42.4	20.7	21.7	27.2	12.0	15.2	69.6
	80〜84	100.0	2.8	97.2	5.6	19.4	58.3	30.6	27.8	13.9	5.6	8.3	72.2
	85〜	100.0	14.3	85.7	21.4	21.4	28.6	14.3	14.3	14.3	7.1	7.1	42.9
女 Female	総数 Total	100.0	18.5	81.5	11.7	32.9	29.9	18.9	11.0	7.0	4.1	2.8	36.9
	5〜9	100.0	59.3	40.7	25.3	15.4	-	-	-	-	-	-	-
	10〜14	100.0	51.7	48.3	20.2	28.1	-	-	-	-	-	-	-
	15〜19	100.0	42.2	57.8	21.9	29.7	6.3	4.7	1.6	-	-	-	6.3
	20〜24	100.0	27.6	72.4	12.1	50.0	10.3	8.6	1.7	-	-	-	10.3
	25〜29	100.0	35.0	65.0	12.6	40.8	10.7	5.8	4.9	1.0	-	1.0	11.7
	30〜34	100.0	20.6	79.4	14.9	42.6	21.3	13.5	7.8	0.7	0.7	-	22.0
	35〜39	100.0	23.9	76.1	13.0	43.5	18.1	12.3	5.8	1.4	1.4	-	19.6
	40〜44	100.0	17.4	82.6	8.1	47.7	25.0	15.1	9.9	1.7	1.2	0.6	26.7
	45〜49	100.0	14.1	85.9	12.9	27.6	37.4	27.0	10.4	8.0	5.5	2.5	45.4
	50〜54	100.0	12.2	87.8	13.2	34.9	34.4	23.8	10.6	5.3	3.2	2.1	39.7
	55〜59	100.0	15.6	84.4	8.6	33.2	34.8	22.1	12.7	7.8	5.3	2.5	42.6
	60〜64	100.0	11.8	88.2	9.6	28.9	37.7	22.8	14.9	11.8	8.3	3.5	49.6
	65〜69	100.0	6.8	93.2	8.8	32.1	38.6	25.3	13.3	13.7	6.8	6.8	52.2
	70〜74	100.0	7.2	92.8	7.7	22.1	49.2	26.0	23.2	13.8	6.6	7.2	63.0
	75〜79	100.0	9.0	91.0	6.3	23.4	47.7	31.5	16.2	13.5	8.1	5.4	61.3
	80〜84	100.0	5.8	94.2	11.5	23.1	48.1	32.7	15.4	11.5	5.8	5.8	59.6
	85〜	100.0	-	100.0	15.8	31.6	31.6	5.3	26.3	21.1	10.5	10.5	52.6

表Ⅴ-1-1 （つづき）

	年齢階級 Age group	総数注3 Total	code 0 所見のない者 Healthy gingiva	総数 Total	code 1 プロービング後の出血 Bleeding	code 2 歯石の沈着 Calculus	code 3 歯周ポケット 4 mm 以上 6 mm 未満 Pocket depth 4 mm to 6 mm 総数 Total	歯石(−) Calculus (−)	歯石(＋) Calculus (＋)	code 4 歯周ポケット 6 mm 以上 Pocket depth 6 mm and over 総数 Total	歯石(−) Calculus (−)	歯石(＋) Calculus (＋)	code X 対象歯のない者 No index teeth present	コード3およびコード4 （再掲） Code 3 and 4 (Repetition)
総数 Total	総数 Total	100.0	15.5	74.5	9.9	29.2	27.7	17.0	10.7	7.8	3.9	3.8	9.9	35.4
	5～9	100.0	57.1	38.9	22.9	16.0	-	-	-	-	-	-	4.0	-
	10～14	100.0	48.8	51.2	24.9	25.4	1.0	0.5	0.5	-	-	-	-	1.0
	15～19	100.0	33.9	66.1	25.4	35.6	5.1	4.2	0.8	-	-	-	-	5.1
	20～24	100.0	23.8	76.2	15.2	51.4	9.5	8.6	1.0	-	-	-	-	9.5
	25～29	100.0	25.3	74.7	14.4	42.0	17.8	10.3	7.5	0.6	-	0.6	-	18.4
	30～34	100.0	19.7	80.3	11.8	44.5	23.5	13.9	9.7	0.4	0.4	-	-	23.9
	35～39	100.0	20.1	79.9	11.3	44.8	19.6	12.4	7.2	4.1	2.1	2.1	-	23.7
	40～44	100.0	15.4	84.6	9.8	45.9	25.6	15.4	10.2	3.3	0.8	2.4	-	28.9
	45～49	100.0	12.1	87.2	9.7	34.6	34.6	21.8	12.8	8.2	5.4	2.7	0.8	42.8
	50～54	100.0	10.8	87.5	9.8	36.0	34.3	22.9	11.4	7.4	3.7	3.7	1.7	41.8
	55～59	100.0	11.3	85.7	7.9	29.6	38.4	23.9	14.5	9.9	5.4	4.4	3.0	48.3
	60～64	100.0	10.2	84.4	7.2	26.0	37.7	23.0	14.7	13.5	7.2	6.3	5.3	51.2
	65～69	100.0	8.5	80.4	6.1	25.1	34.9	23.2	11.7	14.3	6.9	7.5	11.1	49.3
	70～74	100.0	6.5	73.2	5.4	19.4	37.3	20.5	16.7	11.2	5.4	5.8	20.3	48.4
	75～79	100.0	4.4	59.4	3.1	14.8	28.9	17.0	11.9	12.6	6.3	6.3	36.2	41.5
	80～84	100.0	2.3	49.1	4.7	11.1	26.9	16.4	10.5	6.4	2.9	3.5	48.5	33.3
	85～	100.0	2.8	43.1	8.3	12.5	13.9	4.2	9.7	8.3	4.2	4.2	54.2	22.2
男 Male	総数 Total	100.0	13.9	76.3	9.0	28.7	28.8	17.0	11.8	9.8	4.2	5.6	9.8	38.7
	5～9	100.0	56.8	38.3	21.0	17.3	-	-	-	-	-	-	4.9	-
	10～14	100.0	46.4	53.6	28.6	23.2	1.8	0.9	0.9	-	-	-	-	1.8
	15～19	100.0	24.1	75.9	29.6	42.6	3.7	3.7	-	-	-	-	-	3.7
	20～24	100.0	19.1	80.9	19.1	53.2	8.5	8.5	-	-	-	-	-	8.5
	25～29	100.0	11.3	88.7	16.9	43.7	28.2	16.9	11.3	-	-	-	-	28.2
	30～34	100.0	18.6	81.4	7.2	47.4	26.8	14.4	12.4	-	-	-	-	26.8
	35～39	100.0	10.7	89.3	7.1	48.2	23.2	12.5	10.7	10.7	3.6	7.1	-	33.9
	40～44	100.0	10.8	89.2	13.5	41.9	27.0	16.2	10.8	6.8	-	6.8	-	33.8
	45～49	100.0	8.5	89.4	4.3	46.8	29.8	12.8	17.0	8.5	5.3	3.2	2.1	38.3
	50～54	100.0	8.6	89.5	3.8	39.0	35.2	21.9	13.3	11.4	4.8	6.7	1.9	46.7
	55～59	100.0	5.1	90.4	7.0	24.8	45.2	27.4	17.8	13.4	5.7	7.6	4.5	58.6
	60～64	100.0	8.9	84.8	4.7	24.1	39.8	24.6	15.2	16.2	6.3	9.9	6.3	56.0
	65～69	100.0	12.1	80.2	3.9	21.3	37.2	25.1	12.1	17.9	8.2	9.7	7.7	55.1
	70～74	100.0	7.2	72.4	4.5	21.3	35.3	20.4	14.9	11.3	5.4	5.9	20.4	46.6
	75～79	100.0	2.9	64.2	2.2	15.3	28.5	13.9	14.6	18.2	8.0	10.2	32.8	46.7
	80～84	100.0	1.5	52.2	3.0	10.4	31.3	16.4	14.9	7.5	3.0	4.5	46.3	38.8
	85～	100.0	7.7	46.2	11.5	11.5	15.4	7.7	7.7	7.7	3.8	3.8	46.2	23.1
女 Female	総数 Total	100.0	16.7	73.3	10.6	29.6	26.9	17.0	9.9	6.3	3.7	2.6	10.0	33.2
	5～9	100.0	57.4	39.4	24.5	14.9	-	-	-	-	-	-	3.2	-
	10～14	100.0	51.7	48.3	20.2	28.1	-	-	-	-	-	-	-	-
	15～19	100.0	42.2	57.8	21.9	29.7	6.3	4.7	1.6	-	-	-	-	6.3
	20～24	100.0	27.6	72.4	12.1	50.0	10.3	8.6	1.7	-	-	-	-	10.3
	25～29	100.0	35.0	65.0	12.6	40.8	10.7	5.8	4.9	1.0	-	1.0	-	11.7
	30～34	100.0	20.6	79.4	14.9	42.6	21.3	13.5	7.8	0.7	0.7	-	-	22.0
	35～39	100.0	23.9	76.1	13.0	43.5	18.1	12.3	5.8	1.4	1.4	-	-	19.6
	40～44	100.0	17.4	82.6	8.1	47.7	25.0	15.1	9.9	1.7	1.2	0.6	-	26.7
	45～49	100.0	14.1	85.9	12.9	27.6	37.4	27.0	10.4	8.0	5.5	2.5	-	45.4
	50～54	100.0	12.0	86.5	13.0	34.4	33.9	23.4	10.4	5.2	3.1	2.1	1.6	39.1
	55～59	100.0	15.3	82.7	8.4	32.5	34.1	21.7	12.4	7.6	5.2	2.4	2.0	41.8
	60～64	100.0	11.3	84.1	9.2	27.6	36.0	21.8	14.2	11.3	7.9	3.3	4.6	47.3
	65～69	100.0	5.9	80.6	7.6	27.8	33.3	21.9	11.5	11.8	5.9	5.9	13.5	45.1
	70～74	100.0	5.7	74.0	6.2	17.6	39.2	20.7	18.5	11.0	5.3	5.7	20.3	50.2
	75～79	100.0	5.5	55.8	3.9	14.4	29.3	19.3	9.9	8.3	5.0	3.3	38.7	37.6
	80～84	100.0	2.9	47.1	5.8	11.5	24.0	16.3	7.7	5.8	2.9	2.9	50.0	29.8
	85～	100.0	-	41.3	6.5	13.0	13.0	2.2	10.9	8.7	4.3	4.3	58.7	21.7

表Ⅴ-1-2 CPI最大コード3以上の者（人数・割合）（コードX除外），地域・年齢階級別（5歳以上・永久歯）
Table Ⅴ-1-2 Number and percentage of persons aged ≥5 years with CPI codes 3 and 4 in permanent teeth, by municipal size and age group (code X excluded)

1) 総数 Total

年齢階級 Age group	総数注1 Total	人数（人） コード2以下の者 Persons with code 0, 1 and 2	人数（人） コード3以上の者 Persons with code 3 and 4
総数 Total	3,544	2,006	1,538
15～24	223	207	16
25～34	412	323	89
35～44	440	323	117
45～54	547	313	234
55～64	801	385	416
65～74	797	336	461
75～84	291	102	189
85～	33	17	16
（再）(Repetition) 75～	324	119	205

2) 13大都市 13 large cities

総数注1 Total	コード2以下の者 code 0, 1 and 2	コード3以上の者 code 3 and 4
621	368	253
32	31	1
59	44	15
87	66	21
98	68	30
123	63	60
156	70	86
60	23	37
6	3	3
66	26	40

3) 人口15万以上の市 Cities (population ≥150,000)

総数注1 Total	コード2以下の者 code 0, 1 and 2	コード3以上の者 code 3 and 4
1,129	654	475
75	69	6
151	117	34
145	109	36
149	85	64
269	132	137
242	102	140
84	31	53
14	9	5
98	40	58

4) 人口5～15万未満の市 Cities (149,999–50,000)

総数注1 Total	コード2以下の者 code 0, 1 and 2	コード3以上の者 code 3 and 4
967	589	378
67	66	1
119	101	18
130	97	33
157	94	63
216	109	107
199	88	111
74	32	42
5	2	3
79	34	45

5) 5万未満の市＋町村 Cities (<50,000) + rural cities

総数注1 Total	コード2以下の者 code 0, 1 and 2	コード3以上の者 code 3 and 4
827	395	432
49	41	8
83	61	22
78	51	27
143	66	77
193	81	112
200	76	124
73	16	57
8	3	5
81	19	62

注1：調査票にCPIコードの記録がなかった者，表Ⅴ-1-1で不詳とされている者は被調査者から除外した．
Note 1: Missing and unidentified data were excluded from the analysis.

表V-1-2（つづき）

1）総数 Total

年齢階級 Age group	総数注1 Total	割合 (%) Percentage	
		コード2以下の者 Persons with code 0, 1 and 2	コード3以上の者 Persons with code 3 and 4
総数 Total	100.0	56.6	43.4
15～24	100.0	92.8	7.2
25～34	100.0	78.4	21.6
35～44	100.0	73.4	26.6
45～54	100.0	57.2	42.8
55～64	100.0	48.1	51.9
65～74	100.0	42.2	57.8
75～84	100.0	35.1	64.9
85～	100.0	51.5	48.5
(再)(Repetition)			
75～	100.0	36.7	63.3

2）13大都市 13 large cities

年齢階級	総数注1 Total	割合 (%) Percentage	
		コード2以下の者 Persons with code 0, 1 and 2	コード3以上の者 Persons with code 3 and 4
総数	100.0	59.3	40.7
15～24	100.0	96.9	3.1
25～34	100.0	74.6	25.4
35～44	100.0	75.9	24.1
45～54	100.0	69.4	30.6
55～64	100.0	51.2	48.8
65～74	100.0	44.9	55.1
75～84	100.0	38.3	61.7
85～	100.0	50.0	50.0
75～	100.0	39.4	60.6

3）人口15万以上の市 Cities (population ≥150,000)

年齢階級	総数注1 Total	割合 (%) Percentage	
		コード2以下の者 Persons with code 0, 1 and 2	コード3以上の者 Persons with code 3 and 4
総数	100.0	57.9	42.1
15～24	100.0	92.0	8.0
25～34	100.0	77.5	22.5
35～44	100.0	75.2	24.8
45～54	100.0	57.0	43.0
55～64	100.0	49.1	50.9
65～74	100.0	42.1	57.9
75～84	100.0	36.9	63.1
85～	100.0	64.3	35.7
75～	100.0	40.8	59.2

4）人口5～15万未満の市 Cities (149,999-50,000)

年齢階級	総数注1 Total	割合 (%) Percentage	
		コード2以下の者 Persons with code 0, 1 and 2	コード3以上の者 Persons with code 3 and 4
総数	100.0	60.9	39.1
15～24	100.0	98.5	1.5
25～34	100.0	84.9	15.1
35～44	100.0	74.6	25.4
45～54	100.0	59.9	40.1
55～64	100.0	50.5	49.5
65～74	100.0	44.2	55.8
75～84	100.0	43.2	56.8
85～	100.0	40.0	60.0
75～	100.0	43.0	57.0

5）5万未満の市＋町村 Cities (＜50,000) + rural cities

年齢階級	総数注1 Total	割合 (%) Percentage	
		コード2以下の者 Persons with code 0, 1 and 2	コード3以上の者 Persons with code 3 and 4
総数	100.0	47.8	52.2
15～24	100.0	83.7	16.3
25～34	100.0	73.5	26.5
35～44	100.0	65.4	34.6
45～54	100.0	46.2	53.8
55～64	100.0	42.0	58.0
65～74	100.0	38.0	62.0
75～84	100.0	21.9	78.1
85～	100.0	37.5	62.5
75～	100.0	23.5	76.5

表V-2-1 CPI 各コードの一人平均分画数および割合（コードX含む），性・年齢階級別（5歳以上・永久歯）

Table V-2-1 Mean number and percentage of CPI sextants in permanent teeth among persons aged ≥ 5 years, by CPI code, sex, and age group (code X included)

	年齢階級 Age group	被調査者数[1] Number of subjects	総数 Total	code 0 所見のない部位 Healthy gingiva	code 1 プロービング後の出血 Bleeding	code 2 歯石の沈着 Calculus	code 3 歯周ポケット 4mm以上6mm未満 Pocket depth 4 mm to 6 mm 総数 Total	歯石(−) Calculus (−)	歯石(+) Calculus (+)	code 4 歯周ポケット 6mm以上 Pocket depth 6 mm and over 総数 Total	歯石(−) Calculus (−)	歯石(+) Calculus (+)	code X 対象歯のない部位 No index teeth present	不詳[2] Unidentified	コード3およびコード4（再掲） Code 3 and 4 (Repetition)
総数 Total	総数 Total	4,370	6.0	1.9 (2.3)	0.7 (1.3)	1.1 (1.6)	0.7 (1.2)	0.4 (0.9)	0.3 (0.8)	0.1 (0.5)	0.1 (0.4)	0.1 (0.3)	1.3 (2.1)	0.0 (0.2)	0.8 (1.4)
	5〜9	194	5.6	4.3 (2.0)	0.7 (1.4)	0.2 (0.7)	- (-)	- (-)	- (-)	- (-)	- (-)	- (-)	0.4 (1.3)	0.3 (1.0)	- (-)
	10〜14	202	6.0	4.4 (2.0)	1.0 (1.6)	0.5 (1.2)	0.0 (0.2)	0.0 (0.1)	0.0 (0.1)	- (-)	- (-)	- (-)	0.0 (0.2)	0.0 (0.4)	0.0 (0.2)
	15〜19	118	6.0	4.1 (2.1)	1.1 (1.7)	0.7 (1.3)	0.1 (0.5)	0.1 (0.5)	0.0 (0.1)	- (-)	- (-)	- (-)	- (-)	- (-)	0.1 (0.5)
	20〜24	105	6.0	3.5 (2.1)	1.0 (1.4)	1.3 (1.6)	0.2 (0.7)	0.2 (0.7)	0.0 (0.1)	- (-)	- (-)	- (-)	- (-)	- (-)	0.2 (0.7)
	25〜29	174	6.0	3.1 (2.3)	1.1 (1.6)	1.4 (1.7)	0.4 (1.1)	0.3 (0.8)	0.1 (0.6)	0.0 (0.1)	- (-)	0.0 (0.1)	0.0 (0.1)	- (-)	0.4 (1.1)
	30〜34	238	6.0	2.6 (2.3)	1.1 (1.5)	1.8 (1.9)	0.5 (1.1)	0.3 (0.7)	0.2 (0.8)	0.0 (0.4)	0.0 (0.4)	- (-)	0.0 (0.1)	- (-)	0.5 (1.1)
	35〜39	195	6.0	2.6 (2.4)	1.1 (1.6)	1.6 (1.8)	0.5 (1.2)	0.3 (0.9)	0.2 (0.9)	0.1 (0.4)	0.0 (0.3)	0.1 (0.4)	0.1 (0.3)	0.0 (0.1)	0.6 (1.3)
	40〜44	246	6.0	2.7 (2.2)	0.9 (1.3)	1.7 (1.8)	0.6 (1.2)	0.3 (0.8)	0.3 (0.8)	0.1 (0.4)	- (-)	0.1 (0.3)	0.1 (0.5)	- (-)	0.7 (1.3)
	45〜49	258	6.0	2.3 (2.2)	0.9 (1.3)	1.5 (1.6)	0.9 (1.3)	0.6 (1.1)	0.3 (0.8)	0.1 (0.5)	0.1 (0.4)	0.1 (0.3)	0.3 (0.8)	0.0 (0.1)	1.0 (1.5)
	50〜54	297	6.0	1.9 (2.1)	0.9 (1.4)	1.5 (1.7)	0.8 (1.2)	0.5 (0.9)	0.3 (0.8)	0.2 (0.7)	0.1 (0.5)	0.1 (0.4)	0.7 (1.3)	- (-)	1.0 (1.5)
	55〜59	407	6.0	1.8 (2.0)	0.7 (1.2)	1.4 (1.6)	1.0 (1.4)	0.7 (1.1)	0.4 (1.0)	0.1 (0.5)	0.1 (0.5)	0.1 (0.3)	0.9 (1.5)	0.0 (0.1)	1.2 (1.5)
	60〜64	431	6.0	1.5 (2.0)	0.6 (1.2)	1.2 (1.4)	1.1 (1.4)	0.6 (1.1)	0.4 (1.1)	0.2 (0.6)	0.1 (0.4)	0.1 (0.4)	1.4 (1.8)	0.0 (0.0)	1.3 (1.6)
	65〜69	495	6.0	1.1 (1.8)	0.6 (1.1)	1.1 (1.5)	0.9 (1.3)	0.6 (1.1)	0.3 (0.8)	0.2 (0.8)	0.1 (0.6)	0.1 (0.4)	2.0 (2.1)	0.0 (0.1)	1.1 (1.5)
	70〜74	448	6.0	0.7 (1.4)	0.4 (0.9)	1.0 (1.4)	1.0 (1.4)	0.6 (1.1)	0.4 (1.0)	0.2 (0.6)	0.1 (0.4)	0.1 (0.5)	2.8 (2.3)	0.0 (0.1)	1.2 (1.6)
	75〜79	319	6.0	0.4 (1.1)	0.3 (0.7)	0.7 (1.2)	0.7 (1.2)	0.4 (0.9)	0.3 (0.8)	0.1 (0.5)	0.1 (0.3)	0.1 (0.4)	3.8 (2.3)	0.0 (0.1)	0.9 (1.3)
	80〜84	171	6.0	0.3 (0.8)	0.3 (0.7)	0.7 (1.2)	0.5 (1.0)	0.3 (0.8)	0.2 (0.7)	0.1 (0.4)	0.0 (0.2)	0.1 (0.4)	4.1 (2.3)	- (-)	0.6 (1.1)
	85〜	72	6.0	0.2 (0.7)	0.3 (0.9)	0.3 (0.6)	0.4 (0.9)	0.2 (0.7)	0.2 (0.6)	0.1 (0.4)	0.1 (0.3)	0.1 (0.3)	4.7 (1.8)	0.0 (0.1)	0.5 (1.2)
男 Male	総数 Total	1,807	6.0	1.8 (2.2)	0.7 (1.3)	1.2 (1.6)	0.8 (1.3)	0.5 (1.0)	0.3 (0.9)	0.2 (0.6)	0.1 (0.5)	0.1 (0.4)	1.4 (2.1)	0.0 (0.2)	1.0 (1.5)
	5〜9	88	5.6	4.3 (2.1)	0.7 (1.4)	0.2 (0.4)	- (-)	- (-)	- (-)	- (-)	- (-)	- (-)	0.5 (1.5)	0.2 (0.9)	- (-)
	10〜14	112	6.0	4.3 (2.1)	1.1 (1.7)	0.5 (1.3)	0.0 (0.2)	0.0 (0.1)	0.0 (0.1)	- (-)	- (-)	- (-)	0.0 (0.2)	- (-)	0.0 (0.2)
	15〜19	54	6.0	3.6 (2.2)	1.5 (1.9)	0.9 (1.4)	0.0 (0.2)	0.0 (0.2)	- (-)	- (-)	- (-)	- (-)	- (-)	- (-)	0.0 (0.2)
	20〜24	47	6.0	3.3 (2.2)	1.0 (1.4)	1.5 (1.8)	0.2 (0.9)	0.2 (0.9)	- (-)	- (-)	- (-)	- (-)	- (-)	- (-)	0.2 (0.9)
	25〜29	71	6.0	2.6 (2.1)	1.2 (1.5)	1.5 (1.7)	0.7 (1.5)	0.5 (1.2)	0.2 (0.7)	- (-)	- (-)	- (-)	- (-)	- (-)	0.7 (1.5)
	30〜34	97	6.0	2.3 (2.4)	1.0 (1.3)	2.1 (1.9)	0.6 (1.2)	0.3 (0.9)	0.3 (0.9)	- (-)	- (-)	- (-)	0.0 (0.1)	- (-)	0.6 (1.2)
	35〜39	57	6.0	2.1 (2.3)	0.7 (1.3)	2.0 (2.0)	0.8 (1.6)	0.3 (1.0)	0.5 (1.3)	0.2 (0.9)	0.1 (0.5)	0.2 (0.7)	0.1 (0.3)	0.0 (0.1)	1.1 (1.8)
	40〜44	74	6.0	2.1 (2.2)	0.8 (1.2)	2.0 (2.0)	0.8 (1.5)	0.4 (1.0)	0.4 (1.1)	0.1 (0.5)	- (-)	0.1 (0.5)	0.1 (0.4)	- (-)	0.9 (1.7)
	45〜49	95	6.0	1.8 (2.2)	0.8 (1.4)	1.9 (1.8)	0.9 (1.4)	0.5 (1.2)	0.4 (0.9)	0.1 (0.5)	0.1 (0.4)	0.1 (0.4)	0.4 (1.1)	0.0 (0.1)	1.0 (1.7)
	50〜54	105	6.0	1.7 (2.1)	0.6 (1.0)	1.7 (1.7)	1.0 (1.4)	0.6 (1.0)	0.4 (1.0)	0.3 (0.8)	0.1 (0.4)	0.1 (0.6)	0.8 (1.4)	- (-)	1.2 (1.7)
	55〜59	158	6.0	1.5 (1.9)	0.5 (1.1)	1.3 (1.5)	1.4 (1.6)	0.8 (1.3)	0.6 (1.2)	0.2 (0.7)	0.1 (0.6)	0.1 (0.3)	1.0 (1.6)	0.0 (0.1)	1.6 (1.8)
	60〜64	191	6.0	1.3 (1.8)	0.5 (1.3)	1.3 (1.5)	1.2 (1.4)	0.7 (1.2)	0.5 (1.0)	0.2 (0.6)	0.1 (0.3)	0.1 (0.5)	1.5 (1.9)	- (-)	1.4 (1.7)
	65〜69	207	6.0	1.3 (1.9)	0.5 (1.0)	1.0 (1.6)	0.9 (1.2)	0.6 (1.0)	0.3 (0.8)	0.4 (1.0)	0.2 (0.9)	0.2 (0.8)	1.9 (2.0)	0.0 (0.1)	1.3 (1.6)
	70〜74	221	6.0	0.6 (1.3)	0.4 (1.0)	1.0 (1.5)	1.0 (1.4)	0.6 (1.1)	0.4 (1.0)	0.2 (0.6)	0.1 (0.4)	0.1 (0.6)	2.7 (2.3)	0.0 (0.1)	1.2 (1.6)
	75〜79	137	6.0	0.3 (1.1)	0.3 (0.8)	0.7 (1.3)	0.8 (1.3)	0.4 (0.9)	0.4 (0.9)	0.3 (0.6)	0.1 (0.4)	0.1 (0.5)	3.5 (2.4)	0.0 (0.1)	1.1 (1.5)
	80〜84	67	6.0	0.3 (0.8)	0.3 (0.7)	0.8 (1.3)	0.7 (1.1)	0.5 (1.0)	0.3 (0.6)	0.1 (0.3)	0.0 (0.2)	0.1 (0.3)	3.7 (2.5)	- (-)	0.8 (1.2)
	85〜	26	6.0	0.3 (0.7)	0.4 (1.3)	0.3 (0.7)	0.4 (1.0)	0.3 (0.7)	0.2 (0.5)	0.2 (0.5)	0.1 (0.4)	0.1 (0.2)	4.4 (1.9)	- (-)	0.6 (1.3)
女 Female	総数 Total	2,563	6.0	2.1 (2.3)	0.8 (1.3)	1.1 (1.5)	0.6 (1.2)	0.4 (0.9)	0.2 (0.7)	0.1 (0.4)	0.1 (0.3)	0.0 (0.2)	1.3 (2.1)	0.0 (0.3)	0.7 (1.3)
	5〜9	106	5.7	4.4 (2.0)	0.7 (1.4)	0.3 (0.9)	- (-)	- (-)	- (-)	- (-)	- (-)	- (-)	0.3 (1.1)	0.3 (1.1)	- (-)
	10〜14	90	5.9	4.6 (1.8)	0.8 (1.3)	0.5 (1.2)	- (-)	- (-)	- (-)	- (-)	- (-)	- (-)	0.0 (0.1)	0.0 (0.5)	- (-)
	15〜19	64	6.0	4.5 (1.9)	0.8 (1.6)	0.6 (1.1)	0.1 (0.7)	0.1 (0.6)	0.0 (0.1)	- (-)	- (-)	- (-)	- (-)	- (-)	0.1 (0.7)
	20〜24	58	6.0	3.8 (2.1)	0.9 (1.4)	1.1 (1.4)	0.2 (0.6)	0.2 (0.6)	0.0 (0.1)	- (-)	- (-)	- (-)	- (-)	- (-)	0.2 (0.6)
	25〜29	103	6.0	3.5 (2.4)	1.0 (1.6)	1.3 (1.7)	0.2 (0.6)	0.1 (0.4)	0.1 (0.4)	0.0 (0.1)	- (-)	0.0 (0.1)	0.0 (0.2)	- (-)	0.2 (0.6)
	30〜34	141	6.0	2.8 (2.3)	1.2 (1.6)	1.6 (1.8)	0.4 (0.9)	0.2 (0.6)	0.2 (0.8)	0.0 (0.5)	0.0 (0.5)	- (-)	0.0 (0.1)	- (-)	0.4 (1.1)
	35〜39	138	6.0	2.9 (2.4)	1.3 (1.6)	1.4 (1.7)	0.4 (1.0)	0.3 (0.8)	0.1 (0.5)	0.0 (0.1)	0.0 (0.1)	0.0 (0.1)	0.1 (0.3)	- (-)	0.4 (1.0)
	40〜44	172	6.0	2.9 (2.2)	0.9 (1.3)	1.5 (1.7)	0.5 (1.1)	0.3 (0.7)	0.2 (0.7)	0.0 (0.3)	0.0 (0.2)	0.0 (0.1)	0.1 (0.6)	- (-)	0.5 (1.1)
	45〜49	163	6.0	2.6 (2.2)	1.0 (1.3)	1.2 (1.4)	0.9 (1.2)	0.6 (1.0)	0.2 (0.7)	0.1 (0.5)	0.1 (0.4)	0.0 (0.3)	0.3 (0.7)	0.0 (0.1)	1.0 (1.4)
	50〜54	192	6.0	2.0 (2.1)	1.1 (1.5)	1.5 (1.7)	0.7 (1.1)	0.5 (0.9)	0.2 (0.7)	0.1 (0.6)	0.1 (0.5)	0.0 (0.2)	0.6 (1.2)	- (-)	0.8 (1.3)
	55〜59	249	6.0	1.9 (2.1)	0.8 (1.2)	1.4 (1.6)	0.8 (1.2)	0.5 (1.0)	0.3 (0.8)	0.1 (0.4)	0.1 (0.4)	0.0 (0.2)	0.9 (1.4)	0.0 (0.1)	0.9 (1.3)
	60〜64	240	6.0	1.6 (2.1)	0.7 (1.2)	1.1 (1.3)	1.0 (1.4)	0.6 (0.9)	0.4 (1.1)	0.2 (0.6)	0.1 (0.4)	0.1 (0.3)	1.4 (1.8)	0.0 (0.1)	1.2 (1.6)
	65〜69	288	6.0	1.1 (1.7)	0.7 (1.2)	1.2 (1.5)	0.9 (1.3)	0.6 (1.1)	0.3 (0.8)	0.1 (0.5)	0.1 (0.3)	0.1 (0.3)	2.1 (2.2)	0.0 (0.1)	1.0 (1.4)
	70〜74	227	6.0	0.7 (1.4)	0.4 (0.8)	0.9 (1.3)	1.0 (1.4)	0.6 (1.1)	0.5 (1.0)	0.1 (0.6)	0.1 (0.3)	0.1 (0.4)	2.8 (2.3)	0.0 (0.1)	1.2 (1.6)
	75〜79	182	6.0	0.5 (1.2)	0.3 (0.7)	0.6 (1.1)	0.6 (1.0)	0.4 (0.9)	0.2 (0.6)	0.1 (0.4)	0.1 (0.3)	0.0 (0.3)	3.9 (2.2)	0.0 (0.1)	0.7 (1.2)
	80〜84	104	6.0	0.2 (0.8)	0.3 (0.7)	0.6 (1.2)	0.4 (0.8)	0.3 (0.6)	0.2 (0.6)	0.1 (0.3)	0.0 (0.1)	0.0 (0.3)	4.4 (2.0)	- (-)	0.5 (0.9)
	85〜	46	6.0	0.2 (0.7)	0.2 (0.6)	0.3 (0.6)	0.3 (0.9)	0.2 (0.6)	0.2 (0.7)	0.1 (0.4)	0.0 (0.3)	0.1 (0.3)	4.8 (1.7)	0.0 (0.1)	0.5 (1.2)

※ （ ）内に標準偏差を示した． ( ):Standard deviation
注1：調査票にCPIコードの記録がなかった者は本表の被調査者数から除外した．
注2：調査票に不明と明記されていた者は，不詳として集計した．
注3：割合は，不詳の者を除く総数を分母として算出した．
注4：割合は，診査対象歯のない者（コードX）および不詳の者を除く総数を分母として算出した．

Note 1: Missing data were excluded from the analysis.
Note 2: Unknown data were classified as unidentified.
Note 3: Unidentified data were excluded from the denominator.
Note 4: Code X and unidentified data were excluded from the denominator.

表 V-2-1 （つづき）

	年齢階級 Age group	総数 Total	code 0 所見のない部位 Healthy gingiva	code 1 プロービング後の出血 Bleeding	code 2 歯石の沈着 Calculus	code 3 歯周ポケット 4mm以上6mm未満 Pocket depth 4mm to 6mm 総数 Total	歯石(−) Calculus(−)	歯石(+) Calculus(+)	code 4 歯周ポケット 6mm以上 Pocket depth 6mm and over 総数 Total	歯石(−) Calculus(−)	歯石(+) Calculus(+)	code X 対象歯のない部位 No index teeth present	コード3およびコード4（再掲） Code 3 and 4 (Repetition)
総数 Total	総数 Total	100.0	32.6	12.1	19.2	11.8	7.2	4.5	2.1	1.1	1.0	22.6	13.9
	5〜9	100.0	81.4	12.7	4.2	-	-	-	-	-	-	7.3	-
	10〜14	100.0	74.7	16.1	9.0	0.2	0.2	0.1	-	-	-	0.4	0.2
	15〜19	100.0	67.5	18.9	12.1	1.4	1.3	0.1	-	-	-	-	1.4
	20〜24	100.0	59.0	16.2	21.4	3.3	3.2	0.2	-	-	-	-	3.3
	25〜29	100.0	52.5	17.7	22.8	6.6	4.2	2.4	0.1	-	0.1	0.3	6.7
	30〜34	100.0	43.0	18.8	29.8	7.7	4.3	3.4	0.4	0.4	-	0.2	8.1
	35〜39	100.0	44.2	18.5	26.5	8.6	5.0	3.7	1.4	0.6	0.8	0.9	10.0
	40〜44	100.0	44.5	14.5	27.9	10.2	5.5	4.7	0.8	0.2	0.6	2.1	11.0
	45〜49	100.0	38.2	15.0	24.6	14.7	9.8	4.9	2.1	1.4	0.7	5.5	16.8
	50〜54	100.0	31.4	15.3	25.8	13.7	8.8	4.9	2.7	1.5	1.2	11.2	16.4
	55〜59	100.0	29.6	11.8	23.3	17.4	10.9	6.5	2.5	1.6	0.9	15.4	19.9
	60〜64	100.0	24.8	10.3	19.6	18.0	10.5	7.5	3.5	2.0	1.5	24.0	21.5
	65〜69	100.0	19.1	9.8	18.7	14.8	10.1	4.7	4.0	2.2	1.8	33.7	18.8
	70〜74	100.0	11.0	7.1	15.9	17.0	9.7	7.2	3.1	1.4	1.7	46.0	20.1
	75〜79	100.0	7.1	4.4	11.0	11.9	7.0	4.9	2.8	1.3	1.5	62.8	14.8
	80〜84	100.0	4.2	5.1	11.1	9.2	5.7	3.5	1.4	0.7	0.7	69.1	10.5
	85〜	100.0	3.5	5.1	4.7	6.3	3.3	3.0	2.1	1.2	0.9	78.6	8.4
男 Male	総数 Total	100.0	29.7	10.9	20.2	13.5	7.9	5.6	2.9	1.4	1.5	22.9	16.4
	5〜9	100.0	79.1	12.4	3.2	-	-	-	-	-	-	9.7	-
	10〜14	100.0	71.6	18.6	8.9	0.4	0.3	0.1	-	-	-	0.4	0.4
	15〜19	100.0	59.3	25.3	14.8	0.6	0.6	-	-	-	-	-	0.6
	20〜24	100.0	54.3	17.4	24.5	3.9	3.9	-	-	-	-	-	3.9
	25〜29	100.0	43.7	19.5	25.4	11.5	7.7	3.8	-	-	-	-	11.5
	30〜34	100.0	38.5	17.0	34.9	9.5	5.2	4.3	-	-	-	0.2	9.5
	35〜39	100.0	35.6	11.8	34.1	13.8	5.6	8.2	4.1	1.5	2.6	0.9	17.9
	40〜44	100.0	35.8	13.5	32.9	14.0	6.8	7.2	1.8	-	1.8	2.0	15.8
	45〜49	100.0	30.1	13.4	32.0	15.1	8.3	6.9	2.3	1.4	0.9	7.2	17.4
	50〜54	100.0	28.1	9.7	28.1	16.3	9.2	7.1	4.3	1.9	2.4	13.5	20.6
	55〜59	100.0	25.1	8.7	22.3	23.9	14.2	9.7	3.6	2.1	1.5	16.6	27.5
	60〜64	100.0	21.6	8.8	21.7	19.7	11.8	7.9	4.0	1.7	2.4	24.2	23.7
	65〜69	100.0	21.2	7.8	17.5	15.6	10.4	5.2	6.1	3.5	2.6	31.8	21.8
	70〜74	100.0	10.7	7.1	16.2	16.6	9.8	6.7	3.8	1.7	2.1	45.8	20.3
	75〜79	100.0	5.7	4.5	12.3	14.1	6.7	7.3	4.3	1.8	2.4	59.3	18.3
	80〜84	100.0	5.5	5.7	13.7	11.9	7.7	4.2	1.5	0.5	1.0	61.7	13.4
	85〜	100.0	4.5	7.1	5.1	7.1	4.5	2.6	2.6	1.9	0.6	73.7	9.6
女 Female	総数 Total	100.0	34.6	12.8	18.4	10.5	6.8	3.8	1.5	1.0	0.6	22.4	12.1
	5〜9	100.0	83.3	13.0	5.0	-	-	-	-	-	-	5.3	-
	10〜14	100.0	78.7	12.8	9.1	-	-	-	-	-	-	0.4	-
	15〜19	100.0	74.5	13.5	9.9	2.1	1.8	0.3	-	-	-	-	2.1
	20〜24	100.0	62.9	15.2	19.0	2.9	2.6	0.3	-	-	-	-	2.9
	25〜29	100.0	58.6	16.5	21.0	3.2	1.8	1.5	0.2	-	0.2	0.5	3.4
	30〜34	100.0	46.1	20.1	26.4	6.5	3.7	2.8	0.7	0.7	-	0.2	7.2
	35〜39	100.0	47.7	21.3	23.4	6.5	4.7	1.8	0.2	0.2	-	0.8	6.8
	40〜44	100.0	48.3	14.9	25.8	8.5	4.9	3.6	0.4	0.3	0.1	2.1	8.9
	45〜49	100.0	42.8	16.0	20.2	14.4	10.6	3.8	2.0	1.4	0.6	4.5	16.5
	50〜54	100.0	33.2	18.4	24.5	12.2	8.5	3.7	1.8	1.3	0.5	9.9	14.1
	55〜59	100.0	32.5	13.8	24.0	13.3	8.8	4.5	1.8	1.3	0.5	14.6	15.1
	60〜64	100.0	27.3	11.4	17.9	16.6	9.5	7.1	3.1	2.2	0.9	23.8	19.7
	65〜69	100.0	17.6	11.2	19.5	14.2	9.9	4.3	2.5	1.3	1.3	35.1	16.7
	70〜74	100.0	11.2	7.0	15.7	17.3	9.6	7.7	2.5	1.2	1.3	46.3	19.8
	75〜79	100.0	8.2	4.3	10.0	10.4	7.2	3.1	1.7	0.9	0.8	65.5	12.1
	80〜84	100.0	3.4	4.6	9.5	7.4	4.3	3.0	1.3	0.8	0.5	73.9	8.7
	85〜	100.0	2.9	4.0	4.4	5.8	2.6	3.3	1.8	0.7	1.1	81.4	7.7

表V-2-1 （つづき）

割 合 (%)（分母にコードXを含まない） Percentage (Code X was excluded from the denominator)

	年齢階級 Age group	総数注4 Total	code 0 所見のない部位 Healthy gingiva	code 1 プロービング後の出血 Bleeding	code 2 歯石の沈着 Calculus	code 3 歯周ポケット 4mm以上6mm未満 Pocket depth 4mm to 6mm 総数 Total	歯石(−) Calculus(−)	歯石(+) Calculus(+)	code 4 歯周ポケット 6mm以上 Pocket depth 6mm and over 総数 Total	歯石(−) Calculus(−)	歯石(+) Calculus(+)	コード3およびコード4(再掲) Code 3 and 4 (Repetition)
総数 Total	総数 Total	100.0	42.1	15.6	24.8	15.2	9.3	5.9	2.7	1.5	1.2	17.9
	5～9	100.0	87.8	13.8	4.5	−	−	−	−	−	−	−
	10～14	100.0	75.0	16.1	9.0	0.3	0.2	0.1	−	−	−	0.3
	15～19	100.0	67.5	18.9	12.1	1.4	1.3	0.1	−	−	−	1.4
	20～24	100.0	59.0	16.2	21.4	3.3	3.2	0.2	−	−	−	3.3
	25～29	100.0	52.6	17.8	22.9	6.6	4.2	2.4	0.1	−	0.1	6.7
	30～34	100.0	43.1	18.9	29.9	7.7	4.3	3.4	0.4	0.4	−	8.1
	35～39	100.0	44.6	18.7	26.8	8.7	5.0	3.7	1.4	0.6	0.8	10.1
	40～44	100.0	45.5	14.8	28.5	10.4	5.6	4.8	0.8	0.2	0.6	11.2
	45～49	100.0	40.4	15.9	26.0	15.5	10.3	5.2	2.3	1.5	0.8	17.8
	50～54	100.0	35.3	17.2	29.0	15.4	9.9	5.6	3.0	1.7	1.3	18.4
	55～59	100.0	35.0	14.0	27.6	20.6	12.9	7.7	3.0	1.9	1.0	23.5
	60～64	100.0	32.6	13.5	25.8	23.6	13.8	9.8	4.6	2.6	2.0	28.2
	65～69	100.0	28.8	14.7	28.2	22.3	15.3	7.1	6.1	3.4	2.7	28.4
	70～74	100.0	20.3	13.1	29.5	31.4	18.0	13.4	5.8	2.6	3.2	37.2
	75～79	100.0	19.2	11.8	29.6	32.2	18.9	13.3	7.6	3.5	4.1	39.8
	80～84	100.0	13.6	16.4	36.0	29.7	18.3	11.4	4.4	2.2	2.2	34.1
	85～	100.0	16.3	23.9	21.7	29.3	15.2	14.1	9.8	5.4	4.3	39.1
男 Male	総数 Total	100.0	38.6	14.2	26.2	17.5	10.3	7.3	3.8	1.8	2.0	21.3
	5～9	100.0	87.6	13.8	3.5	−	−	−	−	−	−	−
	10～14	100.0	71.9	18.7	9.0	0.4	0.3	0.1	−	−	−	0.4
	15～19	100.0	59.3	25.3	14.8	0.6	0.6	−	−	−	−	0.6
	20～24	100.0	54.3	17.4	24.5	3.9	3.9	−	−	−	−	3.9
	25～29	100.0	43.7	19.5	25.4	11.5	7.7	3.8	−	−	−	11.5
	30～34	100.0	38.6	17.0	34.9	9.5	5.2	4.3	−	−	−	9.5
	35～39	100.0	35.9	11.9	34.4	13.9	5.6	8.3	4.2	1.5	2.7	18.1
	40～44	100.0	36.6	13.8	33.6	14.3	6.9	7.4	1.8	−	1.8	16.1
	45～49	100.0	32.4	14.4	34.5	16.3	8.9	7.4	2.5	1.5	0.9	18.8
	50～54	100.0	32.5	11.2	32.5	18.9	10.6	8.3	5.0	2.2	2.8	23.9
	55～59	100.0	30.0	10.4	26.7	28.6	17.0	11.7	4.3	2.5	1.8	33.0
	60～64	100.0	28.4	11.6	28.7	26.0	15.5	10.5	5.3	2.2	3.1	31.3
	65～69	100.0	31.1	11.5	25.7	22.9	15.2	7.7	9.0	5.2	3.8	31.9
	70～74	100.0	19.8	13.1	29.8	30.5	18.1	12.4	7.0	3.1	3.9	37.5
	75～79	100.0	14.1	11.1	30.3	34.5	16.5	18.0	10.5	4.5	6.0	45.0
	80～84	100.0	14.3	14.9	35.7	31.2	20.1	11.0	3.9	1.3	2.6	35.1
	85～	100.0	17.1	26.8	19.5	26.8	17.1	9.8	9.8	7.3	2.4	36.6
女 Female	総数 Total	100.0	44.6	16.5	23.8	13.6	8.7	4.9	2.0	1.2	0.8	15.6
	5～9	100.0	88.0	13.7	5.3	−	−	−	−	−	−	−
	10～14	100.0	79.0	12.9	9.1	−	−	−	−	−	−	−
	15～19	100.0	74.5	13.5	9.9	2.1	1.8	0.3	−	−	−	2.1
	20～24	100.0	62.9	15.2	19.0	2.9	2.6	0.3	−	−	−	2.9
	25～29	100.0	58.9	16.6	21.1	3.3	1.8	1.5	0.2	−	0.2	3.4
	30～34	100.0	46.2	20.1	26.4	6.5	3.7	2.8	0.7	0.7	−	7.2
	35～39	100.0	48.1	21.4	23.6	6.6	4.8	1.8	0.2	0.2	−	6.8
	40～44	100.0	49.3	15.2	26.3	8.7	5.0	3.7	0.4	0.3	0.1	9.1
	45～49	100.0	44.9	16.7	21.2	15.1	11.1	4.0	2.1	1.5	0.6	17.2
	50～54	100.0	36.8	20.4	27.2	13.6	9.4	4.1	2.0	1.4	0.6	15.6
	55～59	100.0	38.1	16.2	28.1	15.6	10.3	5.3	2.1	1.6	0.6	17.7
	60～64	100.0	35.9	15.0	23.4	21.7	12.4	9.3	4.1	2.9	1.2	25.8
	65～69	100.0	27.0	17.2	30.1	21.9	15.3	6.6	3.9	2.0	2.0	25.8
	70～74	100.0	20.8	13.1	29.2	32.2	17.9	14.3	4.6	2.2	2.5	36.9
	75～79	100.0	23.7	12.5	29.0	30.1	21.0	9.0	5.1	2.7	2.4	35.1
	80～84	100.0	12.9	17.8	36.2	28.2	16.6	11.7	4.9	3.1	1.8	33.1
	85～	100.0	15.7	21.6	23.5	31.4	13.7	17.6	9.8	3.9	5.9	41.2

表VI-1-1　歯列の状況（叢生），性・年齢階級別（12〜20歳）

Table VI-1-1　Number and percentage of crowding in the permanent dentition among persons aged 12-20 years, by sex and age group

	年齢階級 Age group	人数（人）Number of persons					割合（%）Percentage				
		総数 Total	叢生なし Without crowding	叢生あり With crowding			叢生なし Without crowding	叢生あり With crowding		
				上下顎とも Both maxillary and mandibular dentition	上顎のみ Only maxillary dentition	下顎のみ Only mandibular dentition		上下顎とも Both maxillary and mandibular dentition	上顎のみ Only maxillary dentition	下顎のみ Only mandibular dentition
総数 Total	総数 Total	246	148	32	33	33	60.2	13.0	13.4	13.4
	12〜15	139	91	17	16	15	65.5	12.2	11.5	10.8
	16〜20	107	57	15	17	18	53.3	14.0	15.9	16.8
男 Male	総数 Total	126	77	17	13	19	61.1	13.5	10.3	15.1
	12〜15	77	51	10	6	10	66.2	13.0	7.8	13.0
	16〜20	49	26	7	7	9	53.1	14.3	14.3	18.4
女 Female	総数 Total	120	71	15	20	14	59.2	12.5	16.7	11.7
	12〜15	62	40	7	10	5	64.5	11.3	16.1	8.1
	16〜20	58	31	8	10	9	53.4	13.8	17.2	15.5

表VI-1-2 歯列の状況（叢生）の年次比較（1999, 2005年），年齢階級別（12～20歳）
Table VI-1-2　Comparison of crowding in the permanent dentition among persons aged 12-20 years between 1995 and 2005, by age group

調査年次（年）Year 1999

年齢階級 Age group	総数 Total	叢生なし Without crowding	叢生あり 総数 Total	上下顎とも Both maxillary and mandibular dentition	上顎のみ Only maxillary dentition	下顎のみ Only mandibular dentition
人数（人）Number of persons						
総数 Total	518	277	241	105	71	65
12～15	267	140	127	46	47	34
16～20	251	137	114	59	24	31
割合（％）Percentage						
総数 Total	100.0	53.5	46.5	20.3	13.7	12.5
12～15	100.0	52.4	47.6	17.2	17.6	12.7
16～20	100.0	54.6	45.4	23.5	9.6	12.4

調査年次（年）Year 2005

総数 Total	叢生なし Without crowding	叢生あり 総数 Total	上下顎とも Both maxillary and mandibular dentition	上顎のみ Only maxillary dentition	下顎のみ Only mandibular dentition
人数（人）Number of persons					
246	148	98	32	33	33
139	91	48	17	16	15
107	57	50	15	17	18
割合（％）Percentage					
100.0	60.2	39.8	13.0	13.4	13.4
100.0	65.5	34.5	12.2	11.5	10.8
100.0	53.3	46.7	14.0	15.9	16.8

表VI-2-1 歯列の状況（空隙），性・年齢階級別（12〜20歳）

Table VI-2-1 Number and percentage of spacing in the permanent dentition among persons aged 12-20 years, by sex and age group

	年齢階級 Age group	人数（人）Number of persons					割合（%）Percentage				
		総数 Total	空隙なし Without spacing	空隙あり With Spacing			空隙なし Without spacing	空隙あり With Spacing		
				上下顎とも Both maxillary and mandibular dentition	上顎のみ Only maxillary dentition	下顎のみ Only mandibular dentition		上下顎とも Both maxillary and mandibular	上顎のみ Only maxillary	下顎のみ Only mandibular
総数 Total	総数 Total	246	217	9	14	6	88.2	3.7	5.7	2.4
	12〜15	139	123	5	10	1	88.5	3.6	7.2	0.7
	16〜20	107	94	4	4	5	87.9	3.7	3.7	4.7
男 Male	総数 Total	126	109	6	9	2	86.5	4.8	7.1	1.6
	12〜15	77	67	3	7	-	87.0	3.9	9.1	-
	16〜20	49	42	3	2	2	85.7	6.1	4.1	4.1
女 Female	総数 Total	120	108	3	5	4	90.0	2.5	4.2	3.3
	12〜15	62	56	2	3	1	90.3	3.2	4.8	1.6
	16〜20	58	52	1	2	3	89.7	1.7	3.4	5.2

表VI-2-2 歯列の状況（空隙）の年次比較（1999, 2005 年），年齢階級別（12～20 歳）
Table VI-2-2 Comparison of spacing in the permanent dentition among persons aged 12-20 years between 1995 and 2005, by age group

調査年次（年）Year 1999

年齢階級 Age group	総数 Total	空隙なし Without spacing	空隙あり With Spacing			
			総数 Total	上下顎とも Both maxillary and mandibular dentition	上顎のみ Only maxillary dentition	下顎のみ Only mandibular dentition

人数（人）Number of persons

総数 Total	518	435	83	18	48	17
12～15	267	224	43	7	25	11
16～20	251	211	40	11	23	6

割合（％）Percentage

総数 Total	100.0	84.0	16.0	3.5	9.3	3.3
12～15	100.0	83.9	16.1	2.6	9.4	4.1
16～20	100.0	84.1	15.9	4.4	9.2	2.4

調査年次（年）Year 2005

総数 Total	空隙なし Without spacing	空隙あり With Spacing			
		総数 Total	上下顎とも Both maxillary and mandibular dentition	上顎のみ Only maxillary dentition	下顎のみ Only mandibular dentition

人数（人）Number of persons

246	217	29	9	14	6
139	123	16	5	10	1
107	94	13	4	4	5

割合（％）Percentage

100.0	88.2	11.8	3.7	5.7	2.4
100.0	88.5	11.5	3.6	7.2	0.7
100.0	87.9	12.1	3.7	3.7	4.7

表VI-3-1 咬合の状況（オーバージェット），性・年齢階級別（12～20歳）
Table VI-3-1 Distribution of occlusal status (over-jet) in the permanent dentition among persons aged 12-20 years, by sex and age group

人数（人）Number of persons

	年齢階級 Age group	総数 Total	←（−） −4 mm 以上 −4 mm and over	−3 mm 以下 −1 mm 以上 −3 to −1 mm	(0) ±0 mm ±0 mm	1 mm 以上 3 mm 以下 1 to 3 mm	4 mm 以上 5 mm 以下 4 to 5 mm	(＋)→ 6 mm 以上 6 mm and over
総数 Total	総数 Total	244	−	4	15	135	58	32
	12～15	139	−	4	11	79	28	17
	16～20	105	−	−	4	56	30	15
男 Male	総数 Total	124	−	2	9	70	26	17
	12～15	77	−	2	7	42	16	10
	16～20	47	−	−	2	28	10	7
女 Female	総数 Total	120	−	2	6	65	32	15
	12～15	62	−	2	4	37	12	7
	16～20	58	−	−	2	28	20	8

割合（％）Percentage

総数 Total	←（−） −4 mm 以上 −4 mm and over	−3 mm 以下 −1 mm 以上 −3 to −1 mm	(0) ±0 mm ±0 mm	1 mm 以上 3 mm 以下 1 to 3 mm	4 mm 以上 5 mm 以下 4 to 5 mm	(＋)→ 6 mm 以上 6 mm and over
100.0	−	1.6	6.1	55.3	23.8	13.1
100.0	−	2.9	7.9	56.8	20.1	12.2
100.0	−	−	3.8	53.3	28.6	14.3
100.0	−	1.6	7.3	56.5	21.0	13.7
100.0	−	2.6	9.1	54.5	20.8	13.0
100.0	−	−	4.3	59.6	21.3	14.9
100.0	−	1.7	5.0	54.2	26.7	12.5
100.0	−	3.2	6.5	59.7	19.4	11.3
100.0	−	−	3.4	48.3	34.5	13.8

注：反対咬合の場合はマイナスの測定値となる．
Note：Minus values indicate mandibular prognathism.

表VI-3-2　咬合の状況（オーバージェット）の年次比較（1999，2005年），性・年齢階級別（12〜20歳）
TableVI-3-2　Comparison of over-jet in the permanent dentition among persons aged 12-20 years between 1995 and 2005, by sex and age group

調査年次（年）Year

1999

人数（人）Number of persons

	年齢階級 Age group	総数 Total	←（−） −4mm 以上 −4mm and over	−3mm 以下 −1mm 以上 −3 to −1 mm	オーバージェット Over-jet (0) ±0mm	1mm 以上 3mm 以下 1 to 3 mm	4mm 以上 5mm 以下 4 to 5 mm	（＋）→ 6mm 以上 6mm and over
総数 Total	総数 Total 12〜15 16〜20	518 268 250	0 0 0	15 8 7	33 9 24	307 155 152	120 73 47	43 23 20
男 Male	総数 Total 12〜15 16〜20	258 145 113	0 0 0	8 5 3	17 4 13	158 88 70	56 35 21	19 13 6
女 Female	総数 Total 12〜15 16〜20	260 123 137	0 0 0	7 3 4	16 5 11	149 67 82	64 38 26	24 10 14

割合（％）Percentage

	年齢階級	総数	−4mm 以上	−3〜−1mm	±0mm	1〜3mm	4〜5mm	6mm 以上
総数 Total	総数 Total 12〜15 16〜20	100.0 100.0 100.0	0.0 0.0 0.0	2.9 3.0 2.8	6.4 3.4 9.6	59.3 57.8 60.8	23.2 27.2 18.8	8.3 8.6 8.0
男 Male	総数 Total 12〜15 16〜20	100.0 100.0 100.0	0.0 0.0 0.0	3.1 3.4 2.7	6.6 2.8 11.5	61.2 60.7 61.9	21.7 24.1 18.6	7.4 9.0 5.3
女 Female	総数 Total 12〜15 16〜20	100.0 100.0 100.0	0.0 0.0 0.0	2.7 2.4 2.9	6.2 4.1 8.0	57.3 54.5 59.9	24.6 30.9 19.0	9.2 8.1 10.2

2005

人数（人）Number of persons

	年齢階級	総数	−4mm 以上	−3〜−1mm	±0mm	1〜3mm	4〜5mm	6mm 以上
総数 Total	総数 Total 12〜15 16〜20	244 139 105	0 0 0	4 4 0	15 11 4	135 79 56	58 28 30	32 17 15
男 Male	総数 Total 12〜15 16〜20	124 77 47	0 0 0	2 2 0	9 7 2	70 42 28	26 16 10	17 10 7
女 Female	総数 Total 12〜15 16〜20	120 62 58	0 0 0	2 2 0	6 4 2	65 37 28	32 12 20	15 7 8

割合（％）Percentage

	年齢階級	総数	−4mm 以上	−3〜−1mm	±0mm	1〜3mm	4〜5mm	6mm 以上
総数 Total	総数 Total 12〜15 16〜20	100.0 100.0 100.0	0.0 0.0 0.0	1.6 2.9 0.0	6.1 7.9 3.8	55.3 56.8 53.3	23.8 20.1 28.6	13.1 12.2 14.3
男 Male	総数 Total 12〜15 16〜20	100.0 100.0 100.0	0.0 0.0 0.0	1.6 2.6 0.0	7.3 9.1 4.3	56.5 54.5 59.6	21.0 20.8 21.3	13.7 13.0 14.9
女 Female	総数 Total 12〜15 16〜20	100.0 100.0 100.0	0.0 0.0 0.0	1.7 3.2 0.0	5.0 6.5 3.4	54.2 59.7 48.3	26.7 19.4 34.5	12.5 11.3 13.8

表VI-4-1 咬合の状況（オーバーバイト），性・年齢階級別（12～20歳）

TableVI-4-1　Distribution of occlusal status (over-bite) in the permanent dentition among persons aged 12-20 years, by sex and age group

人数（人）Number of persons

年齢階級 Age group		総数 Total	←（−） −4mm 以上 −4mm and over	オーバージェット Over-jet (0) −3mm 以下 −1mm 以上 −3 to −1 mm	±0mm ±0mm	1mm 以上 3mm 以下 1 to 3 mm	4mm 以上 5mm 以下 4 to 5 mm	（＋）→ 6mm 以上 6mm and over
総数 Total	総数 Total	243	−	6	22	147	48	20
	12～15	139	−	4	15	80	30	10
	16～20	104	−	2	7	67	18	10
男 Male	総数 Total	123	−	3	10	67	29	14
	12～15	77	−	2	8	39	22	6
	16～20	46	−	1	2	28	7	8
女 Female	総数 Total	120	−	3	12	80	19	6
	12～15	62	−	2	7	41	8	4
	16～20	58	−	1	5	39	11	2

割合（％）Percentage

総数 Total	←（−） −4mm 以上 −4mm and over	オーバージェット Over-jet (0) −3mm 以下 −1mm 以上 −3 to −1 mm	±0mm ±0mm	1mm 以上 3mm 以下 1 to 3 mm	4mm 以上 5mm 以下 4 to 5 mm	（＋）→ 6mm 以上 6mm and over
100.0	−	2.5	9.1	60.5	19.8	8.2
100.0	−	2.9	10.8	57.6	21.6	7.2
100.0	−	1.9	6.7	64.4	17.3	9.6
100.0	−	2.4	8.1	54.5	23.6	11.4
100.0	−	2.6	10.4	50.6	28.6	7.8
100.0	−	2.2	4.3	60.9	15.2	17.4
100.0	−	2.5	10.0	66.7	15.8	5.0
100.0	−	3.2	11.3	66.1	12.9	6.5
100.0	−	1.7	8.6	67.2	19.0	3.4

注：開咬の場合はマイナスの測定値となる．
Note：Minus values indicate open bite.

表Ⅵ-4-2 咬合の状況（オーバーバイト）の年次比較（1999，2005年），性・年齢階級別（12～20歳）
TableⅥ-4-2 Comparison of over-bite in the permanent dentition among persons aged 12-20 years between 1995 and 2005, by sex and age group

人数（人）Number of persons

1999年

年齢階級 Age group		総数 Total	←（−） −4mm 以上 −4 mm and over	−3mm 以下 −1mm 以上 −3 to −1 mm	オーバーバイト Over-bite （0） ±0mm ±0 mm	1mm 以上 3mm 以下 1 to 3 mm	4mm 以上 5mm 以下 4 to 5 mm	（＋）→ 6mm 以上 6 mm and over
総数 Total	Total 12〜15 16〜20	519 268 251	0 0 0	12 6 6	40 16 24	320 164 156	108 61 47	39 21 18
男 Male	Total 12〜15 16〜20	259 145 114	0 0 0	4 2 2	19 7 12	167 93 74	51 30 21	18 13 5
女 Female	Total 12〜15 16〜20	260 123 137	0 0 0	8 4 4	21 9 12	153 71 82	57 31 26	21 8 13

割合（％）Percentage

年齢階級 Age group		総数 Total	−4mm 以上	−3 to −1 mm	±0 mm	1 to 3 mm	4 to 5 mm	6 mm and over
総数 Total	Total 12〜15 16〜20	100.0 100.0 100.0	0.0 0.0 0.0	2.3 2.2 2.4	7.7 6.0 9.6	61.7 61.2 62.2	20.8 22.8 18.7	7.5 7.8 7.2
男 Male	Total 12〜15 16〜20	100.0 100.0 100.0	0.0 0.0 0.0	1.5 1.4 1.8	7.3 4.8 10.5	64.5 64.1 64.9	19.7 20.7 18.4	6.9 9.0 4.4
女 Female	Total 12〜15 16〜20	100.0 100.0 100.0	0.0 0.0 0.0	3.1 3.3 2.9	8.1 7.3 8.8	58.8 57.7 59.9	21.9 25.2 19.0	8.1 6.5 9.5

2005年

人数（人）Number of persons

年齢階級		総数 Total	−4mm 以上	−3 to −1 mm	±0 mm	1 to 3 mm	4 to 5 mm	6 mm and over
総数 Total	Total 12〜15 16〜20	243 139 104	0 0 0	6 4 2	22 15 7	147 80 67	48 30 18	20 10 10
男 Male	Total 12〜15 16〜20	123 77 46	0 0 0	3 2 1	10 8 2	67 39 28	29 22 7	14 6 8
女 Female	Total 12〜15 16〜20	120 62 58	0 0 0	3 2 1	12 7 5	80 41 39	19 8 11	6 4 2

割合（％）Percentage

年齢階級		総数	−4mm 以上	−3 to −1 mm	±0 mm	1 to 3 mm	4 to 5 mm	6 mm and over
総数 Total	Total 12〜15 16〜20	100.0 100.0 100.0	0.0 0.0 0.0	2.5 2.9 1.9	9.1 10.8 6.7	60.5 57.6 64.4	19.8 21.6 17.3	8.2 7.2 9.6
男 Male	Total 12〜15 16〜20	100.0 100.0 100.0	0.0 0.0 0.0	2.4 2.6 2.2	8.1 10.4 4.3	54.5 50.6 60.9	23.6 28.6 15.2	11.4 7.8 17.4
女 Female	Total 12〜15 16〜20	100.0 100.0 100.0	0.0 0.0 0.0	2.5 3.2 1.7	10.0 11.3 8.6	66.7 66.1 67.2	15.8 12.9 19.0	5.0 6.5 3.4

表Ⅶ-1　フッ化物塗布経験の有無，性・年齢別（1～14歳）
TableⅦ-1　Number and percentage of persons aged 1-14 years with experience of topical fluoride application, by sex and age

	年齢 Age	人数（人）Number of persons 総数 Total	受けたことがある者 総数 Total	市町村保健センター等 At health centers	その他の医療機関 At other facilities	受けたことがない者 Persons without experience	わからない Unknown	割合（%）Percentage 総数 Total	受けたことがある者 総数 Total	市町村保健センター等 At health centers	その他の医療機関 At other facilities	受けたことがない者 Persons without experience	わからない Unknown
総数 Total	総数 Total	620	367	119	248	194	59	100.0	59.2	19.2	40.0	31.3	9.5
	1	32	6	2	4	23	3	100.0	18.8	6.3	12.5	71.9	9.4
	2	45	19	12	7	26	0	100.0	42.2	26.7	15.6	57.8	-
	3	45	22	11	11	21	2	100.0	48.9	24.4	24.4	46.7	4.4
	4	43	29	7	22	12	2	100.0	67.4	16.3	51.2	27.9	4.7
	5	43	31	9	22	11	1	100.0	72.1	20.9	51.2	25.6	2.3
	6	41	35	12	23	4	2	100.0	85.4	29.3	56.1	9.8	4.9
	7	55	36	8	28	15	4	100.0	65.5	14.5	50.9	27.3	7.3
	8	47	37	9	28	8	2	100.0	78.7	19.1	59.6	17.0	4.3
	9	61	39	15	24	15	7	100.0	63.9	24.6	39.3	24.6	11.5
	10	48	26	5	21	13	9	100.0	54.2	10.4	43.8	27.1	18.8
	11	47	22	7	15	14	11	100.0	46.8	14.9	31.9	29.8	23.4
	12	41	24	10	14	8	9	100.0	58.5	24.4	34.1	19.5	22.0
	13	41	22	9	13	14	5	100.0	53.7	22.0	31.7	34.1	12.2
	14	31	19	3	16	10	2	100.0	61.3	9.7	51.6	32.3	6.5
男 Male	総数 Total	315	186	59	127	100	29	100.0	59.0	18.7	40.3	31.7	9.2
	1	25	5	1	4	18	2	100.0	20.0	4.0	16.0	72.0	8.0
	2	23	10	7	3	13	0	100.0	43.5	30.4	13.0	56.5	-
	3	15	6	4	2	9	0	100.0	40.0	26.7	13.3	60.0	-
	4	19	14	5	9	5	0	100.0	73.7	26.3	47.4	26.3	-
	5	24	18	6	12	5	1	100.0	75.0	25.0	50.0	20.8	4.2
	6	16	14	6	8	1	1	100.0	87.5	37.5	50.0	6.3	6.3
	7	23	14	4	10	9	0	100.0	60.9	17.4	43.5	39.1	-
	8	22	18	2	16	4	0	100.0	81.8	9.1	72.7	18.2	-
	9	32	18	5	13	10	4	100.0	56.3	15.6	40.6	31.3	12.5
	10	29	14	0	14	8	7	100.0	48.3	-	48.3	27.6	24.1
	11	21	13	4	9	3	5	100.0	61.9	19.0	42.9	14.3	23.8
	12	26	15	7	8	5	6	100.0	57.7	26.9	30.8	19.2	23.1
	13	22	15	6	9	5	2	100.0	68.2	27.3	40.9	22.7	9.1
	14	18	12	2	10	5	1	100.0	66.7	11.1	55.6	27.8	5.6
女 Female	総数 Total	305	181	60	121	94	30	100.0	59.3	19.7	39.7	30.8	9.8
	1	7	1	1	0	5	1	100.0	14.3	14.3	-	71.4	14.3
	2	22	9	5	4	13	0	100.0	40.9	22.7	18.2	59.1	-
	3	30	16	7	9	12	2	100.0	53.3	23.3	30.0	40.0	6.7
	4	24	15	2	13	7	2	100.0	62.5	8.3	54.2	29.2	8.3
	5	19	13	3	10	6	0	100.0	68.4	15.8	52.6	31.6	-
	6	25	21	6	15	3	1	100.0	84.0	24.0	60.0	12.0	4.0
	7	32	22	4	18	6	4	100.0	68.8	12.5	56.3	18.8	12.5
	8	25	19	7	12	4	2	100.0	76.0	28.0	48.0	16.0	8.0
	9	29	21	10	11	5	3	100.0	72.4	34.5	37.9	17.2	10.3
	10	19	12	5	7	5	2	100.0	63.2	26.3	36.8	26.3	10.5
	11	26	9	3	6	11	6	100.0	34.6	11.5	23.1	42.3	23.1
	12	15	9	3	6	3	3	100.0	60.0	20.0	40.0	20.0	20.0
	13	19	7	3	4	9	3	100.0	36.8	15.8	21.1	47.4	15.8
	14	13	7	1	6	5	1	100.0	53.8	7.7	46.2	38.5	7.7

表Ⅶ-2　フッ化物塗布経験者の割合の推移（1969～2005年），総数（1～14歳）

TableⅦ-2　Trends in percentage of persons aged 1-14 years with experience of topical fluoride application, 1969-2005

調査年次(年) Year	人数（人）Number of persons					割合（％）Percentage	
^	総数 Total	受けたことがある者 Persons with experience of topical fluoride application			受けたことがない者 Persons without experience	わからない Unknown	総数 Total	受けたことがある者 Persons with experience of topical fluoride application
^	^	総数 Total	市町村保健センター等 At health centers	その他の医療機関 At other facilities	^	^	^	^
2005	620	367	119	248	194	59	100.0	59.2
1999	1,104	464	196	268	488	152	100.0	42.0
1993	2,073	791	215	576	965	317	100.0	38.2
1987	3,081	972	246	726	1,731	378	100.0	31.5
1981	3,999	891	239	652	2,687	421	100.0	22.3
1975	4,457	500	111	389	3,518	439	100.0	11.2
1969	5,542	334	54	280	4,744	464	100.0	6.0

表Ⅶ-3　フッ化物塗布経験の有無，地域別（1～14歳）

TableⅦ-3　Number and percentage of persons aged 1-14 years with experience of topical fluoride application, by municipal size

	人数（人）Number of persons					割合（％）Percentage				
	総数 Total	受けたことがある者			受けたことがない者 Persons without experience	わからない Unknown	総数 Total	受けたことがある者			受けたことがない者 Persons without experience	わからない Unknown
	^	総数 Total	市町村保健センター等 At health centers	その他の医療機関 At other facilities	^	^	^	総数 Total	市町村保健センター等 At health centers	その他の医療機関 At other facilities	^	^
総数 Total	620	367	119	248	194	59	100.0	59.2	19.2	40.0	31.3	9.5
13大都市 13 large cities	125	79	20	59	37	9	100.0	63.2	16.0	47.2	29.6	7.2
市（15万人以上）Cities with a population of 150,000 and over	206	129	41	88	62	15	100.0	62.6	19.9	42.7	30.1	7.3
市（5万人以上15万人未満）Cities with a population of 50,000-149,999	174	95	35	60	57	22	100.0	54.6	20.1	34.5	32.8	12.6
市（5万人未満），町村 Cities with a population of under 50,000 and rural cities	115	64	23	41	38	13	100.0	55.7	20.0	35.7	33.0	11.3

表Ⅷ-1　歯ブラシの使用状況，性・年齢階級別（1歳以上）
TableⅧ-1　Status of toothbrushing habit among persons aged ≥1 year, by sex and age group

	年齢階級 Age Group	被調査者数 Number of subjects	毎日みがく者 Brushing daily 総数 Total	1回 Once	2回 Twice	3回以上 3 times and more	ときどきみがく者 Brushing sometimes	みがかない者 No brushing	（再掲）毎日2回以上みがく者 (Repetition) Brushing twice a day and more	不詳 Unknown
総数 Total	総数 Total	4,606	4,367	1,168	2,243	956	112	62	3,199	65
	1～4	165	143	56	66	21	11	6	87	5
	5～9	247	233	61	109	63	12	-	172	2
	10～14	208	193	39	113	41	10	-	154	5
	15～19	119	115	23	84	8	4	-	92	-
	20～24	105	102	22	62	18	3	-	80	-
	25～29	174	169	36	91	42	1	1	133	3
	30～34	239	237	41	138	58	1	1	196	1
	35～39	197	192	26	129	37	3	1	166	1
	40～44	247	244	36	156	52	3	-	208	-
	45～49	259	255	60	138	57	3	-	195	1
	50～54	297	293	77	161	55	2	1	216	1
	55～59	407	388	93	209	86	8	3	295	8
	60～64	434	415	122	198	95	12	3	293	4
	65～69	496	466	140	217	109	13	11	326	6
	70～74	448	419	135	181	103	9	11	284	9
	75～79	321	289	110	111	68	7	12	179	13
	80～84	171	148	58	64	26	8	9	90	6
	85～	72	66	33	16	17	2	3	33	1
男 Male	総数 Total	1,926	1,800	698	836	266	70	30	1,102	26
	1～4	82	68	28	31	9	6	5	40	3
	5～9	117	114	33	53	28	2	-	81	1
	10～14	116	109	25	71	13	6	-	84	1
	15～19	54	50	14	32	4	4	-	36	-
	20～24	47	44	13	28	3	3	-	31	-
	25～29	71	69	24	37	8	-	1	45	1
	30～34	97	95	28	57	10	1	1	67	-
	35～39	58	57	16	37	4	1	-	41	-
	40～44	74	73	22	41	10	1	-	51	-
	45～49	95	92	39	45	8	3	-	53	-
	50～54	105	102	42	52	8	2	1	60	-
	55～59	158	145	60	65	20	8	2	85	3
	60～64	192	177	78	73	26	12	2	99	1
	65～69	208	191	79	78	34	9	5	112	3
	70～74	221	204	91	70	43	6	6	113	5
	75～79	138	124	65	38	21	4	4	59	6
	80～84	67	62	29	24	9	1	3	33	1
	85～	26	24	12	4	8	1	-	12	1
女 Female	総数 Total	2,680	2,567	470	1,407	690	42	32	2,097	39
	1～4	83	75	28	35	12	5	1	47	2
	5～9	130	119	28	56	35	10	-	91	1
	10～14	92	84	14	42	28	4	-	70	4
	15～19	65	65	9	52	4	-	-	56	-
	20～24	58	58	9	34	15	-	-	49	-
	25～29	103	100	12	54	34	1	-	88	2
	30～34	142	142	13	81	48	-	-	129	-
	35～39	139	135	10	92	33	2	1	125	1
	40～44	173	171	14	115	42	2	-	157	-
	45～49	164	163	21	93	49	-	-	142	1
	50～54	192	191	35	109	47	-	-	156	1
	55～59	249	243	33	144	66	-	1	210	5
	60～64	242	238	44	125	69	-	1	194	3
	65～69	288	275	61	139	75	4	6	214	3
	70～74	227	215	44	111	60	3	5	171	4
	75～79	183	165	45	73	47	3	8	120	7
	80～84	104	86	29	40	17	7	6	57	5
	85～	46	42	21	12	9	1	3	21	-

注：割合の算出には歯ブラシの使用状況が不詳の者を除いた．　　Note：Unknown data were excluded from the analysis.

表Ⅷ-1　（つづき）

	年齢階級 Age Group	総数注 Total	毎日みがく者 Brushing daily 総数 Total	1回 Once	2回 Twice	3回以上 3 times and more	ときどきみがく者 Brushing sometimes	みがかない者 No brushing	（再掲）毎日2回以上みがく者 (Repetition) Brushing twice a day and more
総数 Total	総数 Total	100.0	96.2	25.7	49.4	21.1	2.5	1.4	70.4
	1～4	100.0	89.4	35.0	41.3	13.1	6.9	3.8	54.4
	5～9	100.0	95.1	24.9	44.5	25.7	4.9	-	70.2
	10～14	100.0	95.1	19.2	55.7	20.2	4.9	-	75.9
	15～19	100.0	96.6	19.3	70.6	6.7	3.4	-	77.3
	20～24	100.0	97.1	21.0	59.0	17.1	2.9	-	76.2
	25～29	100.0	98.8	21.1	53.2	24.6	0.6	0.6	77.8
	30～34	100.0	99.2	17.2	57.7	24.3	0.4	0.4	82.0
	35～39	100.0	98.0	13.3	65.8	18.9	1.5	0.5	84.7
	40～44	100.0	98.8	14.6	63.2	21.1	1.2	-	84.2
	45～49	100.0	98.8	23.3	53.5	22.1	1.2	-	75.6
	50～54	100.0	99.0	26.0	54.4	18.6	0.7	0.3	73.0
	55～59	100.0	97.2	23.3	52.4	21.6	2.0	0.8	73.9
	60～64	100.0	96.5	28.4	46.0	22.1	2.8	0.7	68.1
	65～69	100.0	95.1	28.6	44.3	22.2	2.7	2.2	66.5
	70～74	100.0	95.4	30.8	41.2	23.5	2.1	2.5	64.7
	75～79	100.0	93.8	35.7	36.0	22.1	2.3	3.9	58.1
	80～84	100.0	89.7	35.2	38.8	15.8	4.8	5.5	54.5
	85～	100.0	93.0	46.5	22.5	23.9	2.8	4.2	46.5
男 Male	総数 Total	100.0	94.7	36.7	44.0	14.0	3.7	1.6	58.0
	1～4	100.0	86.1	35.4	39.2	11.4	7.6	6.3	50.6
	5～9	100.0	98.3	28.4	45.7	24.1	1.7	-	69.8
	10～14	100.0	94.8	21.7	61.7	11.3	5.2	-	73.0
	15～19	100.0	92.6	25.9	59.3	7.4	7.4	-	66.7
	20～24	100.0	93.6	27.7	59.6	6.4	6.4	-	66.0
	25～29	100.0	98.6	34.3	52.9	11.4	-	1.4	64.3
	30～34	100.0	97.9	28.9	58.8	10.3	1.0	1.0	69.1
	35～39	100.0	98.3	27.6	63.8	6.9	1.7	-	70.7
	40～44	100.0	98.6	29.7	55.4	13.5	1.4	-	68.9
	45～49	100.0	96.8	41.1	47.4	8.4	3.2	-	55.8
	50～54	100.0	97.1	40.0	49.5	7.6	1.9	1.0	57.1
	55～59	100.0	93.5	38.7	41.9	12.9	5.2	1.3	54.8
	60～64	100.0	92.7	40.8	38.2	13.6	6.3	1.0	51.8
	65～69	100.0	93.2	38.5	38.0	16.6	4.4	2.4	54.6
	70～74	100.0	94.4	42.1	32.4	19.9	2.8	2.8	52.3
	75～79	100.0	93.9	49.2	28.8	15.9	3.0	3.0	44.7
	80～84	100.0	93.9	43.9	36.4	13.6	1.5	4.5	50.0
	85～	100.0	96.0	48.0	16.0	32.0	4.0	-	48.0
女 Female	総数 Total	100.0	97.2	17.8	53.3	26.1	1.6	1.2	79.4
	1～4	100.0	92.6	34.6	43.2	14.8	6.2	1.2	58.0
	5～9	100.0	92.2	21.7	43.4	27.1	7.8	-	70.5
	10～14	100.0	95.5	15.9	47.7	31.8	4.5	-	79.5
	15～19	100.0	100.0	13.8	80.0	6.2	-	-	86.2
	20～24	100.0	100.0	15.5	58.6	25.9	-	-	84.5
	25～29	100.0	99.0	11.9	53.5	33.7	1.0	-	87.1
	30～34	100.0	100.0	9.2	57.0	33.8	-	-	90.8
	35～39	100.0	97.8	7.2	66.7	23.9	1.4	0.7	90.6
	40～44	100.0	98.8	8.1	66.5	24.3	1.2	-	90.8
	45～49	100.0	100.0	12.9	57.1	30.1	-	-	87.1
	50～54	100.0	100.0	18.3	57.1	24.6	-	-	81.7
	55～59	100.0	99.6	13.5	59.0	27.0	-	0.4	86.1
	60～64	100.0	99.6	18.4	52.3	28.9	-	0.4	81.2
	65～69	100.0	96.5	21.4	48.8	26.3	1.4	2.1	75.1
	70～74	100.0	96.4	19.7	49.8	26.9	1.3	2.2	76.7
	75～79	100.0	93.8	25.6	41.5	26.7	1.7	4.5	68.2
	80～84	100.0	86.9	29.3	40.4	17.2	7.1	6.1	57.6
	85～	100.0	91.3	45.7	26.1	19.6	2.2	6.5	45.7

表Ⅷ-2　歯ブラシの使用状況の推移（1975〜2005 年），総数（1 歳以上）
TableⅧ-2　Trends in number and percentage of toothbrushing among persons aged ≧1 year, 1975-2005

人数（人） Number of persons

調査年次（年） Year	被調査者数 Number of subjects	毎日みがく者 Brushing daily 総数 Total	1 回 Once	2 回 Twice	3 回以上 3 times and more	ときどきみがく者 Brushing sometimes	みがかない者 No brushing	（再掲）毎日2回以上みがく者 (Repetition) Brushing twice a day and more
2005	4,606	4,367	1,168	2,243	956	112	62	3,199
1999	6,903	6,557	1,980	3,280	1,297	174	88	4,577
1993	9,827	9,237	3,241	4,409	1,587	384	106	5,996
1987	12,474	11,626	4,809	5,197	1,620	692	156	6,817
1981	14,462	13,089	6,711	5,289	1,089	1,021	352	6,378
1975	15,816	12,763	8,453	3,895	415	1,448	684	4,310

割合（%） Percentage

総数注1 Total	毎日みがく者 Brushing daily 総数 Total	1 回 Once	2 回 Twice	3 回以上 3 times and more	ときどきみがく者 Brushing sometimes	みがかない者 No brushing	（再掲）毎日2回以上みがく者 (Repetition) Brushing twice a day and more
100.0	96.2	25.7	49.4	21.1	2.5	1.4	70.4
100.0	96.2	29.0	48.1	19.0	2.6	1.3	67.1
100.0	95.0	33.3	45.3	16.3	3.9	1.1	61.6
100.0	93.2	38.6	41.7	13.0	5.5	1.3	54.6
100.0	90.5	46.4	36.6	7.5	7.1	2.4	44.1
100.0	85.7	56.8	26.1	2.8	9.7	4.6	28.9

＊：1969 年報告書は年齢階級の区分が異なっており，1957 年報告書では歯ブラシ使用回数別のデータがないため，比較ができない．
注1：割合の算出には歯ブラシの使用状況が不詳の者を除いた．
＊：Comparisons are not possible because different age groups are used in 1969 and there are no data by the number of tooth brushing in 1957.
Note：Unknown data were excluded from the analysis.

表Ⅷ-3 歯ブラシの使用状況（毎日2回以上歯をみがく者の人数・割合），地域・性・年齢階級別（1歳以上）
TableⅧ-3 Number of persons aged ≥1 year who brush their teeth twice a day and more, by municipal size, sex and age group

	年齢階級 Age group	1) 総数 Total 総数	1) 総数 Total 毎日2回以上みがく者	2) 13大都市 13 large cities 総数	2) 13大都市 毎日2回以上みがく者	3) 人口15万以上の市 総数	3) 毎日2回以上みがく者	4) 人口5～15万未満の市 総数	4) 毎日2回以上みがく者	5) 5万未満の市＋町村 総数	5) 毎日2回以上みがく者
総数 Total	総数 Total	4,541	3,199	784	581	1,421	1,057	1,245	879	1,091	682
	1～4	160	87	37	15	45	24	42	25	36	23
	5～9	245	172	53	36	85	53	74	57	33	26
	10～14	203	154	32	21	71	59	56	45	44	29
	15～19	119	92	19	17	35	29	37	27	28	19
	20～24	105	80	13	11	41	32	30	22	21	15
	25～29	171	133	23	19	64	52	52	35	32	27
	30～34	239	196	35	32	87	71	67	52	50	41
	35～39	196	166	36	32	57	49	67	54	36	31
	40～44	247	208	50	39	89	78	64	57	44	34
	45～49	258	195	53	40	75	61	64	49	66	45
	50～54	296	216	45	32	77	57	93	69	81	58
	55～59	399	295	57	48	120	94	110	83	112	70
	60～64	430	293	68	47	150	111	116	77	96	58
	65～69	490	326	72	56	160	119	129	86	129	65
	70～74	439	284	97	76	121	81	104	63	117	64
	75～79	308	179	57	34	80	50	74	47	97	48
	80～84	165	90	25	19	41	24	48	24	51	23
	85～	71	33	12	7	23	13	18	7	18	6
男 Male	総数 Total	1,900	1,102	318	200	582	366	541	305	459	231
	1～4	79	40	17	6	21	9	24	15	17	10
	5～9	116	81	19	13	42	26	41	31	14	11
	10～14	115	84	19	10	43	34	28	22	25	18
	15～19	54	36	9	7	16	13	17	8	12	8
	20～24	47	31	2	-	22	16	15	10	8	5
	25～29	70	45	8	5	29	19	20	11	13	10
	30～34	97	67	12	11	32	21	30	18	23	17
	35～39	58	41	6	6	14	9	29	19	9	7
	40～44	74	51	14	10	26	18	19	13	15	10
	45～49	95	53	16	10	28	19	22	12	29	12
	50～54	105	60	17	9	27	17	33	19	28	15
	55～59	155	85	18	13	47	30	45	26	45	16
	60～64	191	99	33	16	59	34	56	26	43	23
	65～69	205	112	33	21	68	44	53	26	51	21
	70～74	216	113	48	33	59	34	54	24	55	22
	75～79	132	59	29	15	27	13	31	16	45	15
	80～84	66	33	12	13	15	6	21	8	18	9
	85～	25	12	6	5	7	4	3	1	9	2

— 120 —

表Ⅷ-3（つづき）

		1）総数 Total		2）13大都市 13 large cities		3）人口15万以上の市 Cities (population≧150,000)		4）人口5〜15万未満の市 Cities (149,999-50,000)		5）5万未満の市＋町村 Cities (<50,000) + rural cities	
		人数（人）Number of persons		人数（人）Number of persons		人数（人）Number of persons		人数（人）Number of persons		人数（人）Number of persons	
年齢階級 Age group		総数 注1 Total	毎日2回以上みがく者 Brushing twice and more a day	総数 注1 Total	毎日2回以上みがく者 Brushing twice and more a day	総数 注1 Total	毎日2回以上みがく者 Brushing twice and more a day	総数 注1 Total	毎日2回以上みがく者 Brushing twice and more a day	総数 注1 Total	毎日2回以上みがく者 Brushing twice and more a day
総 数 Total		2,641	2,097	466	381	839	691	704	574	632	451
	1〜4	81	47	20	9	24	15	18	10	19	13
	5〜9	129	91	34	23	43	27	33	26	19	15
	10〜14	88	70	13	11	28	25	28	23	19	11
	15〜19	65	56	10	10	19	16	20	19	16	11
	20〜24	58	49	11	11	19	16	15	12	13	10
	25〜29	101	88	15	14	35	33	32	24	19	17
	30〜34	142	129	23	21	55	50	37	34	27	24
	35〜39	138	125	30	26	43	40	38	35	27	24
女 Female	40〜44	173	157	36	29	63	60	45	44	29	24
	45〜49	163	142	37	30	47	42	42	37	37	33
	50〜54	191	156	28	23	50	40	60	50	53	43
	55〜59	244	210	39	35	73	64	65	57	67	54
	60〜64	239	194	35	31	91	77	60	51	53	35
	65〜69	285	214	39	35	92	75	76	60	78	44
	70〜74	223	171	49	43	62	47	50	39	62	42
	75〜79	176	120	28	19	53	37	43	31	52	33
	80〜84	99	57	13	9	26	18	27	16	33	14
	85〜	46	21	6	2	16	9	15	6	9	4

注1：本表における総数は、歯ブラシの使用状況が不詳の者を除いた数を示した。
Note 1：Total is the number of subjects excluding unknown data.

表Ⅷ-3 （つづき）

	年齢階級 Age group	1) 総数 Total 総数 Total	1) 割合(%) Percentage 毎日2回以上みがく者 Brushing twice and more a day	2) 13大都市 13 large cities 総数 Total	2) 割合(%) 毎日2回以上みがく者	3) 人口15万以上の市 Cities (population≧150,000) 総数 Total	3) 割合(%) 毎日2回以上みがく者	4) 人口5～15万未満の市 Cities (149,999-50,000) 総数 Total	4) 割合(%) 毎日2回以上みがく者	5) 5万未満の市+町村 Cities (<50,000)+rural cities 総数 Total	5) 割合(%) 毎日2回以上みがく者
総数 Total	総数 Total	100.0	70.4	100.0	74.1	100.0	74.4	100.0	70.6	100.0	62.5
	1～4	100.0	54.4	100.0	40.5	100.0	53.3	100.0	59.5	100.0	63.9
	5～9	100.0	70.2	100.0	67.9	100.0	62.4	100.0	77.0	100.0	78.8
	10～14	100.0	75.9	100.0	65.6	100.0	83.1	100.0	80.4	100.0	65.9
	15～19	100.0	77.3	100.0	89.5	100.0	82.9	100.0	73.0	100.0	67.9
	20～24	100.0	76.2	100.0	84.6	100.0	78.0	100.0	73.3	100.0	71.4
	25～29	100.0	77.8	100.0	82.6	100.0	81.3	100.0	67.3	100.0	84.4
	30～34	100.0	82.0	100.0	91.4	100.0	81.6	100.0	77.6	100.0	82.0
	35～39	100.0	84.7	100.0	88.9	100.0	86.0	100.0	80.6	100.0	86.1
	40～44	100.0	84.2	100.0	78.0	100.0	87.6	100.0	89.1	100.0	77.3
	45～49	100.0	75.6	100.0	75.5	100.0	81.3	100.0	76.6	100.0	68.2
	50～54	100.0	73.0	100.0	71.1	100.0	74.0	100.0	74.2	100.0	71.6
	55～59	100.0	73.9	100.0	84.2	100.0	78.3	100.0	75.5	100.0	62.5
	60～64	100.0	68.1	100.0	69.1	100.0	74.0	100.0	66.4	100.0	60.4
	65～69	100.0	66.5	100.0	77.8	100.0	74.4	100.0	66.7	100.0	50.4
	70～74	100.0	64.7	100.0	78.4	100.0	66.9	100.0	60.6	100.0	54.7
	75～79	100.0	58.1	100.0	59.6	100.0	62.5	100.0	63.5	100.0	49.5
	80～84	100.0	54.5	100.0	76.0	100.0	58.5	100.0	50.0	100.0	45.1
	85～	100.0	46.5	100.0	58.3	100.0	56.5	100.0	38.9	100.0	33.3
男 Male	総数 Total	100.0	58.0	100.0	62.9	100.0	62.9	100.0	56.4	100.0	50.3
	1～4	100.0	50.6	100.0	35.3	100.0	42.9	100.0	62.5	100.0	58.8
	5～9	100.0	69.8	100.0	68.4	100.0	61.9	100.0	75.6	100.0	78.6
	10～14	100.0	73.0	100.0	52.6	100.0	79.1	100.0	78.6	100.0	72.0
	15～19	100.0	66.7	100.0	77.8	100.0	81.3	100.0	47.1	100.0	66.7
	20～24	100.0	66.0	100.0	-	100.0	72.7	100.0	66.7	100.0	62.5
	25～29	100.0	64.3	100.0	62.5	100.0	65.5	100.0	55.0	100.0	76.9
	30～34	100.0	69.1	100.0	91.7	100.0	65.6	100.0	60.0	100.0	73.9
	35～39	100.0	70.7	100.0	100.0	100.0	64.3	100.0	65.5	100.0	77.8
	40～44	100.0	68.9	100.0	71.4	100.0	69.2	100.0	68.4	100.0	66.7
	45～49	100.0	55.8	100.0	62.5	100.0	67.9	100.0	54.5	100.0	41.4
	50～54	100.0	57.1	100.0	52.9	100.0	63.0	100.0	57.6	100.0	53.6
	55～59	100.0	54.8	100.0	72.2	100.0	63.8	100.0	57.8	100.0	35.6
	60～64	100.0	51.8	100.0	48.5	100.0	57.6	100.0	46.4	100.0	53.5
	65～69	100.0	54.6	100.0	63.6	100.0	64.7	100.0	49.1	100.0	41.2
	70～74	100.0	52.3	100.0	68.8	100.0	57.6	100.0	44.4	100.0	40.0
	75～79	100.0	44.7	100.0	51.7	100.0	48.1	100.0	51.6	100.0	33.3
	80～84	100.0	50.0	100.0	83.3	100.0	40.0	100.0	38.1	100.0	50.0
	85～	100.0	48.0	100.0	83.3	100.0	57.1	100.0	33.3	100.0	22.2

表VIII-3 （つづき）

年齢階級 Age group	1) 総数 Total		2) 13大都市 13 large cities		3) 人口15万以上の市 Cities (population≥150,000)		4) 人口5〜15万未満の市 Cities (149,999-50,000)		5) 5万未満の市＋町村 Cities (<50,000) + rural cities	
	総数注1 Total	割合(%) Percentage 毎日2回以上みがく者 Brushing twice and more a day	総数注1 Total	割合(%) Percentage 毎日2回以上みがく者 Brushing twice and more a day	総数注1 Total	割合(%) Percentage 毎日2回以上みがく者 Brushing twice and more a day	総数注1 Total	割合(%) Percentage 毎日2回以上みがく者 Brushing twice and more a day	総数注1 Total	割合(%) Percentage 毎日2回以上みがく者 Brushing twice and more a day
総数 Total	100.0	79.4	100.0	81.8	100.0	82.4	100.0	81.5	100.0	71.4
1〜4	100.0	58.0	100.0	45.0	100.0	62.5	100.0	55.6	100.0	68.4
5〜9	100.0	70.5	100.0	67.6	100.0	62.8	100.0	78.8	100.0	78.9
10〜14	100.0	79.5	100.0	84.6	100.0	89.3	100.0	82.1	100.0	57.9
15〜19	100.0	86.2	100.0	100.0	100.0	84.2	100.0	95.0	100.0	68.8
20〜24	100.0	84.5	100.0	100.0	100.0	84.2	100.0	80.0	100.0	76.9
25〜29	100.0	87.1	100.0	93.3	100.0	94.3	100.0	75.0	100.0	89.5
30〜34	100.0	90.8	100.0	91.3	100.0	90.9	100.0	91.9	100.0	88.9
35〜39	100.0	90.6	100.0	86.7	100.0	93.0	100.0	92.1	100.0	88.9
40〜44	100.0	90.8	100.0	80.6	100.0	95.2	100.0	97.8	100.0	82.8
45〜49	100.0	87.1	100.0	81.1	100.0	89.4	100.0	88.1	100.0	89.2
50〜54	100.0	81.7	100.0	82.1	100.0	80.0	100.0	83.3	100.0	81.1
55〜59	100.0	86.1	100.0	89.7	100.0	87.7	100.0	87.7	100.0	80.6
60〜64	100.0	81.2	100.0	88.6	100.0	84.6	100.0	85.0	100.0	66.0
65〜69	100.0	75.1	100.0	89.7	100.0	81.5	100.0	78.9	100.0	56.4
70〜74	100.0	76.7	100.0	87.8	100.0	75.8	100.0	78.0	100.0	67.7
75〜79	100.0	68.2	100.0	67.9	100.0	69.8	100.0	72.1	100.0	63.5
80〜84	100.0	57.6	100.0	69.2	100.0	69.2	100.0	59.3	100.0	42.4
85〜	100.0	45.7	100.0	33.3	100.0	56.3	100.0	40.0	100.0	44.4

女 Female

注1：本表における総数は、歯ブラシの使用状況が不詳の者を除いた数を示した．
Note 1：Total is the number of subjects excluding unknown data.

— 123 —

表IX−1 顎関節の自覚症状（大開閉口時に雑音を自覚している者，関節痛を自覚している者）（人数・割合），性・年齢階級別
（15歳以上）

TableIX-1 Number of persons aged ≥15 years with subjective symptom of temporomandibular joint (sound or pain), by sex and age group

		人数（人） Number of persons							割合（％）Percentage						
年齢階級 Age group	被調査者数 Number of subjects	関節雑音を自覚している者 Persons with subjective symptom of joint sound			関節痛を自覚している者 Persons with subjective symptom of joint pain			被調査者数 Number of subjects	関節雑音を自覚している者 Persons with subjective symptom of joint sound			関節痛を自覚している者 Persons with subjective symptom of joint pain		
		あり With symptom	なし Without symptom	不詳 Unknown	あり With symptom	なし Without symptom	不詳 Unknown		あり With symptom	なし Without symptom	不詳 Unknown	あり With symptom	なし Without symptom	不詳 Unknown

総数 Total

Age group	Number of subjects	With	Without	Unknown	With	Without	Unknown	Number	With	Without	Unknown	With	Without	Unknown
総数 Total	3,985	700	3,270	15	139	3,829	17	100.0	17.6	82.1	0.4	3.5	96.1	0.4
15〜19	119	32	86	1	13	105	1	100.0	26.9	72.3	0.8	10.9	88.2	0.8
20〜24	105	37	68	-	3	102	-	100.0	35.2	64.8	-	2.9	97.1	-
25〜29	174	52	120	2	4	168	2	100.0	29.9	69.0	1.1	2.3	96.6	1.1
30〜34	239	66	173	-	13	226	-	100.0	27.6	72.4	-	5.4	94.6	-
35〜39	197	62	135	-	18	179	-	100.0	31.5	68.5	-	9.1	90.9	-
40〜44	247	67	180	-	12	235	-	100.0	27.1	72.9	-	4.9	95.1	-
45〜49	259	57	201	1	11	247	1	100.0	22.0	77.6	0.4	4.2	95.4	0.4
50〜54	297	64	233	-	13	284	-	100.0	21.5	78.5	-	4.4	95.6	-
55〜59	407	60	346	1	13	393	1	100.0	14.7	85.0	0.2	3.2	96.6	0.2
60〜64	434	60	370	4	10	419	5	100.0	13.8	85.3	0.9	2.3	96.5	1.2
65〜69	496	52	443	1	16	479	1	100.0	10.5	89.3	0.2	3.2	96.6	0.2
70〜74	448	49	398	1	8	439	1	100.0	10.9	88.8	0.2	1.8	98.0	0.2
75〜79	320	28	291	1	2	316	2	100.0	8.8	90.9	0.3	0.6	98.8	0.6
80〜84	171	12	156	3	2	166	3	100.0	7.0	91.2	1.8	1.2	97.1	1.8
85〜	72	2	70	-	1	71	-	100.0	2.8	97.2	-	1.4	98.6	-

男 Male

Age group	Number of subjects	With	Without	Unknown	With	Without	Unknown	Number	With	Without	Unknown	With	Without	Unknown
総数 Total	1,610	238	1,364	8	36	1,565	9	100.0	14.8	84.7	0.5	2.2	97.2	0.6
15〜19	54	15	38	1	5	48	1	100.0	27.8	70.4	1.9	9.3	88.9	1.9
20〜24	47	14	33	-	2	45	-	100.0	29.8	70.2	-	4.3	95.7	-
25〜29	71	19	52	-	2	69	-	100.0	26.8	73.2	-	2.8	97.2	-
30〜34	97	27	70	-	1	96	-	100.0	27.8	72.2	-	1.0	99.0	-
35〜39	58	14	44	-	5	53	-	100.0	24.1	75.9	-	8.6	91.4	-
40〜44	74	20	54	-	3	71	-	100.0	27.0	73.0	-	4.1	95.9	-
45〜49	95	15	79	1	1	93	1	100.0	15.8	83.2	1.1	1.1	97.9	1.1
50〜54	105	15	90	-	3	102	-	100.0	14.3	85.7	-	2.9	97.1	-
55〜59	158	18	140	-	1	157	-	100.0	11.4	88.6	-	0.6	99.4	-
60〜64	192	27	163	2	4	186	2	100.0	14.1	84.9	1.0	2.1	96.9	1.0
65〜69	208	18	189	1	5	202	1	100.0	8.7	90.9	0.5	2.4	97.1	0.5
70〜74	221	20	200	1	2	218	1	100.0	9.0	90.5	0.5	0.9	98.6	0.5
75〜79	137	8	129	-	1	135	-	100.0	5.8	94.2	-	0.7	98.5	-
80〜84	67	8	57	2	1	64	2	100.0	11.9	85.1	3.0	1.5	95.5	3.0
85〜	26	-	26	-	-	26	-	100.0	-	100.0	-	-	100.0	-

表IX-1 （つづき）

		人数（人) Number of persons								割合（%) Percentage						
年齢階級 Age group	被調査者数 Number of subjects	関節雑音を自覚している者 Persons with subjective symptom of joint sound			関節痛を自覚している者 Persons with subjective symptom of joint pain			被調査者数 Number of subjects	関節雑音を自覚している者 Persons with subjective symptom of joint sound			関節痛を自覚している者 Persons with subjective symptom of joint pain			
		あり With symptom	なし Without symptom	不詳 Unknown	あり With symptom	なし Without symptom	不詳 Unknown		あり With symptom	なし Without symptom	不詳 Unknown	あり With symptom	なし Without symptom	不詳 Unknown
総数 Total	2,375	462	1,906	7	103	2,264	8	100.0	19.5	80.3	0.3	4.3	95.3	0.3
15〜19	65	17	48	-	8	57	-	100.0	26.2	73.8	-	12.3	87.7	-
20〜24	58	23	35	-	1	57	-	100.0	39.7	60.3	-	1.7	98.3	-
25〜29	103	33	68	2	2	99	2	100.0	32.0	66.0	1.9	1.9	96.1	1.9
30〜34	142	39	103	-	12	130	-	100.0	27.5	72.5	-	8.5	91.5	-
35〜39	139	48	91	-	13	126	-	100.0	34.5	65.5	-	9.4	90.6	-
40〜44	173	47	126	-	9	164	-	100.0	27.2	72.8	-	5.2	94.8	-
45〜49	164	42	122	-	10	154	-	100.0	25.6	74.4	-	6.1	93.9	-
50〜54	192	49	143	-	10	182	-	100.0	25.5	74.5	-	5.2	94.8	-
55〜59	249	42	206	1	12	236	1	100.0	16.9	82.7	0.4	4.8	94.8	0.4
60〜64	242	33	207	2	6	233	3	100.0	13.6	85.5	0.8	2.5	96.3	1.2
65〜69	288	34	254	-	11	277	-	100.0	11.8	88.2	-	3.8	96.2	-
70〜74	227	29	198	-	6	221	-	100.0	12.8	87.2	-	2.6	97.4	-
75〜79	183	20	162	1	1	181	1	100.0	10.9	88.5	0.5	0.5	98.9	0.5
80〜84	104	4	99	1	1	102	1	100.0	3.8	95.2	1.0	1.0	98.1	1.0
85〜	46	2	44	-	1	45	-	100.0	4.3	95.7	-	2.2	97.8	-

女 Female

注：本表には「口を大きく開け閉めした時、あごの音がするか（あごの痛みがあるか）」という質問に対し、「はい」と答えた者の数を示した。
Note：Table shows the number of persons who have temporomandibular joint sound or pain while opening and closing their mouth widely.

表X-1　現在歯数および喪失歯数（一人平均値），処置の内容・う蝕の程度・補綴状況・性・年齢階級別（5歳以上・永久歯）

Table X-1　Mean number of sound, filled, decayed and missing permanent teeth among persons aged ≥5 years, by restorative and prosthetic status, sex and age group

性	年齢階級 Age group	被調査者数（人） Number of subjects	歯の状態	健全歯 Sound teeth — 着色・白斑等なし Not colored, without dental sealants (鈎歯 −)	(鈎歯 ●注1)	着色・白斑等あり Colored, without dental sealants (−)	(●)	シーラントあり 着色・白斑なし Not colored, with dental sealants (−)	(●)	シーラントあり 着色・白斑あり Colored, with dental sealants (−)	(●)	充填歯 Filling (鈎歯− 支台歯●)	(●/●)	(−/●)	(●/●)	クラウン Crown (−/−)	(●/−)	(−/●)	(●/●)
総数 Total	総数 Total	4,441		10.5	0.1	0.4	0.0	0.1	−	0.0	−	4.1	0.1	0.1	0.0	2.9	0.4	1.1	0.0
	5〜9	247		7.4	−	0.3	−	0.4	−	0.0	−	0.2	−	−	−	−	−	−	−
	10〜14	208		19.9	−	0.8	−	0.8	−	0.0	−	1.2	−	−	−	0.0	−	−	−
	15〜19	119		22.2	−	0.7	−	0.6	−	0.0	−	3.5	−	−	−	0.1	−	−	−
	20〜24	105		20.5	−	0.4	−	0.2	−	0.0	−	5.9	−	−	−	0.7	−	0.0	−
	25〜29	174		19.2	−	0.5	−	0.1	−	−	−	7.2	−	0.0	−	0.9	−	0.1	−
	30〜34	239		15.8	0.0	0.4	−	0.0	−	−	−	9.0	−	0.0	−	1.8	0.0	0.2	−
	35〜39	197		14.1	−	0.5	−	0.0	−	−	−	8.0	0.0	0.1	−	3.0	0.0	0.5	−
	40〜44	247		12.7	0.0	0.5	−	0.0	−	−	−	8.2	0.0	0.1	−	4.0	0.0	1.0	−
	45〜49	259		12.4	0.0	0.2	−	0.0	−	−	−	7.2	0.0	0.1	−	4.0	0.1	1.2	0.0
	50〜54	297		11.6	0.1	0.6	−	0.0	−	−	−	5.3	0.0	0.0	−	4.6	0.2	1.5	0.0
	55〜59	407		11.2	0.2	0.3	0.0	−	−	−	−	4.7	0.1	0.1	0.0	4.0	0.3	1.7	0.0
	60〜64	434		9.7	0.2	0.5	−	−	−	−	−	3.5	0.2	0.1	−	3.8	0.5	1.7	0.1
	65〜69	496		7.0	0.2	0.3	0.0	0.0	−	−	−	2.8	0.1	0.1	0.0	3.9	0.7	1.9	0.1
	70〜74	448		5.1	0.2	0.3	0.0	0.0	−	−	−	1.9	0.2	0.1	0.0	3.6	0.9	1.7	0.1
	75〜79	321		3.3	0.2	0.1	0.0	−	−	−	−	1.1	0.2	0.0	0.0	2.7	0.8	1.1	0.1
	80〜84	171		2.5	0.1	0.1	0.0	−	−	−	−	1.3	0.1	0.0	−	2.2	0.7	0.9	0.1
	85〜	72		1.0	0.2	−	−	−	−	−	−	0.4	0.0	−	−	1.8	0.8	0.8	0.1
男 Male	総数 Total	4,441		11.3	0.2	0.5	0.0	0.1	−	0.0	−	3.5	0.1	0.1	0.0	2.3	0.3	1.1	0.0
	5〜9	247		6.9	−	0.2	−	0.4	−	0.0	−	0.2	−	−	−	−	−	−	−
	10〜14	208		19.7	−	0.8	−	0.8	−	0.1	−	1.1	−	−	−	0.0	−	−	−
	15〜19	119		21.5	−	0.8	−	0.7	−	0.0	−	3.6	−	−	−	0.2	−	−	−
	20〜24	105		20.9	−	0.6	−	0.3	−	0.0	−	5.6	−	−	−	0.6	−	0.0	−
	25〜29	174		19.7	−	0.6	−	0.2	−	−	−	6.3	−	−	−	1.1	−	0.2	−
	30〜34	239		16.3	0.0	0.5	−	0.0	−	−	−	8.7	−	0.1	−	1.9	0.0	0.2	−
	35〜39	197		14.6	−	1.2	−	0.1	−	−	−	7.0	−	0.1	−	2.8	−	0.5	−
	40〜44	247		13.6	0.0	0.9	−	−	−	−	−	7.2	0.0	0.1	−	3.3	0.0	1.0	−
	45〜49	259		13.9	0.0	0.2	−	−	−	−	−	6.3	0.0	0.1	−	3.1	0.2	1.0	−
	50〜54	297		12.5	0.1	0.8	−	−	−	−	−	4.5	0.1	0.1	−	3.3	0.1	1.8	0.0
	55〜59	407		13.1	0.2	0.3	0.0	−	−	−	−	4.0	0.1	0.1	−	2.8	0.2	1.5	0.0
	60〜64	434		11.4	0.3	0.5	0.0	−	−	−	−	3.4	0.2	0.1	0.0	2.8	0.4	1.4	0.1
	65〜69	496		8.4	0.3	0.4	−	−	−	−	−	2.8	0.2	0.1	0.0	3.0	0.5	1.8	0.1
	70〜74	448		5.4	0.3	0.4	0.0	0.0	−	−	−	2.0	0.2	0.1	−	3.1	0.9	1.7	0.1
	75〜79	321		4.2	0.3	0.2	0.0	−	−	−	−	1.2	0.2	0.0	−	2.7	0.8	1.1	0.1
	80〜84	171		3.9	0.3	0.0	0.0	−	−	−	−	1.3	0.1	0.0	−	2.4	0.5	1.2	0.0
	85〜	72		0.9	0.3	−	−	−	−	−	−	0.5	0.0	−	−	2.2	1.3	1.1	0.3
女 Female	総数 Total	2,597		9.9	0.1	0.3	0.0	0.1	−	0.0	−	4.4	0.1	0.1	0.0	3.3	0.4	1.1	0.1
	5〜9	130		7.8	−	0.4	−	0.4	−	0.0	−	0.2	−	−	−	−	−	−	−
	10〜14	92		20.1	−	0.8	−	0.7	−	0.0	−	1.4	−	−	−	0.0	−	−	−
	15〜19	65		22.8	−	0.6	−	0.6	−	0.0	−	3.3	−	−	−	0.1	−	−	−
	20〜24	58		20.1	−	0.3	−	0.1	−	−	−	6.2	−	−	−	0.7	−	0.0	−
	25〜29	103		18.8	−	0.4	−	0.1	−	−	−	7.8	−	0.0	−	0.9	−	0.1	−
	30〜34	142		15.4	−	0.3	−	0.1	−	0.0	−	9.2	−	0.0	−	1.8	−	0.2	−
	35〜39	139		13.9	−	0.3	−	0.0	−	−	−	8.4	0.0	0.2	−	3.1	0.0	0.5	−
	40〜44	173		12.4	0.0	0.4	−	0.0	−	−	−	8.6	0.0	0.1	−	4.3	0.0	0.9	−
	45〜49	164		11.5	0.0	0.2	−	−	−	−	−	7.7	0.1	0.1	−	4.6	0.1	1.4	0.0
	50〜54	192		11.1	0.1	0.4	−	−	−	−	−	5.7	0.0	0.0	−	5.2	0.2	1.4	0.0
	55〜59	249		10.1	0.2	0.3	−	−	−	−	−	5.2	0.1	0.1	0.0	4.7	0.4	1.8	0.1
	60〜64	242		8.3	0.2	0.5	−	−	−	−	−	3.7	0.2	0.1	0.0	4.5	0.6	1.9	0.1
	65〜69	288		6.0	0.1	0.3	0.0	0.0	−	−	−	2.7	0.1	0.1	0.0	4.6	0.8	1.9	0.1
	70〜74	227		4.9	0.2	0.2	−	−	−	−	−	1.8	0.2	−	0.0	4.1	1.0	1.6	0.1
	75〜79	183		2.7	0.2	0.1	0.0	−	−	−	−	1.1	0.2	0.0	−	2.7	0.9	1.2	0.1
	80〜84	104		1.6	0.1	0.1	−	−	−	−	−	1.2	0.1	0.0	−	2.1	0.8	0.7	0.2
	85〜	46		1.1	0.1	−	−	−	−	−	−	0.3	0.0	−	−	1.7	0.6	0.5	0.0

表X-1　（つづき）

	年齢階級 Age group	現在歯数（一人平均値）Number of present teeth (Mean)								喪失歯数（一人平均値）Number of missing teeth (Mean)							
		未処置歯 Decayed teeth												インプラント implant			
		軽度 (Ci) Decayed teeth (Ci)				重度 (Ch) Decayed teeth (Ch)				架工義歯装着 Bridge setting	部分床義歯装着 Partial denture setting	全部床義歯装着 Complete denture setting	義歯未装着 No prostheses	架工義歯装着 Bridge abutment	部分床義歯装着 Partial denture abutment	全部床義歯装着 Complete denture abutment	歯冠補綴のみ Crown only
		−	●	−	●	−	●	−	●								
		−	−	●	●	−	−	●	●								
総数 Total	総数 Total	0.6	0.0	0.0	0.0	0.3	0.0	0.0	−	0.7	2.0	2.7	1.1	0.0	0.0	0.0	0.0
	5〜9	0.2	−	−	−	0.0	−	−	−	−	−	−	−	−	−	−	−
	10〜14	0.6	−	−	−	0.0	−	−	−	−	−	−	0.0	−	−	−	−
	15〜19	0.7	−	−	−	0.0	−	−	−	−	−	−	0.0	−	−	−	−
	20〜24	1.0	−	−	−	0.0	−	−	−	0.0	−	−	0.3	−	−	−	−
	25〜29	0.9	−	−	−	0.2	−	−	−	0.1	−	−	0.2	−	−	−	−
	30〜34	1.1	−	−	−	0.3	−	−	−	0.1	0.0	−	0.3	−	−	−	0.0
	35〜39	1.1	−	−	−	0.4	−	−	−	0.3	0.0	−	0.6	−	−	−	0.0
	40〜44	0.8	−	−	−	0.2	−	−	−	0.6	0.1	0.1	0.7	−	−	−	−
	45〜49	0.8	0.0	−	−	0.3	0.0	0.0	−	0.7	0.5	0.2	0.9	−	−	−	0.0
	50〜54	0.6	0.0	−	−	0.4	0.0	0.0	−	0.9	0.9	0.5	1.4	0.0	−	−	0.0
	55〜59	0.6	0.0	0.0	−	0.3	0.0	0.0	−	1.0	1.6	0.9	1.5	0.0	−	−	0.1
	60〜64	0.6	0.0	0.0	−	0.4	0.0	0.0	−	1.0	2.6	1.7	1.8	−	−	0.0	0.0
	65〜69	0.5	0.1	0.0	0.0	0.4	0.1	0.0	−	1.2	3.6	3.5	1.7	0.0	0.0	−	0.0
	70〜74	0.5	0.1	0.0	−	0.3	0.1	0.0	−	1.0	4.8	6.0	1.3	−	−	0.0	0.0
	75〜79	0.4	0.1	0.0	−	0.4	0.1	−	−	0.7	5.2	9.8	1.8	0.0	−	−	0.0
	80〜84	0.3	0.1	−	−	0.4	0.1	0.0	−	0.6	4.3	13.3	1.1	−	−	−	−
	85〜	0.2	0.0	−	−	0.5	0.1	0.1	−	0.5	5.3	14.5	1.7	−	−	−	−
男 Male	総数 Total	0.7	0.0	0.0	−	0.4	0.0	0.0	−	0.7	2.0	2.6	1.2	0.0	0.0	0.0	0.0
	5〜9	0.2	−	−	−	−	−	−	−	−	−	−	−	−	−	−	−
	10〜14	0.5	−	−	−	0.1	−	−	−	−	−	−	0.0	−	−	−	−
	15〜19	1.0	−	−	−	0.1	−	−	−	−	−	−	0.1	−	−	−	−
	20〜24	1.2	−	−	−	0.1	−	−	−	0.0	−	−	0.1	−	−	−	−
	25〜29	0.9	−	−	−	0.3	−	−	−	0.1	−	−	0.1	−	−	−	−
	30〜34	1.0	−	−	−	0.4	−	−	−	0.1	0.0	−	0.2	−	−	−	−
	35〜39	1.7	−	−	−	0.5	−	−	−	0.3	−	−	0.6	−	−	−	−
	40〜44	1.2	−	−	−	0.2	−	−	−	0.7	0.1	−	0.6	−	−	−	−
	45〜49	1.1	0.0	−	−	0.4	0.0	0.0	−	0.7	0.7	0.4	0.8	−	−	−	−
	50〜54	0.8	−	−	−	0.4	−	−	−	1.0	0.8	0.5	1.9	−	−	−	0.1
	55〜59	0.9	0.0	−	−	0.5	0.0	0.0	−	0.9	1.3	1.0	1.7	0.0	−	−	0.0
	60〜64	0.7	0.1	0.0	−	0.5	0.0	−	−	0.9	2.4	1.6	2.0	−	−	−	−
	65〜69	0.6	0.1	0.0	−	0.5	0.1	−	−	1.2	3.3	3.1	2.0	−	0.0	−	0.0
	70〜74	0.5	0.1	0.0	−	0.4	0.1	0.0	−	1.0	4.7	5.6	1.5	−	−	0.0	0.1
	75〜79	0.5	0.0	−	−	0.6	0.1	−	−	0.7	5.1	8.7	2.1	0.0	−	−	0.0
	80〜84	0.3	0.1	−	−	0.4	0.1	−	−	0.9	3.6	11.9	1.3	−	−	−	−
	85〜	0.2	0.1	−	−	0.4	0.1	−	−	0.9	8.5	10.7	0.7	−	−	−	−
女 Female	総数 Total	0.5	0.0	0.0	0.0	0.3	0.0	0.0	−	0.7	2.0	2.9	1.0	0.0	−	0.0	0.0
	5〜9	0.3	−	−	−	0.0	−	−	−	−	−	−	−	−	−	−	−
	10〜14	0.8	−	−	−	0.0	−	−	−	−	−	−	0.0	−	−	−	−
	15〜19	0.5	−	−	−	−	−	−	−	−	−	−	0.0	−	−	−	−
	20〜24	0.9	−	−	−	0.0	−	−	−	0.0	−	−	0.4	−	−	−	−
	25〜29	0.8	−	−	−	0.2	−	−	−	0.0	−	−	0.2	−	−	−	−
	30〜34	1.1	−	−	−	0.2	−	−	−	0.1	−	−	0.4	−	−	−	0.0
	35〜39	0.8	−	−	−	0.4	−	−	−	0.4	0.0	−	0.6	−	−	−	0.0
	40〜44	0.6	−	−	−	0.1	−	−	−	0.6	0.0	0.1	0.7	−	−	−	−
	45〜49	0.6	−	−	−	0.2	−	−	−	0.8	0.3	−	1.0	−	−	−	0.0
	50〜54	0.5	0.0	−	−	0.4	0.0	0.0	−	0.8	0.9	0.5	1.1	0.0	−	−	0.0
	55〜59	0.4	0.0	0.0	−	0.2	0.0	−	−	1.0	1.7	0.8	1.3	−	−	−	0.1
	60〜64	0.6	0.0	0.0	−	0.3	0.0	0.0	−	1.0	2.7	1.8	1.7	−	−	0.0	0.0
	65〜69	0.4	0.1	0.0	0.0	0.3	0.0	0.0	−	1.2	3.9	3.7	1.6	0.0	−	−	0.1
	70〜74	0.4	0.1	0.0	−	0.3	0.1	−	−	1.0	4.8	6.3	1.1	−	−	0.0	0.0
	75〜79	0.3	0.1	0.0	−	0.3	0.1	−	−	0.8	5.4	10.6	1.6	0.0	−	−	−
	80〜84	0.3	0.1	−	−	0.5	0.1	0.0	−	0.5	4.7	14.2	1.0	−	−	−	−
	85〜	0.1	0.0	−	−	0.5	0.0	0.2	−	0.3	3.5	16.7	2.3	−	−	−	−

注1：鈎歯あるいは架工義歯の支台歯となっている場合は，●で示した．
Note1：Clasped or abutment teeth are indicated with ●.

表XI-1 現在歯数（一人平均値），処置の内容・う蝕の程度・性・年齢別（1～14歳・乳歯）

TableXI-1 Mean number of sound, filled and decayed primary teeth among persons aged 1-14 years, by restorative status, sex and age

	年齢 Age	被調査者数（人） Number of subjects	健全歯 Sound teeth 着色・白斑等なし Not colored	着色・白斑等あり colored	シーラントあり With dental sealants	シーラントなし Without dental sealants	処置歯 Filled teeth 充塡歯 Filling	金属冠（非支台歯） Crown, not bridge abutment	未処置歯 Decayed teeth 未処置歯軽度（Ci） Decayed teeth (Ci)	未処置歯重度（Ch） Decayed teeth (Ch)
総数 Total	総数 Total	620	8.8	0.2	0.1	0.0	1.1	0.1	0.6	0.1
	1	32	12.1	0.2	-	-	-	-	0.0	-
	2	45	17.7	0.3	-	-	0.0	-	0.3	-
	3	45	18.1	0.4	0.3	0.1	0.4	0.0	0.3	0.2
	4	43	16.6	0.5	-	-	0.9	0.0	1.6	0.4
	5	43	16.9	0.2	0.2	-	1.1	-	1.2	-
	6	41	12.9	0.2	0.3	0.1	1.8	0.1	1.4	0.3
	7	55	9.0	0.2	0.1	-	2.5	0.2	1.2	0.3
	8	47	8.7	0.0	0.1	-	2.0	0.2	0.6	0.2
	9	61	5.4	0.3	0.1	-	2.5	0.2	0.7	0.2
	10	48	3.1	0.2	0.0	-	1.7	0.1	0.3	0.0
	11	47	1.4	-	-	-	0.7	0.1	0.2	0.0
	12	41	0.4	0.2	0.0	-	0.2	-	0.1	-
	13	41	0.1	-	-	-	-	-	0.0	-
	14	31	-	-	-	-	0.0	-	0.0	-
男 Male	総数 Total	315	8.4	0.2	0.0	0.0	1.1	0.1	0.6	0.2
	1	25	11.6	0.2	-	-	-	-	0.0	-
	2	23	17.7	0.5	-	-	-	-	0.2	-
	3	15	18.1	0.7	-	0.1	0.1	-	0.1	0.5
	4	19	17.3	0.3	-	-	1.0	0.1	1.3	0.1
	5	24	16.8	0.2	0.1	-	1.5	-	1.3	-
	6	16	13.7	0.3	-	-	1.4	0.2	1.4	0.4
	7	23	7.9	0.3	-	-	2.9	0.2	2.0	0.5
	8	22	8.8	0.0	0.3	-	2.2	-	0.8	0.4
	9	32	5.6	0.3	0.2	-	2.6	0.3	0.8	0.3
	10	29	4.0	0.1	-	-	1.9	0.1	0.4	0.0
	11	21	1.5	-	-	-	0.6	-	0.3	0.0
	12	26	0.5	0.3	-	-	0.1	-	0.1	-
	13	22	0.0	-	-	-	-	-	0.1	-
	14	18	-	-	-	-	0.1	-	0.1	-
女 Female	総数 Total	305	9.2	0.2	0.1	0.0	1.1	0.1	0.6	0.1
	1	7	13.7	-	-	-	-	-	-	-
	2	22	17.8	0.0	-	-	0.1	-	0.5	-
	3	30	18.1	0.3	0.5	0.1	0.5	0.0	0.3	0.0
	4	24	16.0	0.7	-	-	0.8	-	1.8	0.6
	5	19	17.1	0.2	0.3	-	0.6	-	1.2	-
	6	25	12.4	0.2	0.5	0.2	2.0	0.1	1.4	0.2
	7	32	9.8	0.1	0.2	-	2.2	0.2	0.7	0.2
	8	25	8.6	0.0	-	-	1.8	0.4	0.4	0.0
	9	29	5.2	0.3	-	-	2.4	0.1	0.7	0.0
	10	19	1.8	0.3	0.1	-	1.4	0.1	0.2	0.1
	11	26	1.3	-	-	-	0.7	0.1	0.2	0.0
	12	15	0.2	-	0.1	-	0.3	-	0.2	-
	13	19	0.2	-	-	-	-	-	-	-
	14	13	-	-	-	-	-	-	-	-

〈巻末資料〉

　本章では，補足的な内容として，下記に列挙した内容について解説する．なお，ここで示したデータは附録 CD に収載されているので，興味のある方は活用されたい．

巻末資料
　Ⅰ．歯科疾患実態調査の構造
　Ⅱ．受診率に関する分析
　Ⅲ．永久歯の「う蝕有病者率」に関する注意点
　Ⅳ．CPI データに関する注意点（1999 年調査結果との比較）
　Ⅴ．人口データの活用例
　　1．「8020」の達成／非達成者の数
　　2．無歯顎者数と総義歯数
　Ⅵ．既存統計（国内外）との比較
　　1．乳幼児歯科健診：3 歳児（う蝕有病者率，dft）
　　2．学校歯科健診データ（学校保健統計調査）
　　　1）12 歳児 DMFT
　　　2）5〜17 歳：乳＋永有病者率（学校保健統計調査）
　　3．国民健康・栄養調査（H16）
　　　1）歯の喪失状況
　　　2）シーラントとフッ化物歯面塗布の状況
　　4．世界の状況（WHO・GODB）との比較
　　　1）う蝕（5〜6 歳，12 歳，35〜44 歳）
　　　2）CPI（35〜44 歳）
　　　3）無歯顎者率（65 歳〜）
　Ⅶ．現在歯と内訳の推移（ひと目でわかる日本の歯科疾患の半世紀）
　Ⅷ．口腔診査担当者用チャート

I．歯科疾患実態調査の構造

　歯科疾患実態調査（以下「歯実調」，最新調査は「歯実調'05」と記す）は，単独の調査であるが，調査の構造は国が行う他の調査の基盤の上に成り立っている．図1はその構造を示したもので，サンプリングはこの構造に従って行われる．

　まず，平成12年国勢調査区（約90万地区）から1,056地区が層化無作為抽出されて平成17年国民生活基礎調査・世帯票の対象地区となる[1]．この1,056地区は約2,000の単位区に細分化され，300単位区が層化無作為抽出され，各単位区内の1歳以上の全世帯員が平成17年国民健康・栄養調査の対象者となる[2]．

　歯科疾患実態調査の調査会場は国民健康・栄養調査（身体状況調査）の健診会場に併設される．対象者は国民健康・栄養調査と同一であるが，歯科健診を受けない人が相当数いるので，対象者の数は国民健康・栄養調査よりも少ない．

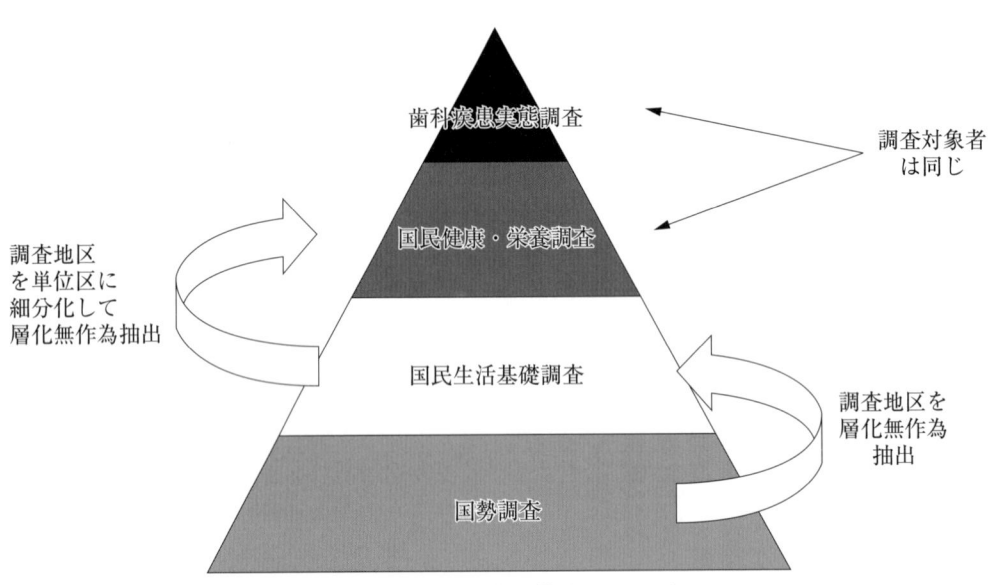

図1　歯科疾患実態調査の構造とサンプリング

II．受診率に関する分析

　従来，歯実調の受診率は報告されてこなかった．しかし，各調査地区から報告される歯科疾患実態調査被調査者名簿（第1号様式，4頁）に記されている数値（該当者，受診者）を用いれば受診率は算出可能である．また，歯実調の母集団が日本国民である点を踏まえると，同時期の人口統計（人口推計）を用いれば，性・年齢階級別にみた受診率の違いを検討することも可能である．ここでは，これらの方法により算出した受診率に関する分析結果を述べる．

調査 1-①

　「歯科疾患実態調査被調査者名簿」（第1号様式，4頁）に記されている「該当者」と「受診者」の数値を用い，前者を分母，後者を分子として受診率の加重事平均値を算出したところ37.2％であった．また，各地区単位で単純平均を算出すると37.3％（SD 19.9％）であり（**表1**），分布は正規分布様であった（**図2**）．

　都道府県別にみると，受診率の差は大きく，全体的に人口の大きな都道府県の受診率が低い傾向が認められた（**図3**）．しかし，各地区の受診率を「該当者数」別（四分位別）にみると差はなかった．また自治体規模別にみても受診率の差はなかった．

表 1　受診率に関する基礎統計量（地区単位）

		該当者数 （人）	受診者数 （人）	受診率 （％）
例数（地区数）		299	299	299
平均		41.71	15.53	37.3
SD		21.38	11.72	19.9
パーセンタイル値	最少	1	0	0.0
	10％	15	3	14.3
	25％	25	7	23.3
	50％	39	12	35.7
	75％	57	22	49.3
	90％	70	31	65.3
	最大	105	62	100.0

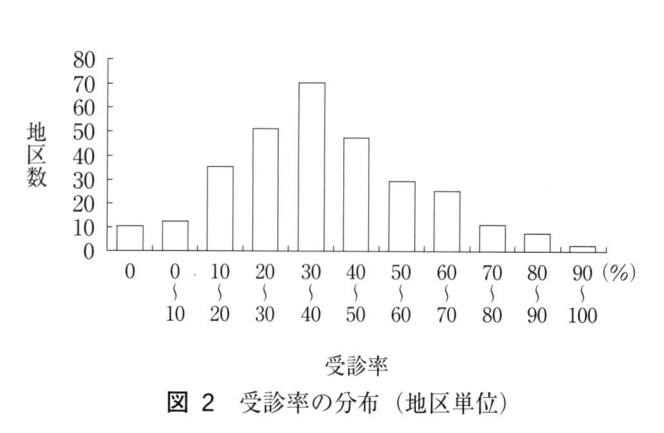

図 2　受診率の分布（地区単位）

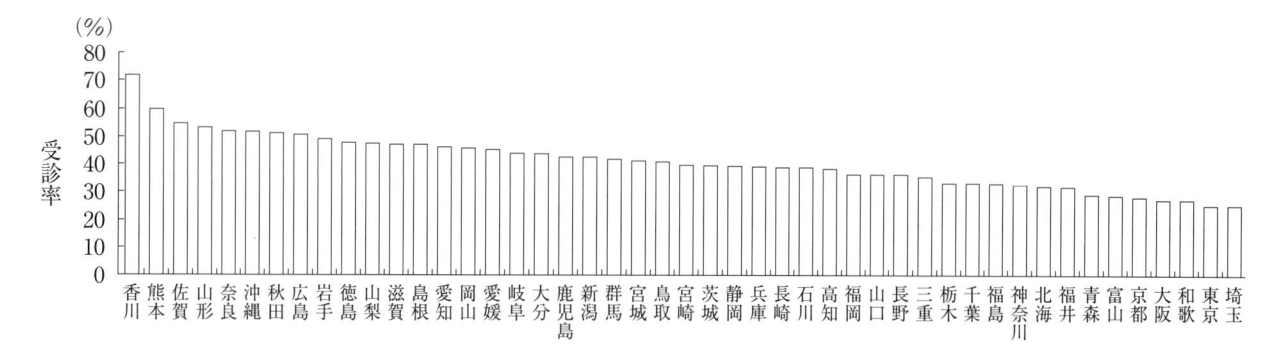

図 3　都道府県別にみた受診率（加重平均値）

調査1-②

前述した受診率算出の分母として用いた「該当者数」には明確な定義が示されていない[2,3]．

そこで，全国の地方自治体に勤務する歯科保健専門職による組織である「行歯会（全国行政歯科技術職連絡会）」[4]のメーリングリストを利用し，以下の点について質問を行った（詳細は表2を参照）．

質問1．国民生活基礎調査の非回答者を国民健康・栄養調査の分母に含めたか否か
質問2．国民健康・栄養調査の非参加者を歯実調の分母に含めたか否か

全299調査地区のうち，167地区（55.9%）の状況について回答が寄せられた．

表2は，無回答を除いた回答結果である．平成17年国民生活基礎調査の非回答者を国民健康・栄養調査の調査対象者に入れていなかった地区は8割，平成17年国民健康・栄養調査の非参加者が歯実調の調査対象者（分母）に入っていなかった地区が4分の3と大半を占め，非回答/非参加者を含めていた地区は，国民生活基礎調査で12%，国民健康・栄養調査で20%と少なかった．

以上の結果は，「調査1-①」で示した受診率に影響している可能性があることから，各調査の非回答／非参加者を「分母」に含めたか否かに分けて受診率を算出したところ国民生活基礎調査では差がなかったが，国民健康・栄養調査では10%ポイントの差が認められた（図4，$p<0.05$，t検定）．すなわち，歯実調の受診率は，国民健康・栄養調査の非参加者を歯実調の分母に入れたか否かにより，約10%ポイントの違いが生じていることがわかった．前述した都道府県別にみた受診率の差違（図3）には，この影響が含まれていることに注意されたい．

本調査は全地区に対して行われたものではないが，調査できた地区が全体の半数以上にのぼることから，全国的な状況が反映されているとみて差し支えないと考えられる．

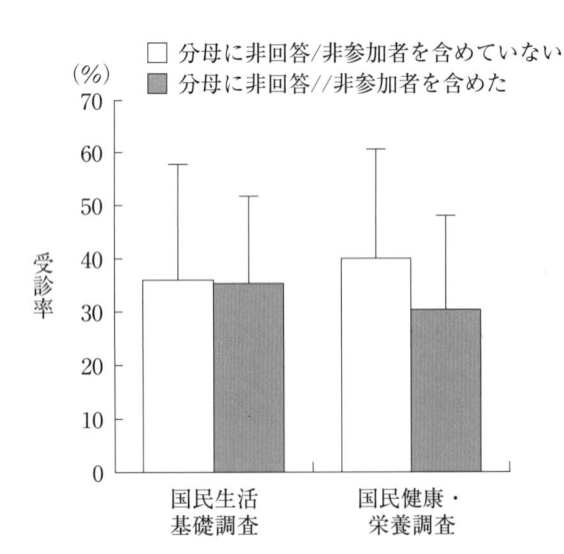

図4 分母の扱い別にみた受診率の違い

表2 受診率算出の際に分母として用いた数値の扱いに関する質問の回答

	質問内容	回答肢	回答数	割合（%）
質問1	H17国民健康・栄養調査の「被調査者（同調査・様式第5号）」には，H17国民生活基礎調査の非回答者が含まれていましたか？	はい（非回答者を含めている）	19	11.7
		いいえ（非回答者を含めていない）	129	79.6
		わからない	14	8.6
		計	162	100.0
質問2	H17歯科疾患実態調査の「調査者名簿（同調査・第1号様式）」には，H17国民健康・栄養調査の非参加者は含まれていましたか？	はい（非参加者を含めている）	29	20.0
		いいえ（非参加者を含めていない）	109	75.2
		わからない	7	4.8
		計	145	100.0

調査2

前述した調査（調査1）では，受診率の性差と年齢差をみることができない．しかし，歯実調の母集団が日本全国であることから，人口データを用いれば調査対象者数（調査1の「該当者数」に相当）の推計値を求めることができ，性・年齢階級別に受診率を比較することが可能となる．

そこで，歯実調が実施された2005年11月の人口推計データ[5]を用い，歯実調の調査対象者数（分母）を「平成17年国民健康・栄養調査必携」[2]に記されている調査客体数（19,000人）として，上記人口推計データの性・年齢階級別構成比から性・年齢階級別の調査対象者数の推計値を求め，これを分母とし，歯実調の性・年齢階級別対象者数を分子として推定受診率を算出した（図5）．

推定受診率の年齢差は顕著で，10歳代後半～30歳代が低く，60～70歳代で高い傾向が認められた．性差をみると，就労期（20～50歳代）で女性の推定受診率が高い傾向が顕著であった．

以上より，歯実調のサンプルは，母集団に比べると，全体的に高齢者に偏り，就労期では女性に偏ったサンプルといえる．

【補足】

歯実調サンプルが高齢者に偏る傾向は年々顕著になっている．図6は，歯実調の永久歯の分析対象年齢である5歳以上について，過去の人口推計データと歯実調サンプルで算出した平均年齢を比較したものである．初回調査から1980年まで，歯実調サンプル平均年齢の伸びは人口データとほぼ同様であったが，1990年代以降は歯実調データの平均年齢が上回るようになり，最新の2005年調査では約5歳の違いが認められた．

したがって，永久歯のデータについて年次推移を比較する場合，対象者全体の平均値や率を用いることは好ましくない．新しい調査ほど対象者の年齢が高いので，過去のデータとそのまま比較できないためである．従来の報告書ではこのような比較方法が随所にみられたため，今回の報告（解説）書ではこれを改め，年齢階級別に年次推移をみるようにした．

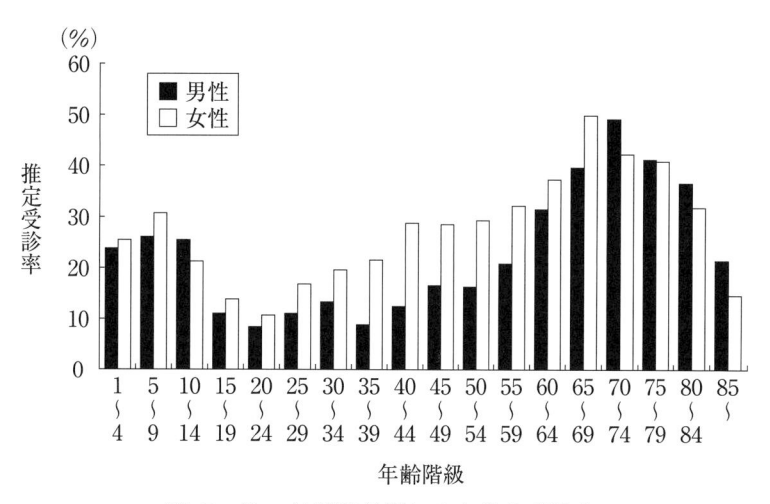

図5　性・年齢階級別にみた推定受診率

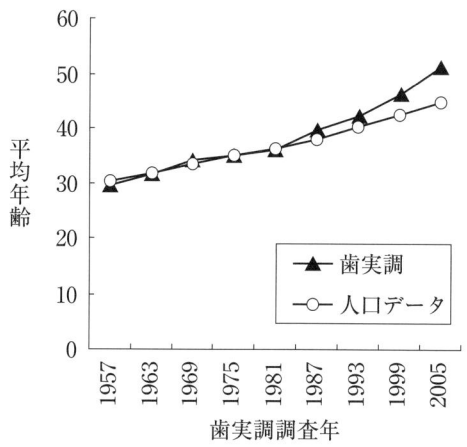

図6　歯実調サンプルと人口推計データの平均年齢の推移の比較

Ⅲ. 永久歯の「う蝕有病者率」に関する注意点（22頁参照）

永久歯のう蝕有病者率は，下記のとおりで，従来の報告書でも用いられてきた．

$$う蝕有病者率（\%） = \frac{永久歯にう歯のある者の数}{被調査者数} \times 100$$

う歯のある者の数：未処置歯，処置歯，喪失歯のいずれかを1本以上有する者の数

被調査者数：調査を受けた5歳以上の者で，う歯のない者，う歯のある者，歯のない者の総数

しかしながら，前回（1999年）調査まで，永久歯の「う蝕有病者率」として図表や統計表で示されてきたものは，「被調査者に占める未処置歯また処置歯（DF歯）の保有者の割合」であった．

また，高齢者のう蝕有病者の割合は，分母から無歯顎者を除き，DF歯を有する者を分子として算出することも可能である．

図7は，3種類の方法で算出されたう蝕有病者の割合を図示し，無歯顎者率・喪失歯保有者率と比較したものである．

上記の定義に基づくう蝕有病者率（「う歯＝DMF歯」，無歯顎者含む）の値は，分母から無歯顎者を除いてDF歯の割合を算出した場合（「う歯＝DF歯，」無歯顎者除く）とほとんど同じであり，成人ではほぼ100％である．従来の調査でう蝕有病者率と扱われてきたもの（「う歯＝DF歯」，無歯顎者含む）は，高齢になるにつれ無歯顎者が増加するため低率となる．

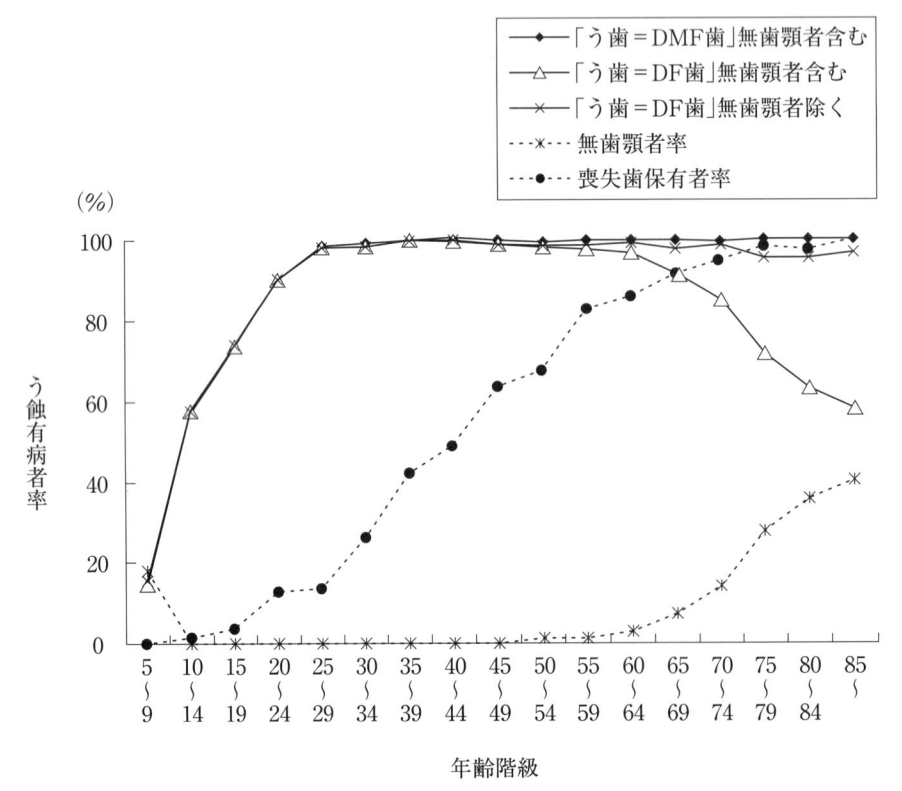

図7 う蝕有病者率：各種算出方法による違い

Ⅳ. CPIデータに関する注意点（1999年調査結果との比較）

　歯実調で歯周疾患の診査にCPIが初めて採用されたのは1999年で，今回（歯実調'05）もこの方法が用いられている．しかしながら，両年の診査方法は同一ではない．今回の診査基準は通法（WHOが提唱している国際標準：部分診査法）[6]が採用され，上下顎ともに1歯4点で計測されている．一方，1999年の診査方法は変法で，計測点が上顎が唇側の2点，下顎が舌側の2点であり[7]，CPIの通法を用いた今回の調査に比べると過小に評価される．したがって，両年のデータをそのまま比較することは妥当とはいえない．仮に比較を試みる場合，前述した診査基準の違いによる過小評価の問題を十分考慮する必要がある．

　また，2005年データは1999年に比べると高齢者の歯の保有状況に改善が認められるので，この点も考慮する必要がある．図8はCPIの個人最大コードが3以上の者の割合について，1999年と2005年調査を比較したもので，70歳代以上では2005年の歯周ポケット保有者（CPI個人最大コード3以上）の割合が高い．しかし，この割合は，分母にCPIの対象歯がない者（コードX：無歯顎者や小数歯残存者）が含まれている．ここで，コードXの割合をみると全般的に1999年が2005年よりも高く（図9），歯の喪失状況が改善傾向にある各種所見と一致する．そこで，コードXを分母から除いて歯周ポケット保有者（CPI個人最大コード3以上）の割合を比較すると，図10に示すように，両年の差はかなり小さくなる．

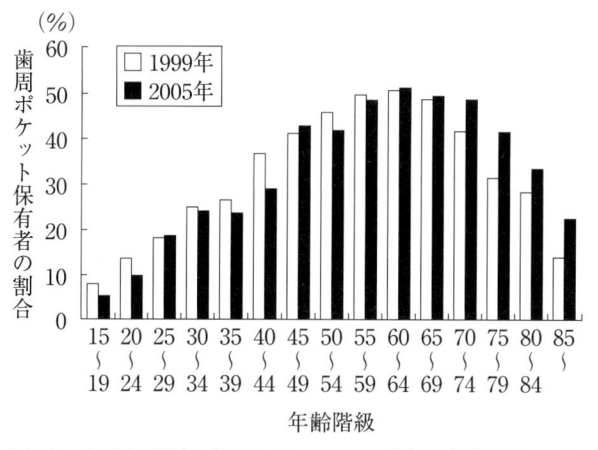

図8　CPI比較①（1999年 vs 2005年）：歯周ポケット保有者の割合の比較
　　　〜分母にコードXを含む〜

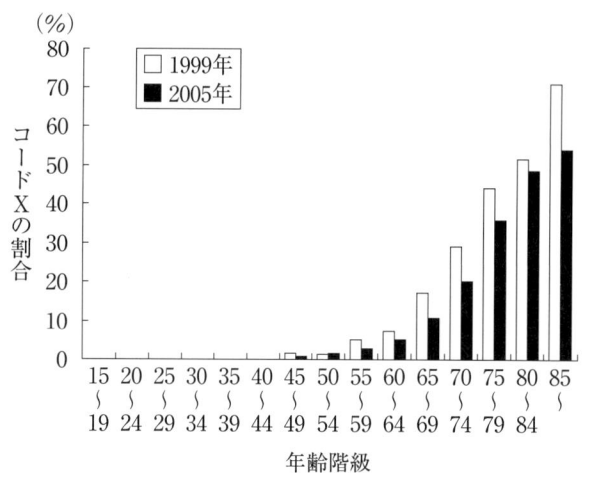

図9　CPI比較②（1999年 vs 2005年）：コードXの割合の比較

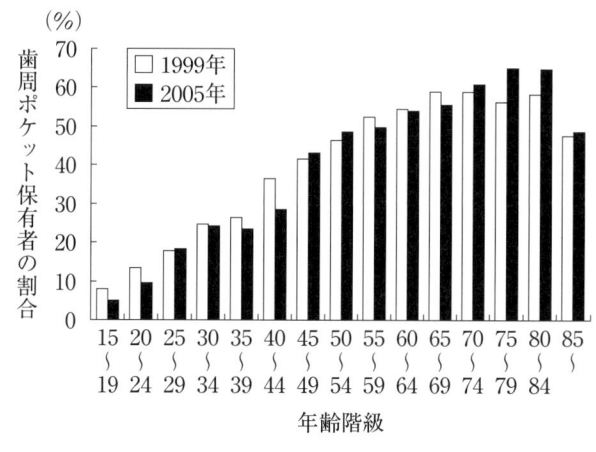

図10　CPI比較①（1999年 vs 2005年）：歯周ポケット保有者の割合の比較
　　　〜分母にコードXを除く〜

V．人口データの活用例

　歯実調の母集団は日本国であり，日本全体の歯科疾患の有病状況を把握することが調査の最大の目的であり，さまざまな指標により率や平均値が算出されている．しかしながら，この目的を満たすためには，率や平均値だけでは必ずしも十分とはいえず，人口構造を踏まえた評価も必要であり，人口データ[5]を活用することが重要となる．ここでは，その例として歯の喪失状況に関する事例を紹介する．

1．「8020」の達成／非達成者の数

　図11は現在歯を20歯以上有する75歳以上の後期高齢者（いわゆる「8020者」）の割合の推移（1975〜2005年）を示したものである（30頁の図48，表III-5-7）．「8020者」の割合は，8020運動が開始された1980年代末では1割に満たなかったが，近年増加し，最新調査（2005年）では4分の1近くまで増加している．

　図12は，前の図で示した「8020者」の割合のデータに同じ年の人口を乗じて算出した「80-20」（75歳以上）達成者と非達成者の人数の推計値の推移を示したものである．2005年の「8020」達成者の人数は，30年前（1975年）に比べて13倍に増えているが，非達成者も3倍に増えていることがわかる．

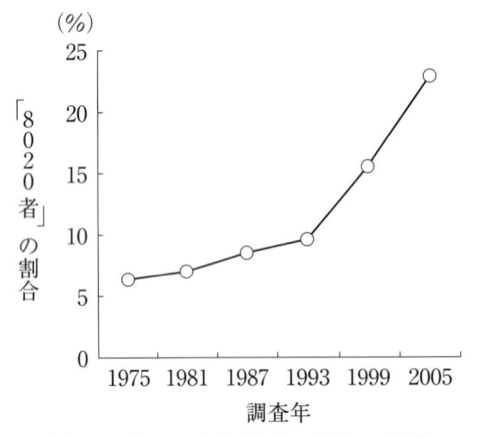

図11　「8020」達成者の割合の推移

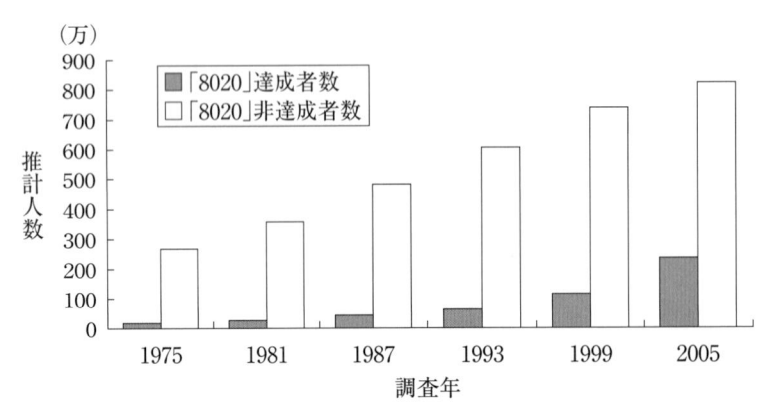

＊推計値は，歯科疾患実態調査の各調査年における75歳以上の高齢者で現在歯を20歯以上／未満有している割合に同じ年齢層の人口を乗じて算出した

図12　「8020」達成者数と非達成者数の推計値の推移

2．無歯顎者数と総義歯数

図13（29頁の図45，表Ⅲ-5-6）は無歯顎者の割合（無歯顎者率）の推移を年齢階級別に示したもので，かなり減少していることがわかる．

図14は，前の図で示した無歯顎者率に同年の人口を乗じて算出した無歯顎者の人数の推計値の推移を示したものである．無歯顎者の数は無歯顎者の割合（図13）ほどは減少しておらず，ことに75歳以上の後期高齢者ではむしろ増加していることがわかる．

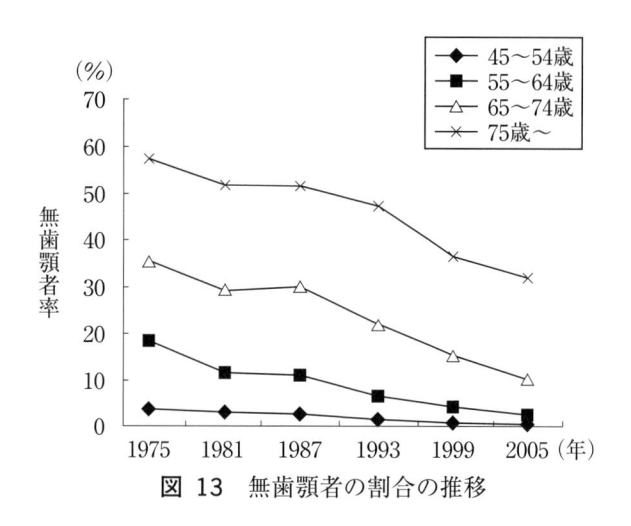

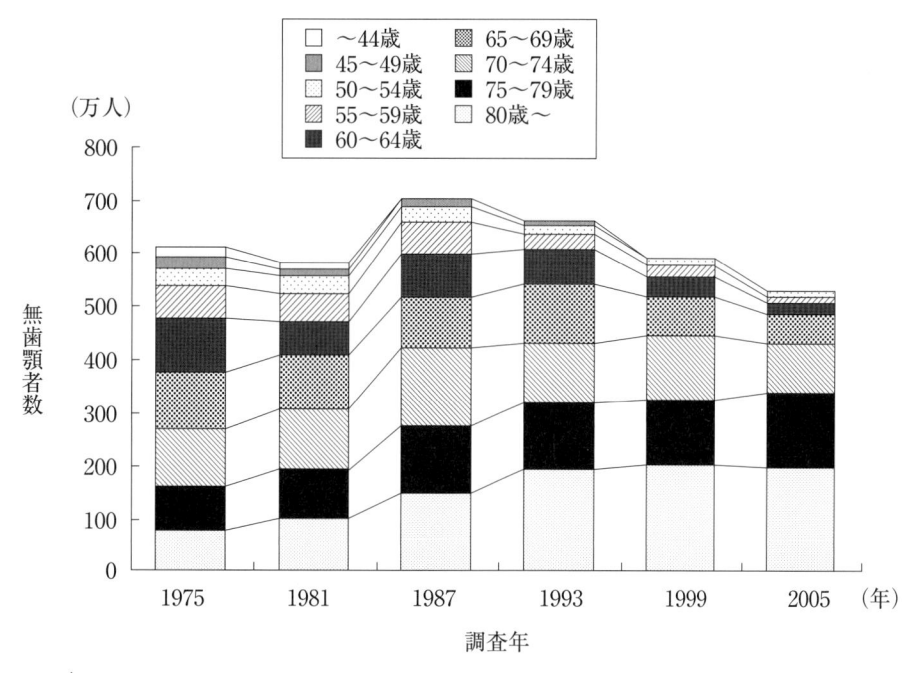

図 13 無歯顎者の割合の推移

*推計値は，歯実態の各調査年における各年齢階級における無歯顎者の割合に同じ年齢層の人口を乗じて算出した

図 14 無歯顎者数（推計値）の推移

VI. 既存統計（国内外）との比較

　わが国では小児の大多数に対して歯科健診が毎年実施され，その結果が全国規模で集約され，う蝕では重要な評価データとなっている．ここでは乳幼児歯科健診（以下，乳健）と学校歯科健診（文部科学省・学校保健統計調査[8]：以下，文科省調査）の結果について，歯実調と比較した結果を紹介する．

1．乳幼児歯科健診データ：3歳児う蝕有病者率・dft（一人平均う蝕経験歯数）

　全国の乳健（3歳児）診で得られたう蝕有病者率（図15）およびdft（図16）の推移をみると，歯実調と同様，減少傾向を示している．その差をみると，歯実調の値のほうがやや高い時期が続いたが，最近では逆転してきている．最新データの対象者数は，歯実調（2005年）が46人，乳健（2004年）が1,039,357人である．

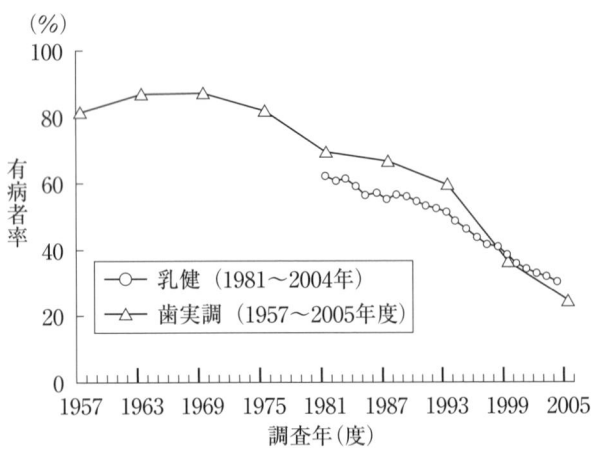

図15　3歳児のう蝕有病者率の推移（歯実調 vs 乳健）

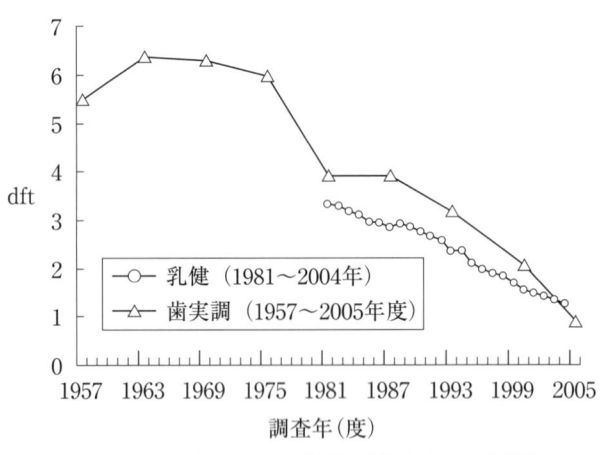

図16　3歳児のdftの推移（歯実調 vs 乳健）

2．学校歯科健診データ

1）12歳児 DMFT

　文部科学省の学校保健統計調査[7]では，1984年度から12歳児（中学1年生）のDMFTが調査されており，約20年の推移をみることができる．歯実調の結果と比較すると，両者の傾向はほぼ同様であり，減少傾向が続いている（図17）．最新データの対象者数は，歯実調（2005年）が41人，文科省調査が約12万人（1,880校）である．

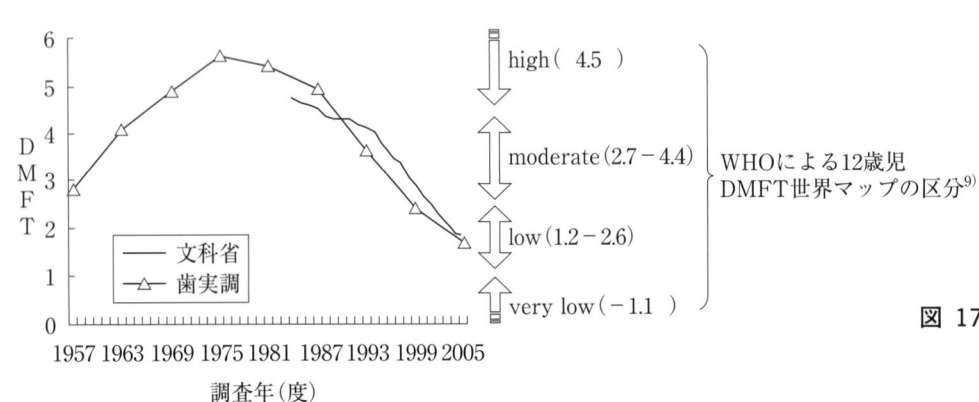

図17　12歳児DMFTの推移（歯実調 vs 文科省学校保健統計調査）

2）う蝕有病者率と未処置歯保有者率（5〜17歳，乳・永久歯全体）

う蝕有病者率（図18），未処置歯を有する者の割合（図19）ともに，歯実調'05と学校歯科健診データ（2005年度）は，近似した値を示した．しかしながら，未処置歯保有者率では幾つかの年齢で歯実調の値が高かった．また，データ（年齢差）のバラつきは歯実調のほうが学校歯科健診データよりも大きかった．サンプル数は，5〜17歳全体の人数が歯実調では541人，学校歯科健診データでは1,138,387人であり，この違いがデータのバラつきに影響しているものと考えられた．

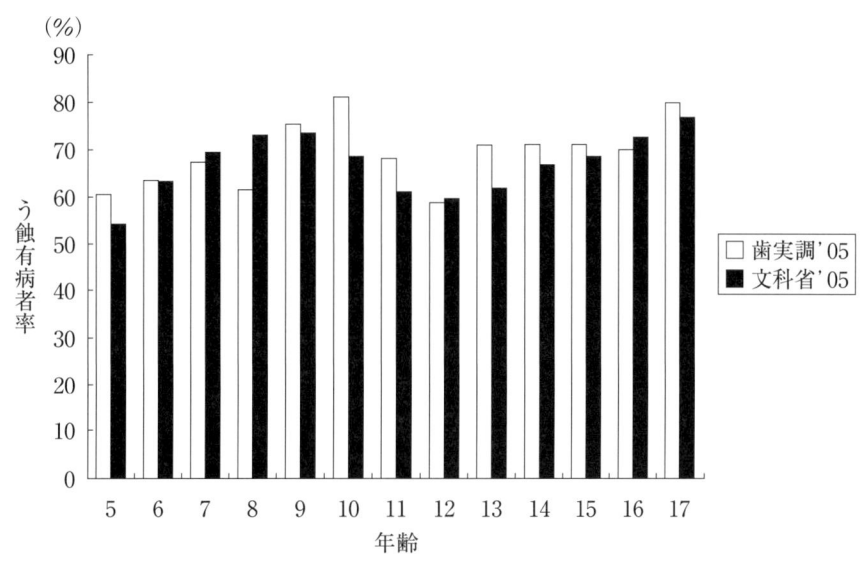

図18 う蝕有病者率：歯実調 vs 文科省学校保健統計調査
（5〜17歳，乳＋永久歯）

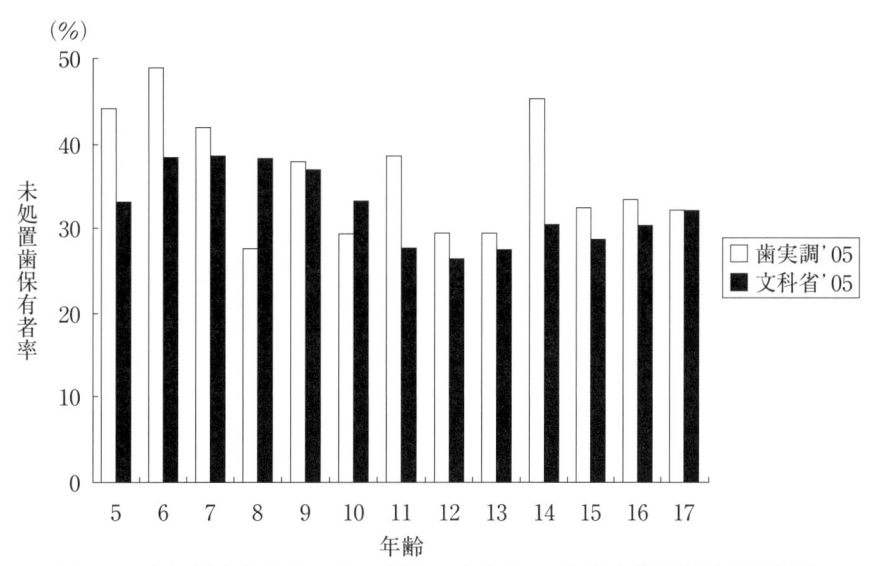

図19 未処置歯を有する者の割合：歯実調 vs 文科省学校保健統計調査
（5〜17歳），乳＋永久歯

3．国民健康・栄養調査（H16）

平成 16（2004）年に行われた国民健康・栄養調査（以下，健康栄養'04）[10]では，「歯の健康」が重点調査項目として，「健康日本 21」の中間評価に必要な項目が質問紙（生活習慣調査票）により調査されている．ここでは，歯の喪失・シーラント・フッ化物歯面塗布（フッ素塗布）の状況について歯実調'05 と比較した結果を示す．

1）歯の喪失状況

健康栄養'04 における歯の喪失状況に関する質問内容は下記のとおりである．

> 問 23　自分の歯は何本ありますか．
> 　　　　※親しらず，入れ歯，ブリッジ，インプラントは含みません．さし歯は含みます．
> 　　　自分の歯は☐本ある．

結果の詳細は，同調査報告書[10]の第 101 表に記されているが，ここでは健康日本 21「歯の健康」における歯の喪失防止の目標の標的年齢である 55～64 歳と 75～84 歳における無歯顎者・自分の歯を 20 歯以上有する者・自分の歯を 24 歯以上有する者の割合について，健康栄養'04 と歯実調'05 の結果を比較する．なお，健康栄養'04 で扱った現在歯数は智歯が除かれているため（上記質問参照），ここで記す歯実調'05 の数値は智歯を除いて集計したものである．対象者数は**表 3** のとおりである．

図 20 は，歯実調'05 と健康栄養'04 の 55～64，75～84 歳における歯の喪失状況を比較したものである．「無歯顎者の割合」では，両調査の差は小さく，55～64 歳ではともに 2％，75～84 歳で 29～30％であった．「20 歯以上保有者の割合」では，55～64 歳で歯実調'05（76％）が健康栄養'04（72％）に比べてやや高い値を示したが，75～84 歳ではほぼ同様であり（歯実調'05：24％，健康栄養'04：23％），ともに健康日本 21 の目標値（20％）以上であった．「24 歯以上保有者の割合」では「20 歯以上保有者の割合」と同様，55～64 歳で歯実調'05（58％）が健康栄養'04（54％）よりもやや高い値を示したが，ともに健康日本 21 の目標値（50％）以上であった．75～84 歳ではほぼ同様であった（歯実調'05：15％，健康栄養'04：14％）．

表 3　歯科疾患実態調査（2005 年）と国民健康・栄養調査（2004 年）の対象者数の比較（55～64・75～84 歳）

	55～64歳	75～84歳
歯科疾患実態調査（2005 年）	841	492
国民健康・栄養調査（2004 年）	1,509	674

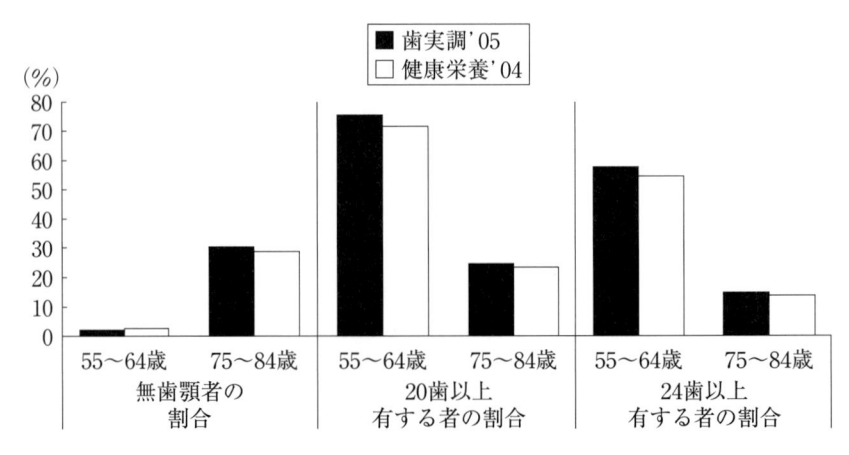

図 20　歯の喪失状況の比較：歯実調'05 vs 健康栄養'04

2）シーラントとフッ化物歯面塗布の状況

歯実調'05では，口腔診査の際にシーラントが施されている歯が記録されるので，その保有状況を口腔診査結果から知ることができる．また，フッ化物歯面塗布については下記の質問が行われている．

> （5）フッ化物の塗布状況（14歳まで）
>   受けたことがある（1．市町村保健センター等　2．その他の医療機関）
>   3．受けたことがない　4．わからない

一方，健康栄養'04では，下記質問によりシーラントとフッ化物歯面塗布の実施状況を知ることができる．

> 問1　お子さんが，むし歯予防のために行っている又は行ったことのある項目はありますか
>   あてはまる番号すべてを選んで○印をつけてください．
>   1　フッ化物配合歯磨き剤を使用している
>   2　フッ化物の溶液で洗口（ぶくぶくうがい）をしている
>   3　フッ化物を歯に塗布したことがある
>   4　シーラント（歯の溝を削らずに樹脂などで埋める方法）をしたことがある

図21はシーラントの保有および実施状況を比較したグラフである．歯実調'05では1～14歳の19%の小児にシーラントが施されている歯が検出されたが，健康栄養'04で「シーラントをしたことがある」と回答したのは16%であり，比較的近似した値を示した．歯実調'05の場合はシーラントの脱落により，また健康栄養'04の場合は記憶の薄れにより，実際にシーラントが行われている割合よりも低めの数値が出ているものと考えられる．

図22はフッ化物歯面塗布の実施状況を比較したもので，1～14歳全体でフッ化物歯面塗布を受けたことがあると回答した割合は，歯実調'05で59%，健康栄養'04で52%と比較的近いものの歯実調'05が高い値を示した．フッ化物歯面塗布は保健センターや歯科医院への受診行動を伴い記憶に残りやすく，実態を比較的正確に反映しているものと考えられる．

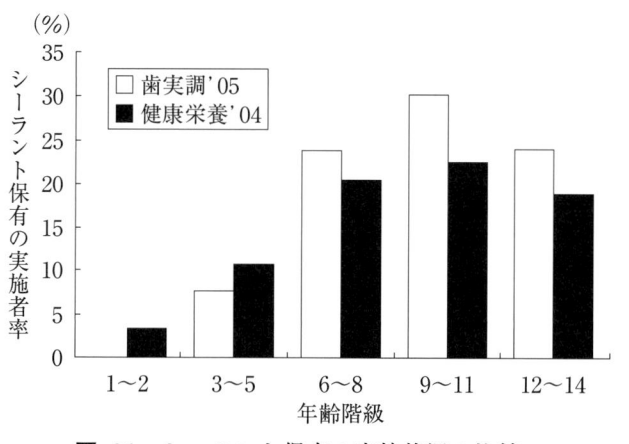

図21　シーラント保有の実施状況の比較：歯実調'05 vs 健康栄養'04
＊歯実調'05ではシーラント（健全歯t）が乳歯または永久歯に確認された者をシーラント保有者とした

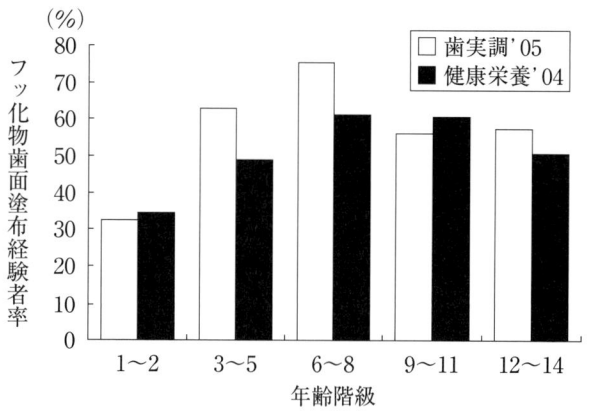

図22　フッ化物歯面塗布経験者率の比較：歯実調'05 vs 健康栄養'04

4．世界の状況（WHO・GODB）との比較
1）う蝕（5～6歳，12歳，35～44歳）

　WHOとFDIが定めた2000年までの世界的な歯科保健目標における若年者のう蝕関連の目標は，①「5～6歳児の有病者率を50%以下にする」と②「12歳児DMFTを3以下にする」である．

　日本の状況をみると，①については歯実調'05における5～6歳の有病者率が60～63%であり（図23：表Ⅰ-1-2）いまだに達成できていない．

　②については歯実調'05における値が1.73，2005年度の文科省学校保健統計調査[8]では1.82であり（図17），すでに達成している．WHOが随時公表している12歳児DMFTの世界マップ[9]の4段階区分（very low-1.1, low 1.2-2.6, moderate 2.7-4.4, high 4.5-）（図17）では，日本は2番目に少ないlowに分類されている．

　また，WHOでは近年，成人（35～44歳）のう蝕世界マップも公表しており[10]，日本は4段階評価（very low-4.9, low 5.0-8.9, moderate 9.0-13.9, high 14.0-）のうちmoderateに分類されている．しかしながら，35～44歳のDMFTは1987年以降14以上で（図24，表Ⅲ-2-4），今回の調査（2005年調査）でも14.9（男14.0，女15.3）であり，訂正が必要と思われる．

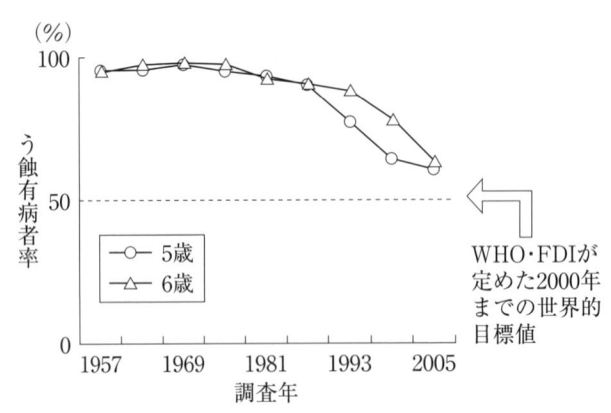

図23　乳歯う蝕・有病者率の推移（5～6歳，1957～2005年）

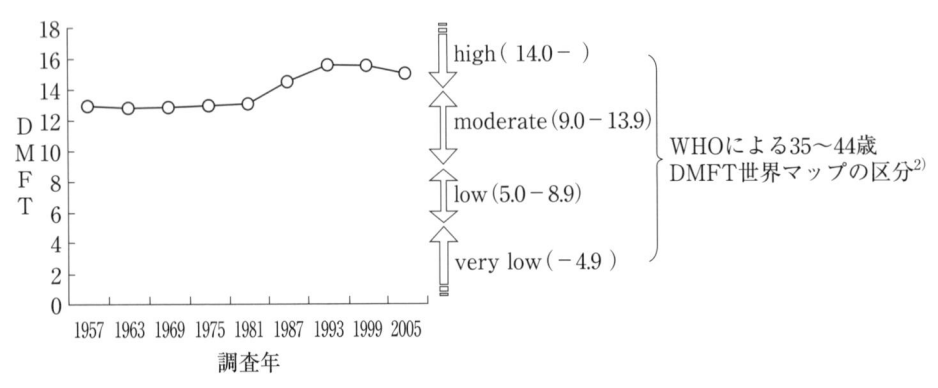

図24　DMFT（35～44歳）の推移（1957～2005年）＋WHOマップ区分

2）CPI（35～44歳）

WHOではCPIに関する情報を各国から収集しており，35～44歳については，各調査における個人最大コードの割合の平均値が地区別に集約されている（**図25**）．今回（歯実調'05）の調査では，35～44歳のCPI個人最大コードは**表4**（表V-1-1）に示すとおりで，わが国は比較的良好といえる．

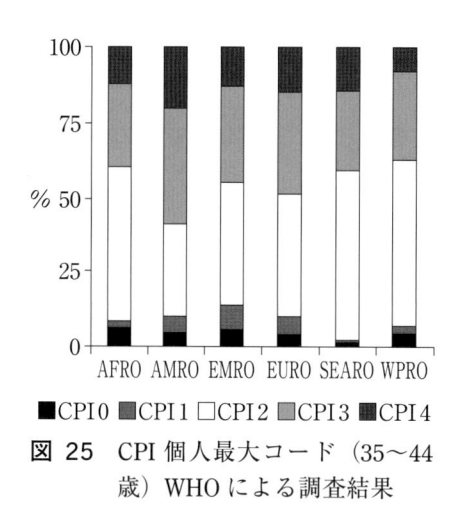

図25 CPI個人最大コード（35～44歳）WHOによる調査結果

表4 CPI個人最大コードの分布（歯実調'05：35～44歳）

CPIコード	人数	割合[注]
コード0	77	17.5%
コード1	46	10.5%
コード2	200	45.5%
コード3	101	23.0%
コード4	16	3.6%
不明	4	—
計	444	100.0%

[注]不明は分母から除外して算出

3）無歯顎者率（65歳～）

歯の喪失に関して国際的に最も広く使われている指標は無歯顎者の割合（無歯顎者率）であり，各国の状況がWHOにより公表されている（**表5**）．この表に記されている年齢区分に応じた歯実調'05の値はそれぞれ7.1%（65～69歳），10.4%（65～74歳），18.3%（65歳以上），であり，各国の状況に比べると日本の無歯顎者率は低いといえる．

表5 無歯顎者の割合：WHOデータと歯実調'05の比較

年齢階級（歳）	地域名	国名	無歯顎者の割合（%）
65-69		日本（歯実調'05）	7
	アメリカ	米国	26
65-74		日本（歯実調'05）	10
	西太平洋	中国	11
	欧州	イタリア	13
	西太平洋	カンボジア	13
	欧州	リトアニア	14
	欧州	オーストリア	15
	南西アジア	インド	19
	アフリカ	マダガスカル	25
	欧州	ポーランド	25
	欧州	ルーマニア	26
	欧州	デンマーク	27
	欧州	ハンガリー	27
	東地中海	レバノン	35
	南西アジア	スリランカ	37
	欧州	スロバキア	44

年齢階級（歳）	地域名	国名	無歯顎者の割合（%）
65-	東地中海	エジプト	7
	欧州	スロベニア	16
	西太平洋	タイ	16
		日本（歯実調'05）	18
	西太平洋	シンガポール	21
	南西アジア	インドネシア	24
	東地中海	サウジアラビア	31-46
	欧州	フィンランド	41
	欧州	英国	46
	欧州	ブルガリア	53
	南西アジア	マレーシア	57
	アメリカ	カナダ	58
	欧州	アルバニア	69
	欧州	アイスランド	72
	欧州	ボスニア・ヘルツェゴビナ	78

[注]文献9）のTable 1を一部改変

Ⅶ．現在歯と内訳の推移

　図26，27は，1957〜2005年における乳歯（図26）と永久歯（図27）の年齢別にみた一人平均現在歯数とその構成要素（健全・処置・未処置歯）を示したもので，過去半世紀にわたる日本の歯科疾患の推移を鳥瞰できる．

　乳歯では，初回調査（1957年）当時からう蝕が多く，処置歯は皆無に近かったが，その後，処置歯の割合が増え，う蝕も減少してきていたこと等を読み取ることができる（図26）．

　永久歯では，乳歯と同様に未処置歯が少なくなり処置歯の割合が増えてきたこと，う蝕は増加した後に若い世代から減少してきたこと，高齢者の現在歯数が増えてきたこと等が読み取れる（図27）．

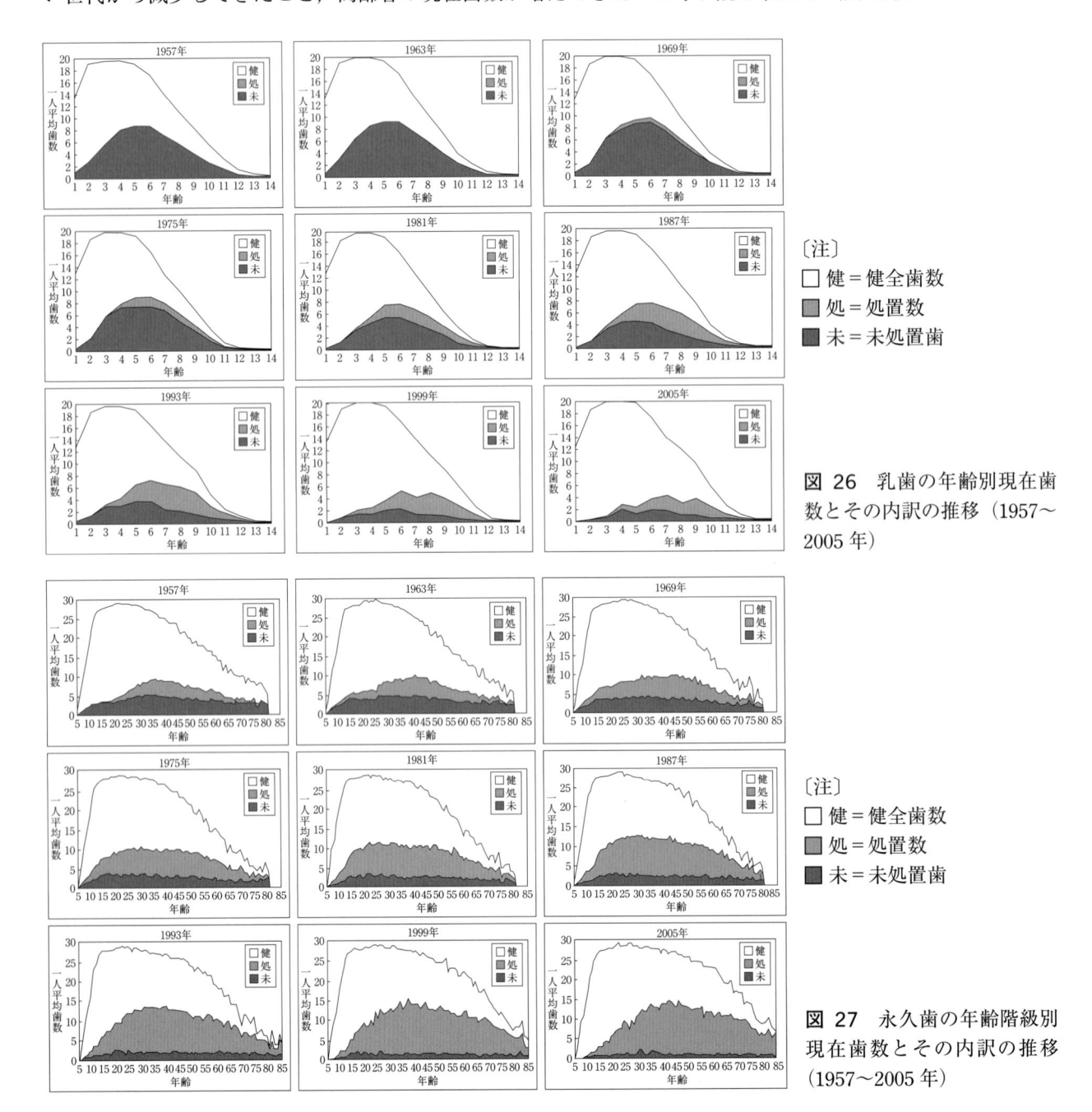

〔注〕
□ 健＝健全歯数
▨ 処＝処置数
■ 未＝未処置歯

図26　乳歯の年齢別現在歯数とその内訳の推移（1957〜2005年）

〔注〕
□ 健＝健全歯数
▨ 処＝処置数
■ 未＝未処置歯

図27　永久歯の年齢階級別現在歯数とその内訳の推移（1957〜2005年）

Ⅷ．口腔診査担当者用チャート

下記のチャート（図 28）は，歯実調'05 で口腔診査を担当する歯科医師のために某県で作成・活用されたものであり，歯実調の診査項目を一目で把握することができる．

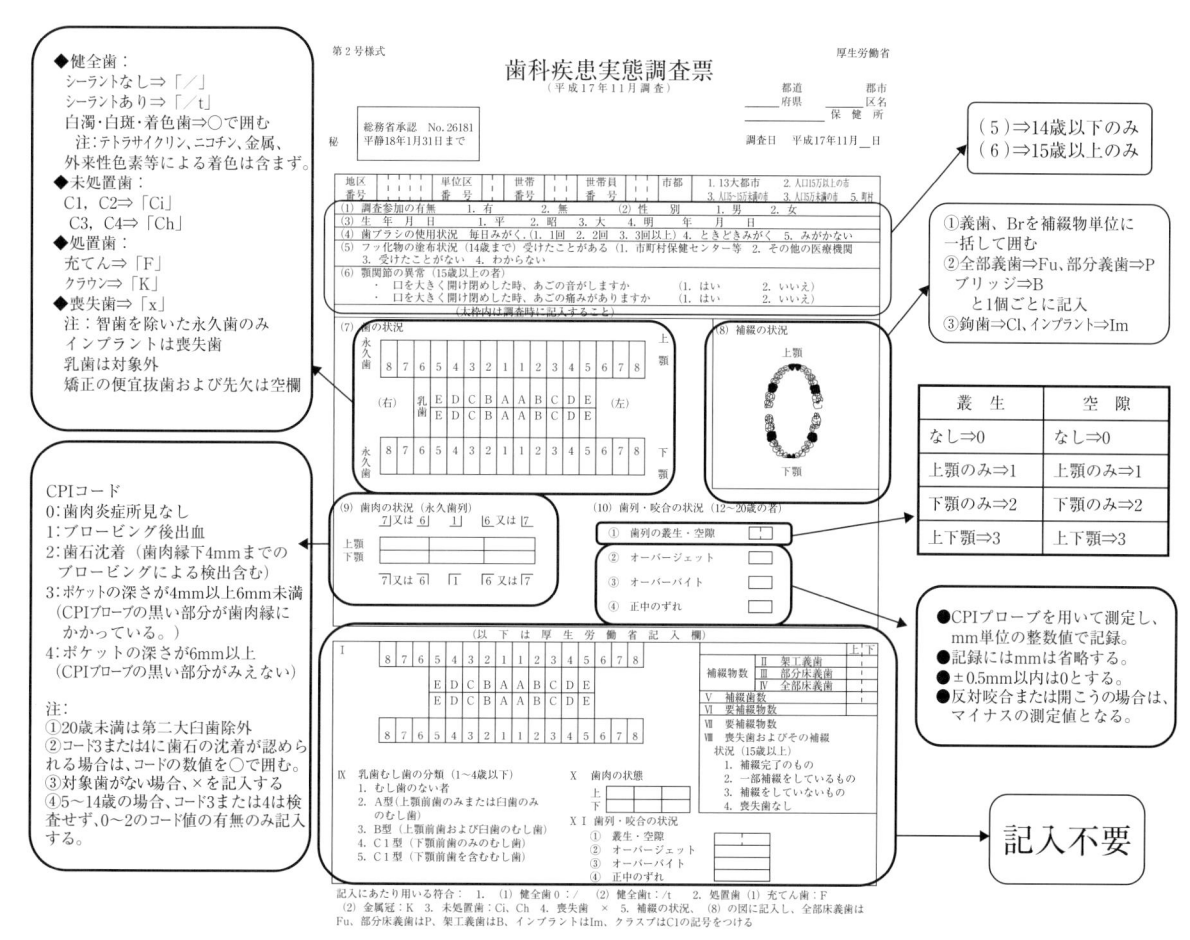

図 28 口腔診査担当者用チャート

文献

1) 厚生労働省：平成 17 年国民生活基礎調査の概況（厚労省ホームページ）
   http://www.mhlw.go.jp/toukei/saikin/ hw/k-tyosa/k-tyosa05/index.html
2) 厚生労働省：平成 17 年国民健康・栄養調査必携
3) 厚生労働省：平成 17 年歯科疾患実態調査必携
4) 中村宗達：世界最高水準の歯科保健をめざして～全国行政歯科技術職連絡会（略称行歯会）が発足～，8020（はち・まる・にい・まる），5：74-75，2006．
5) 総務省統計局：人口推計（総務省統計局ホームページ）　http://www.stat.go.jp/data/jinsui/index.htm
6) 石井俊文，吉田　茂 監訳．花田信弘，宮崎秀夫，尾崎哲則 訳：口腔診査法 4，口腔保健協会，1998．
7) 厚生労働省医政局歯科保健課編：平成 11 年歯科疾患実態調査報告，口腔保健協会，東京，2001．
8) 文部科学省：学校保健統計調査　http://www.mext.go.jp/b_menu/toukei/001/index03.htm
9) Petersen PE, Bourgeois D, Ogawa H, et al：The global burden of oral diseases and risks to oral health. Bull World Health Organ. 2005；83：661-669. 2005.（http://www.who.int/bulletin/volumes/83/9/661. pdf）
10) 健康・栄養情報研究会 編：厚生労働省平成 16 年国民健康・栄養調査報告，9 頁，第一出版，東京，2006．

あとがき

　平成17年歯科疾患実態調査が平成17年11月に行われた．本調査は昭和32年に第1回が行われ，以来6年ごとの調査として継続され，今回の調査は9回目にあたる．

　歯科疾患実態調査では，初回調査から基本的には同じ調査方法が採用されており，国民の口腔状態の推移を正確にみることができる点が最大の特徴といえる．このように長い歴史を持つ全国調査は外国でもあまり例はなく，世界的にみても資料的な価値は非常に高いと思われる．

　平成17年に行われた最新調査に関する国の報告としては，平成18年6月に概要が発表され，その後平成19年3月に調査結果が厚生労働省のホームページに登載された．

　第1回調査からの報告書を発行してきた財団法人口腔保健協会からの依頼により，「歯科疾患実態調査報告解析検討委員会」を組織し，解析を行った．その結果をまとめたものが本書である．本書の作成に際しては，本書が歯科保健行政の実務や教育・研究に携わる方々に広く活用される点を踏まえ，詳細な情報提供に努める一方で，調査の概要・結果については，従来の報告書の形式に加えて，解説と図を同ページにまとめるなど，読みやすさにも配慮した．

　巻末資料として，歯科疾患実態調査報告の構造，受診率の分析など，本書をより活用していただけるように，補足的な内容を掲載した．また巻末に添付したCD-ROMには，本調査のより詳しいデータと巻末資料に示した補足的内容のデータが収載されている．解説で示したものと合わせて有効にご利用いただきたい．

　本調査は，全国299調査地区の関係者の皆様を初めとする膨大な関係者の御協力により実現できたものである．紙面の関係で，すべての方々のお名前を記すことはできないが，本検討委員会を代表して深く敬意を表したい．

　なお，結果の解析，膨大な統計資料の整理には本委員会の以下の方々のご尽力によった．
　　安藤雄一
　　植野正之
　　南郷里奈
　　柳澤智仁

歯科疾患実態調査報告解析検討委員会代表
花田信弘

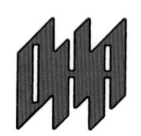

解説　平成17年歯科疾患実態調査

2007年6月26日　第1版第1刷発行

Ⓒ　編　　歯科疾患実態調査報告解析検討委員会

発行　財団法人　口　腔　保　健　協　会

〒170-0003　東京都豊島区駒込1-43-9
振替00130-6-9297　Tel 03-3947-8301(代)
Fax 03-3947-8073
http://www.kokuhoken.or.jp/

乱丁・落丁の際はお取り替えいたします．　　印刷・三報社／製本・愛千製法

ISBN978-4-89605-234-3 C3033